Cerebral Angiography

Normal Anatomy and Vascular Pathology

Second Edition

Gianni Boris Bradac

脑血管造影术

正常解剖与血管病

(第2版)

编　著　〔意〕詹尼·鲍里斯·布拉德

主　译　吉训明

天津出版传媒集团

天津科技翻译出版有限公司

著作权合同登记号:图字:02-2014-37

图书在版编目(CIP)数据

脑血管造影术:正常解剖与血管病／(意)詹尼·鲍里斯·布拉德(Gianni Boris Bradac)编著;吉训明主译. —天津:天津科技翻译出版有限公司,2019.1
书名原文:Cerebral Angiography:Normal Anatomy and Vascular Pathology
ISBN 978-7-5433-3888-3

Ⅰ.①脑… Ⅱ.①詹… ②吉… Ⅲ.①脑血管造影 Ⅳ.①R816.2

中国版本图书馆 CIP 数据核字(2018)第 239244 号

Translation from English language edition:
Cerebral Angiography(2nd ed.)
by Gianni Boris Bradac
Copyright ⓒ 2014 Springer Berlin Heidelberg
Springer Berlin Heidelberg is a part of Springer Science + Business Media
All Rights Reserved.

中文简体字版权属天津科技翻译出版有限公司。

授权单位:Springer-Verlag GmbH
出　　版:天津科技翻译出版有限公司
出 版 人:刘 庆
地　　址:天津市南开区白堤路 244 号
邮政编码:300192
电　　话:(022)87894896
传　　真:(022)87895650
网　　址:www.tsttpc.com
印　　刷:高教社(天津)印务有限公司
发　　行:全国新华书店
版本记录:787×1092　16 开本　20.5 印张　400 千字
　　　　　2019 年 1 月第 1 版　2019 年 1 月第 1 次印刷
　　　　　定价:120.00 元

(如发现印装问题,可与出版社调换)

译校者名单

主　　译　吉训明

副 主 译　吕彦锋　薛绛宇

译校组长　任　明

译 校 者　(按姓氏汉语拼音为序)

　　　　　巴特尔　蔡栋阳　陈　凡　樊　娟　冯　光
　　　　　姜长春　蒋　芳　李　通　李　杨　李传辉
　　　　　李莎莎　李钊硕　卢旺盛　吕彦恩　罗永春
　　　　　彭　亚　秦舒森　任文庆　时忠华　宋存峰
　　　　　吴川杰　徐　亮　闫　峰　张天琪　赵同源
　　　　　赵文博

中文版前言

    在过去的二十多年里,脑血管疾病的治疗有了重大进步,例如,依据 NINDS 的临床研究,1996 年, 美国 FDA 批准 rt-PA 用于静脉溶栓治疗急性缺血性脑血管病;2015 年,《新英格兰》杂志上发表了 5 个国际临床试验(MR CLEAN、EXTEND-IA、ESCAPE、REVASCAT、SWIFT PRIME), 为大脑前循环急性缺血性卒中机械取栓的安全性和有效性提供了高水平的循证依据。当然,治疗的进步离不开技术的进步,血管造影和取栓技术的进步无疑为脑血管病的诊断和治疗奠定了基础。

    现在,循证医学要求"把从最好的研究得来的证据与临床专业和患者的需求有机地结合起来"。因此,临床医生必须不断地追踪新文献才能达到循证医学的要求。同时,教科书和专著的作用不可或缺,其能为一个专业提供基本的、核心的知识。

    本书是一部关于脑血管造影的专著,涉及的内容非常丰富,包涵了脑内、外动脉和静脉的胚胎发育和可能的异常,脑动静脉的形态、功能和血管的支配区域;病理方面包括动脉瘤、不同类型的血管瘤和瘘、动脉粥样硬化及非动脉粥样硬化性脑血管狭窄和闭塞;静脉血栓及其他相关的静脉疾病;眶内及颅外的血管畸形。同时书中描述了病理过程和发病机制、不同的形态及动态演变,也包括不同病理情况下血管内治疗的很多实例,讨论了血管内治疗的适应证、风险及结果。尤其值得一提的是,本书提供了大量高质量的血管造影图片,相信一定会让读者感到满足。本书可以作为神经内、外科医生,特别是脑血管病医生的重要参考书籍;也可以作为神经内、外科住院医生临床规范化培训期间阅读的书籍。另外,对于在校高年资医学生来讲,浏览本书能帮助其提高对脑血管病的认识。

    在这里要感谢作者及出版社给我们机会, 翻译这样一部优秀的著作并介绍给国内的读者。也要感谢每一位译者,通过你们辛勤的劳动,把这样一部优秀的英文原著翻译出来,使更多的读者有机会阅读它。

前　言

　　本书是对 2011 年出版的《脑血管造影术：正常解剖与血管病》一书的修订及增补版本。本书的第一部分介绍了脑动脉的正常解剖，着重于脑动脉的胚胎发育和可能的异常，脑动脉的形态、功能和血管的支配区域，也涉及眶内及颅外的血管，并设有一章专门介绍胚胎发育及颅内外静脉的正常解剖。本书的第一部分可作为理解血管病理过程的基础，其相关临床将在第二部分叙述。本书的病理涵盖血管畸形，包括动脉瘤、不同类型的血管瘤和瘘、动脉粥样硬化及非动脉粥样硬化造成的脑血管狭窄和闭塞、静脉血栓及其他相关的静脉疾病、眶内及颅外的血管畸形。同时也介绍了脑血管病的发病机制、不同的形态及其动态演变，后者会对临床及治疗产生影响。本书虽然强调脑血管造影的诊断价值，但也包含不同病理情况下血管内治疗的很多实例，并对血管内治疗的适应证、风险及结果进行探讨。

　　我们希望本书能为脑血管疾病研究者及脑血管病临床医生提供帮助。

简史

　　1927 年 7 月，里斯本神经学诊所所长 Egas Moniz 教授在法国巴黎的神经病学会大会上发表演说，用一种叫作"L'encéphalographie artérielle"的方法来研究脑血管。这种新方法对于后来的"脑血管造影"意义重大。

　　迄今为止，脑血管造影已取得了巨大的进展，从开始引入导管技术(Seldinger, 1953)、减影(Ziedses des Plantes, 1963)，到引入越来越适合的导管、导丝和毒性较小的造影剂，所有这些方面连同技术设备的改进，使脑血管造影成为一种非常重要的影像学诊断方法。当然，新检查技术的进步，如 CT 血管成像、MRA 和超声检查，可以在许多情况下取代脑血管造影。然而，当诊断不明确，或者需要更详尽的资料来帮助理解临床症状或制订治疗计划时,特别是要考虑血管内的治疗时,血管造影仍然是目前可供选择的方法。

G. B. Bradac

意大利,都灵

致 谢

　　本书汇集了库伦大学莫里内特医院神经放射科、米兰尼加达医院以及库尼奥圣杯医院所做的工作和积累的经验。没有编写人员们(包括医生、技术人员、护士等)在不同时间、不同单位的持续工作,没有麻醉科、神经外科、上颌外科、耳鼻咽喉科和中风科人员的团结协作,本书是不可能实现的。

　　对所有这些人员我们致以衷心的感谢。

　　我们特别感谢 M. Coriasco, B.Sc.(临床技术人员),他给我们的书稿以及图像处理方面提供了很大的帮助;特别感谢 Mr. G. Hippmann 在示意图方面的努力;特别感谢 Mr. P. Prejith 为这本书的第 2 版所做的准备工作。

　　最后,我们要向 Springer-Verlag 的所有成员表示感谢,特别是 C.D. Bachem, Mr. G. Karthikeyan, Dr.U. Heilmann 和 Dr. Freyberg.

G.B. Bradac

E. Boccardi

目 录

第 **1** 章

主动脉弓和脑动脉的起源

在研究正常的主动脉弓和头臂动脉以及其可能的变异时，对其胚胎发育进行简短的认识是必要的。

正如 Streeter(1918)所指出的那样，脑血管系统胚胎发育中重要的一环在于，它不是一个独立的过程，而是其与脑的不断发育紧密联系在一起的，血管的结构在不断适应着大脑的发育。

血管结构起源于原始血管弓(Congdon，1922；Padet，1948；Haughtont 和 Rosenballm，1974)。这些纵向血管均由每一侧动脉导管发出，有一段上行过程，形成原始腹侧(下行的)成对的主动脉。这些血管折向后尾侧延续为成对的降主动脉。从主动脉弓发出头臂动脉。在胚胎发生过程中，有 6 个动脉弓发生在不同的时期并逐渐消失。最终发育成正常的主动脉弓，以形成左侧第 4 原始腹侧弓为特征，从右到左由该弓发出头臂干(无名动脉)、左颈总动脉和左锁骨下动脉。从头臂干发出右颈总动脉、右锁骨下动脉，右椎动脉由右锁骨下动脉发出，左椎动脉发自左锁骨下动脉(图 1.1 至图 1.3)。

把头臂干的胚胎发育也考虑在内，每侧颈总动脉发出颈外动脉和颈内动脉。颈外动脉供应颅外及硬脑膜的血流，而颈内动脉(ICA)在颅内分出头侧(前)和尾侧(后)支(Padget，1944、1948；Lazorthes，1961；Kier，

1974；Lazorthes 等，1976)。由头侧支依次发出的脉络膜前动脉、大脑前动脉、大脑中动脉，负责大脑半球的血供。尾侧支发出后交通动脉(Pcom A)，后交通动脉在其远端发出内侧络膜后动脉和中脑–间脑支，后者再发出外侧络膜后动脉支。随着演化，后交通动脉延续为大脑后动脉(PCA)，其延伸血供给大脑半球的后部。PcomA(PCA 的颈动脉部)后交通动脉与双侧两根纵向的血管(BLC)相连，后者紧贴在原始脑干的表面，形成原始的双基底动脉(BA)，而后融合成一支中央基底动脉。该纵向血管的头侧最后演变成P1 段(大脑后动脉的基底部)。在这个阶段的演化过程中，初级颈内动脉与 BLC 的一些暂时的动脉相连接(三叉、耳、舌下和寰前)。这些暂时的动脉连接，在正常情况下会退化消失(见第 2.5 节)。血流从头侧流向尾侧。双侧椎动脉汇集于基底动脉近端，椎动脉由纵向的血管吻合而成，近端起自锁骨下动脉。椎动脉和基底动脉的连接使血流产生了逆转，这时，血液由尾侧流向头侧。

从椎动脉和基底动脉发出供应脑干和小脑的血管。由于小脑发育较晚，小脑动脉是最后形成的。

胎儿发育的 6~7 周时(De Vriese，1905；Padget，1944–1948)，在大脑的基底部，颈动脉和基底动脉通过小的吻合血管环，即

1

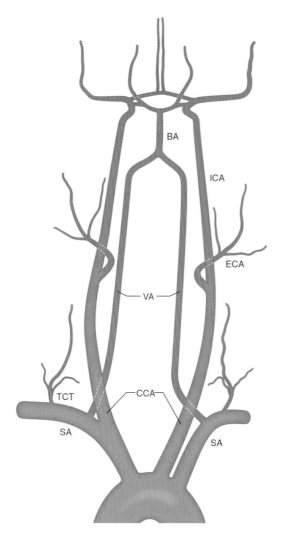

图 1.1　绘图显示主动脉弓、颅外和颅内脑动脉。SA：锁骨下动脉；TCT：甲状颈干；CCA：颈总动脉；VA：椎动脉；ICA：颈内动脉；ECA：颈外动脉；BA：基底动脉。

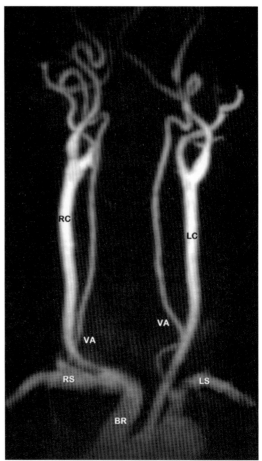

图 1.2　正常主动脉弓的磁共振成像（MRI）血管造影。头臂干（BR），由它发出右侧颈总动脉（RC）和右锁骨下动脉（RS）。LC：左颈总动脉，LS：左锁骨下动脉。两侧椎动脉（VA）起始正常。两侧颈总动脉的分支显影良好。

"Willis 环"，连在一起。双侧大脑前通过前交通动脉相连，颈动脉通过后交通动脉与大脑后动脉相连（图 1.4）。

　　这是一个天生的构建良好的安全系统。但由于存在许多变异，其功能方面的价值有点不可预测。一些学者（De Vriese，1905；Paget，1944–1948；Lazorthes，1961；Lazorthes 等，1976）认为，Willis 环的变异常发生在出生后，而且变异贯穿于人的一生，其原因在

于，头颈部运动挤压颈动脉和椎动脉，导致血流动力学的变化。

　　变异：由于胚胎发育过程的复杂性，小的变异很常见。但是，这些小的变异并没有被当作变异或异常记录在文献中。变异这一定义多少会有些复杂的变化（Lie，1968；Klinkhamer，1969；Haughton 和 Rosenbaum，1974；Beigelman 等，1995；Morris，1997；Osborn，1999；Mueller 等，2011）。在最常见而且比较简单的异常中，最具特征性的是左颈总动脉（LC）和左头臂干共同起始，或者发自头臂

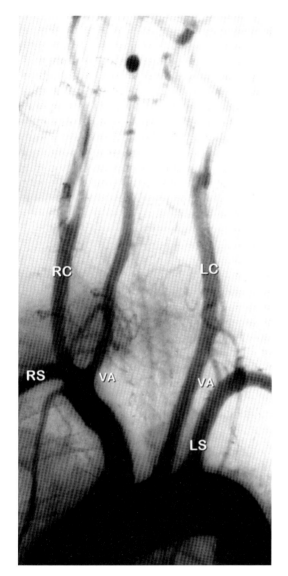

图 1.3　正常主动脉弓动脉造影显示左、右颈总动脉(LC，RC)的典型起始。RS：右锁骨下动脉；LS：左锁骨下动脉；VA：不对称性椎动脉。左侧发育不全。

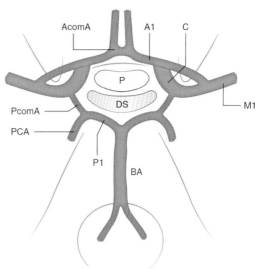

图 1.4　Willis 环。C：颈内动脉；A1：大脑前动脉第一段；M1：大脑中动脉第一段；BA：基底动脉；P1：大脑后动脉第一段；PCA：大脑后动脉；AcomA：前交通动脉；PCOMA：后交通动脉；P：垂体；DS：鞍背。

干左侧颈总动脉的起点。椎动脉，通常为左椎动脉，可以发自主动脉弓。在这种情况下，左椎动脉在左颈总动脉(LCCA)与左锁骨下动脉(LSA)之间起自主动脉弓，更为罕见的是，左椎动脉在 LSA 以远起自主动脉弓。右侧椎动脉(RVA)在右侧锁骨下动脉以远发自主动脉弓，或起自右侧锁骨下动脉(RSA)近端，也有过几例个案报道。椎动脉的起

源，通常为右侧椎动脉，也可起自颈总动脉。更多关于 VA 的变异会在第 6.2.4 节中有所描述。

　　比较少见而且复杂的情况是所有的头臂动脉以各种不同组合从主动脉弓的异常起始，以及异常的锁骨下动脉(多数为右锁骨下动脉)在 LSA 以远起自主动脉弓，更罕见的是右锁骨下动脉在 LSA 以近或靠近 LSA 起自主动脉弓。自从 1936 年 Kommerell 第一次描述这些异常，其他作者也相继描述过(Akers 等，1991；Freed 和 Low，1997；Karcaaltincaba 等，2009；Uchino 等，2013)。

　　还有其他极为罕见的异常，如右主动脉和双主动脉弓。

　　血管造影研究见图 1.5 至图 1.9。

　　在大多数病例中，这些变异不会造成临床症状，仅仅是在对某种脑部疾病行脑血管造影时被发现。但是，血管造影操作者应该考虑到可能会有这种变异。少见的情况下，特别是右侧锁骨下动脉和右侧椎动脉在食管后间隙过中线时，会引起吞咽困难的症

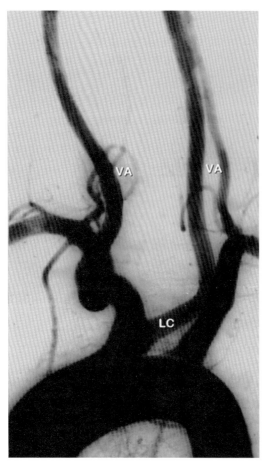

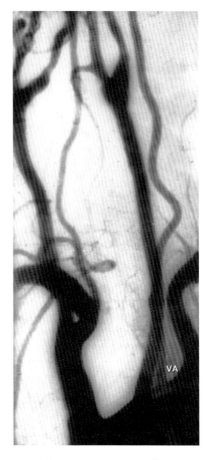

图 1.5　主动脉弓造影，显示左颈总动脉(LC)起自头臂干。左椎动脉(VA)发育良好，而右侧发育不良。

图 1.6　主动脉弓造影显示左椎动脉(VA)起自主动脉弓。由于动脉粥样硬化使主动脉弓拉长，造成左颈总动脉和头臂干的起点均向心脏移位。

状。可同时伴有先天性心脏畸形。此外，掌握这些变异对计划行主动脉弓、食管或颈前区手术来说，有实用价值。

更多涉及特殊血管的胚胎发育及异常将在后面进行描述(参考 2.4.1, 2.4.2, 2.4.3, 2.5, 4.3, 5.3, 6.2.4, 7.5 节和第 3 章)。

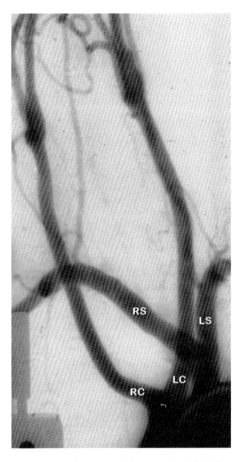

图 1.7 左主动脉弓造影异常。左、右颈总动脉(LC，RC)共干。右锁骨下动脉(RS)与左锁骨下动脉(LS)在远端有一个分开的或共同的起点。

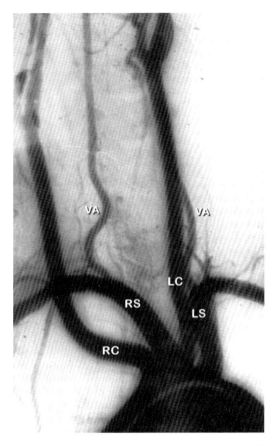

图 1.8 左主动脉弓异常(血管造影)。所有的血管有各自的起点。首先是右侧颈总动脉(RC)充盈，其次是左侧颈总动脉(LC)充盈。右锁骨下动脉异常起源(RS)，可能位于左锁骨下动脉远端(LS)。

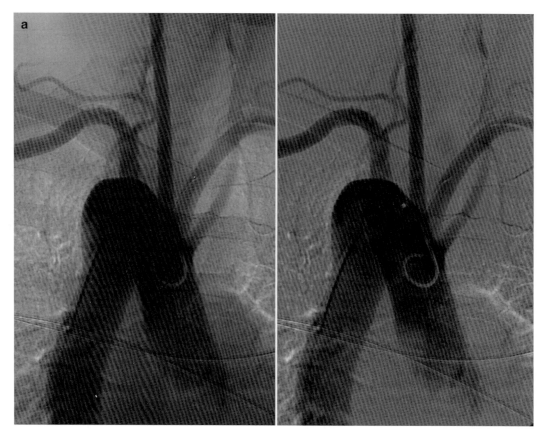

图 1.9   右主动脉弓异常，伴有头臂干的异常起始。主动脉血管造影。右(a)及左(b)为斜视图。在左(b)的斜视图(后期)，可见左锁骨下动脉(LS)较远的起点。(待续)

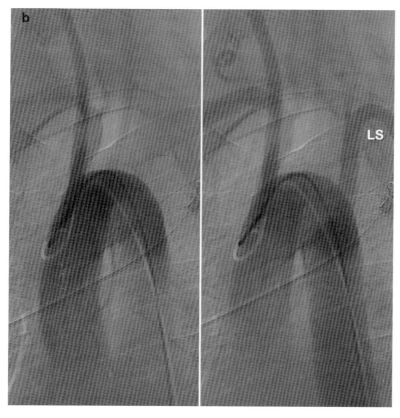

图 1.9(续)

（吕彦锋 译　时忠华 校）

第 2 章

颈动脉

2.1 颈段

胚胎发育的早期,原始的 ECA 和 ICA 近端分别发自原始的第 3 主动脉弓:ECA 在腹侧,ICA 在背侧。在左右两侧,主动脉弓部分退化,涉及 ICA 的起始点以远的主动脉弓,最后形成一个共干并由此在每一侧发育成颈总动脉(CCA)。在进一步进化中,左 CCA 发自发育成的左侧第 4 主动脉弓,右侧 CCA 发自头臂干(无名动脉)。颈总动脉在颈动脉间隙内向头侧走行,由三层颈深筋膜包绕,称为颈动脉鞘。约在舌骨水平,通常在 C4 至 C6 椎体间,每一颈总动脉分为颈内动脉(ICA)和颈外动脉(ECA)。

有一些颈动脉分支点更高,可以高达第一颈椎(Lie,1968),或低至上胸椎水平(Vitek 和 Reaves,1973),这些均有过报道。虽然颈动脉鞘在口咽部水平是不完整的,但在颈动脉分叉下,它是一个界限清楚的结构(Harnsberger,1995)。在舌骨下段的颈动脉间隙,包含颈总动脉而根据分叉水平,还包括颈内动脉近端、颈外动脉近端、颈内静脉(IJV)、部分颅神经(Ⅸ、Ⅹ、Ⅺ和Ⅻ)、交感神经丛、淋巴结。在舌骨下段,血管走行在所谓的颈三角内(Som 等,2003)(图 2.1)。该三角后外侧为胸锁乳突肌,下方为肩胛舌骨肌

的上腹,上方为二腹肌后腹。在舌骨上-下段间,ICA 后外侧有 IJV 伴行,还有颅神经(Ⅸ、Ⅹ、Ⅺ和Ⅻ),交感神经丛、淋巴结。

接近颅底为颈动脉间隙(Harnsberger,1995)的边界,也有人称之为茎突后、咽旁间

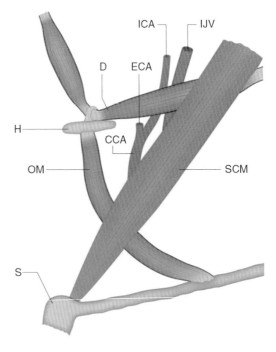

图 2.1 颈动脉三角绘图。斜侧观。SCM:胸锁乳突肌;OM:肩胛舌骨肌上腹;D:二腹肌后腹;H:舌骨;S:胸骨;CCA:颈总动脉;ECA:颈外动脉近端;ICA:舌骨下颈内动脉;IJV 颈内静脉。(见彩图)

隙(Som 和 Curtin，2003；Mukherji，2003)，可以概括如下：外侧为腮腺间隙，前方和内侧为咽和咽后交感神经丛、淋巴结，后方为椎旁间隙(图 2.2c)。

颈内动脉第一段(颈动脉球部)略微扩大，1~2cm 远处变小变窄。球部扩张，尤其多见于老年人和动脉粥样硬化的患者，远端弯曲常见于非常年轻和年老的患者。这些弯曲可以是先天性的或与之相关的发育异常或动脉粥样硬化改变。在起点，ICA 通常位于 ECA 的后外侧。在远处，在 ECA 内测走行(图 2.2a，b)(见第 3 章)。

2.2 颈内动脉岩骨段

颈内动脉由颈动脉孔进入颅底，位于颈静脉窝和颈静脉前方。它完全运行在颞骨岩部，首先垂直走行约 1cm，然后水平向内稍向上走行。ICA 的走行位于鼓室与耳蜗的前内侧和下方。从颞骨岩部接近顶部出来后，走行于覆盖破裂孔软骨的上方，然后进入海绵窦(图 2.3 和图 2.4)。

有两个分支：颈股室动脉和下颌动脉。颈鼓室动脉是胚胎残余动脉，供应中耳。可能与咽升动脉(APhA)的鼓室支相吻合(参见第 3.4 节，图 3.28)。颈鼓(室)动脉与颅底的肿瘤密切相关，特别是鼓室副神经节瘤(图 3.24d)。

下颌动脉是胚胎残余，通常分为两个分支：一支进入翼管，并与翼管动脉相吻合，另一支向前走行，与翼腭动脉相吻合(见第 3.7.3 节和图 3.27)。这支动脉参与鼻咽部的血管纤维瘤血管的形成(图 3.20)。除了上述病理情况下，这些分支通常在血管造影时是不可见的。

2.3 颈内动脉海绵窦段

颈内动脉海绵窦段走行在折叠的两层硬脑膜空隙内(Taptas，1982)，外面的一层为中颅窝的内侧壁，另一层为内侧，下部紧贴蝶骨骨膜(骨膜层)。这个空隙间内有颈内动脉、静脉通道、神经走行，称为"海绵窦空隙"(Taptas，1982)。这个定义把该空隙和它的包含物分开，比"海绵窦"更合适(参见第 9.3.10 节)。在此空隙内，ICA 首先向前和向上走行，然后折向前床突的后方及稍内侧。在 ICA 的走行过程中，内侧毗邻蝶鞍和垂体(靠硬脑膜内侧层分开)，动脉周围有静脉丛，与颅神经Ⅲ、Ⅳ、Ⅵ以及三叉神经的第一和第二分支关系密切。神经走行靠近外壁，并通过硬膜鞘附在侧壁上。硬膜鞘可以连接，形成靠近外壁外层的薄而不规则的内层侧(Umansky 和 Nathan，1982)。与其他神经不同，第Ⅵ对颅神经运行在海绵窦腔内。

由于其 S 形的走行，海绵体段也叫虹吸段，示意图可细分为三段。C5 段是向上走行，C4 段是水平走行，C3 段是向后弯曲进入硬脑膜环，从而进入蛛网膜下隙(图 2.3 和图 2.4)。在海绵窦段有两个分支：一支是脑膜垂体干(MHT)，另一支是海绵窦下外侧干(ILT)。

MHT 由 C5 段的内侧面发出，它发出的分支供应神经垂体(垂体下动脉)，造影时可看见轻微的显影。它也发出硬脑膜分支供应斜坡和小脑幕(斜坡支和小脑幕缘支)。小脑幕缘支曾经被称为 Bernasconi 和 Cassinari 动脉(1957)，他们是第一个在血管造影中发现此动脉的。这些硬脑膜分支与对侧的颈内动脉的软脑膜支以及下方与 APhA 的斜坡支相吻合。也有可能与脑膜中动脉的分支相吻合。

ILT(海绵窦下外侧干)发自 C4 段的侧面；供应颅神经Ⅲ、Ⅳ、Ⅵ和部分半月神经节。它发出硬脑膜支供应海绵窦及邻近区的硬脑膜。以 ILT 为代表的 ICA 系统、以脑膜中动脉为代表的颈外动脉分支、脑膜动脉、

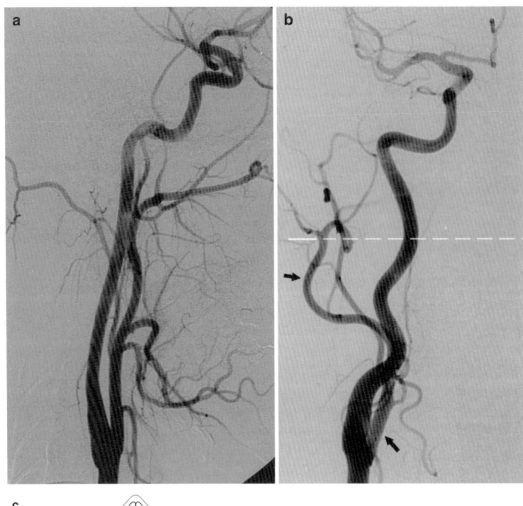

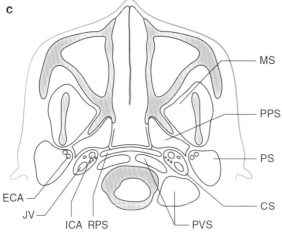

图2.2　(a)颈总动脉造影,侧位像,显示颈内、外动脉的走行。(b)颈总动脉造影,正位像,显示颈外动脉的走行(ECA,箭头),先在颈内动脉(ICA)内侧走行,更远端在颈内动脉外侧走行。虚线对应(c)轴平面。(c)颈动脉间隙(CS),包围有腮腺间隙(PS)、咽旁间隙(PPS)、咽后间隙(RPS)、椎周间隙(PVS)、咀嚼肌间隙(MS)。颈动脉间隙显示 ICA(前方)和颈静脉(JV,后方),也包含颅神经Ⅸ、Ⅹ、Ⅺ和Ⅻ。在腮腺间隙,ECA 是向后走行而下颌后静脉向前走行。面神经在外侧走行。

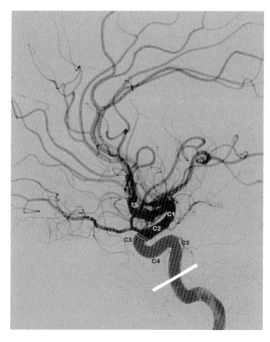

图 2.3　ICA 的岩段和海绵段,颈动脉血管造影侧位像。岩部(红色)。海绵窦部(绿色)。眼球起点接近硬脑膜环。C5、C4 和 C3 对应 ICA 海绵窦不同部分。C2 和 C1 定义 ICA 的鞍上和蛛网膜下隙。(见彩插)

圆孔动脉以及眼动脉的脑膜回返支构成一个供应此区域的平衡系统。一个系统可以比另外一个系统占优势。吻合支很常见。

ILT 和 MHT 是非常细的分支(图 2.5),侧位血管造影时并不常见。当参与病理过程的供血时,它们可以扩张和可见,尤其是脑膜瘤和硬脑膜动静脉瘘(图 3.25b,图 13.7,图 13.10 和图 13.11)。

2.4　颈内动脉床突上段

颈内动脉由此开始穿过硬脑膜进入蛛网膜下隙,在前床突外侧与视神经内侧间,向后、上、略向外走行。颈动脉穿过围绕它的硬脑膜环进入蛛网膜下隙空间,硬脑膜环外侧紧贴动脉,但内侧常不贴壁,形成一个细腔(颈动脉窝)。硬脑膜环下面的动脉瘤(海绵窦内动脉瘤),能扩大该窝,且向上延伸进

入蛛网膜下隙(Kobayashi 等,1995;Rhoton,2002)。

在前穿质间隙(APS)水平,颈动脉分为大脑前动脉和大脑中动脉。床突上段可细分为近端和远端部分,称为 C2 和 C1。从颈动脉分支发出的部位,床突上段可以更精确细分如下(Gibo 等,1981):眼段,从眼动脉起点到后部交通动脉起点;交通段,从后交通动脉的起点到脉络膜前动脉的起点;脉络膜段,脉络膜前动脉起点颈内动脉末端分叉部。

2.4.1　眼段发出眼动脉和垂体上动脉

2.4.1.1　眼动脉

眼动脉(OA)自颈内动脉的上内侧发出,常常紧邻 ICA 穿过硬脑膜的部位。它在视神经下面走行(Hayreh 和 Dass,1962;Hayreh,1962),与视神经一起经视神经管进入眼眶。最初,眼动脉在视神经的下外侧走行(第一段),然后在视神经的下面或上方形成弯曲越过神经(第二段),进一步向内侧与神经平行走行(第三段)。它发出 3 种分支:眼、眶和眶外分支。

眼分支包括视网膜中央动脉和睫状动脉,部分供应视神经与眼球。这是眼动脉越过神经后的第一组分支。

眶分支包括泪腺动脉,提供泪腺和结膜的供血。有时会出现一个重要的分支,即眼动脉的脑膜回返支,向后穿过眶上裂,与脑膜中动脉的分支吻合。它可参与基底脑膜瘤的血管形成(Bradac 等,1990;图 3.25)、硬脑膜动静脉瘘(图 13.10),供血给血管纤维瘤和化学感受器瘤,这些瘤可延展到眶内和蝶鞍旁区域(图 3.20)。

在颈内动脉闭塞时,泪腺动脉与颞深前动脉的吻合支可通过眼动脉形成重要的侧支循环(图 3.12)。眼动脉的肌支为眶部的肌肉和骨膜供血。

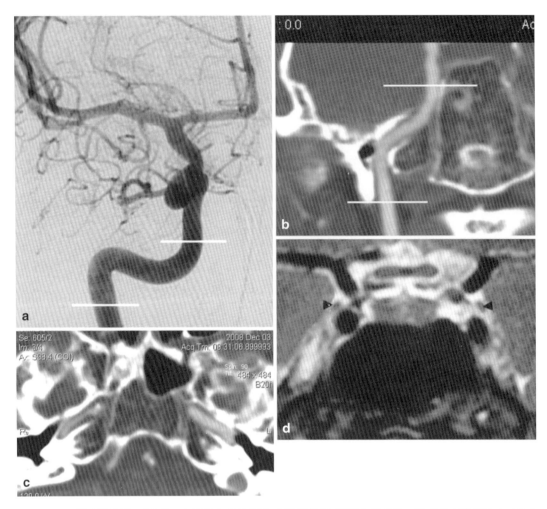

图 2.4　(a)颈动脉造影，正位像。白线条定义的颈内动脉岩骨段，延续为海绵段。后者的末端无法在 AP 上精确划分。(b)CT 血管成像，冠状位重建，显示岩骨段的走行。(c)CT 血管成像，显示 ICA 岩骨段水平部分在破裂孔上走行。(d)MRI，冠状位，鞍区和鞍旁区，显示 ICA 海绵窦段的走行。颅神经Ⅲ(三角箭头)。

眶外的分支很多，其中包括筛前、后动脉。筛后动脉由第一段发出，筛前动脉发自第三段。这些分支有向上的行程并通过筛板，供应颅前窝底的硬脑膜。来自筛前动脉的镰前动脉供应大脑镰，与 MMA 的镰支相吻合。筛动脉与上颌内动脉(IMA)通过蝶腭分支相吻合。后者发出一些向上走行的小血管，与筛动脉发出的降支相吻合。这些动脉常参与前颅窝脑膜瘤的血管形成(Bradac 等，1990；图 3.25)和硬脑膜动静脉瘘(图 13.8 和图 13.15)。也可参与累及眶部的血管纤维

瘤的血供(图 3.20)。

眶外组的其他动脉是眶上动脉(常最显著)、鼻背动脉、内眦动脉、滑车上动脉。这些分支与 ECA 分支相吻合，特别是与面动脉、IMA 的眶下分支以及颞浅动脉的额支。当 ICA 闭塞时，这些分支可以通过眼动脉向颈内动脉形成侧支循环(图 3.12)。此外，这些分支也可参与颅面区的血管畸形(图 3.16)。

脑血管造影时，OA 始终可见，尤其是侧位像(Vignaud 等，1972；Huber，1979；Morris，1997；Osborn，1999)。眼动脉发出以后，向上

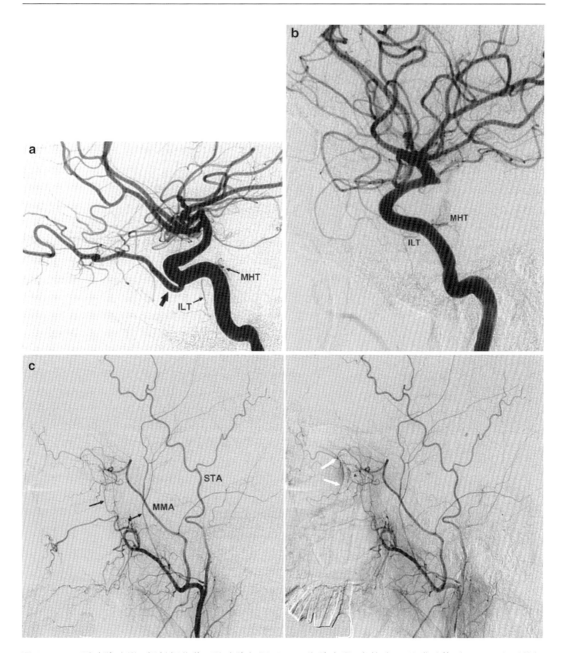

图 2.5 (a)颈动脉造影。侧斜侧位像。眼动脉起源于 ICA 海绵窦段(大箭头)。脑膜垂体干(MHT)和下外侧干(ILT)。(b)ICA 血管造影,侧位像。无眼动脉。MHT,ILT。(c)ECA 血管造影,同一患者侧位像(b)。眼动脉起源于脑膜中动脉(MMA)。供血也有可能源自颞深前动脉(箭头)。中间的颞深动脉(带点箭头)。颞浅动脉(STA)。在后期,眼复合体(箭头)和脉络丛染色(白色箭头)是可识别的。(待续)

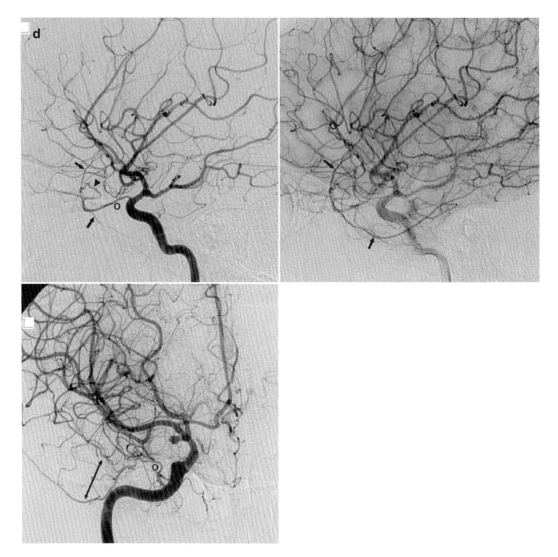

图 2.5(续) （d)不同患者:MMA 起源眼动脉。颈动脉血管造影,侧视图:眼动脉(O)。从泪腺动脉(箭头),MMA 发出额顶支和颞支(三角箭头)。正位像,眼动脉(O)。MMA 的分支(双向箭头)(后交通动脉水平的小动脉瘤患者)。

运行 1~2mm,再向前,由于脑的下凸而形成一个轻微的曲线。起始后走行约 2cm,其突然弯曲并越过视神经。眼动脉的分支中,视网膜中央动脉和睫动脉有时在造影时可见,两者在上述眼动脉的弯曲部分发出(图 2.6)。因此,当 OA 栓塞时,应该把微导管往远端送达上述弯曲处。眼脉络膜造影呈新月形。筛动脉造影时偶尔可见,尤其侧位像。镰前动脉在侧位像显影时,也很易识别。这些动脉在参与病理过程时,发育良好(图 3.25,图 13.8 和图 13.15)。其他分支在正常情况下很难识别。

要解释 OA 的一些变异,需要记住它的胚胎发育的一些重要特点(Hayreh 和 Dass,1962;Hayreh,1962;Lasjaunias 等,2001)。最终的眼动脉有 3 个来源:原始背侧眼动脉,起自 ICA 的海绵窦段,经眶上裂进入眶;原始腹侧 OA,起自大脑前动脉,通过视神经

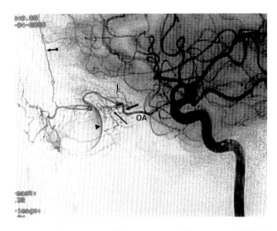

图 2.6 侧位 ICA 血管造影。眼动脉(OA)。动脉围绕视神经弯曲(大箭头)。在这方面产生的眼部复合体包括视网膜和小动脉(小箭头)。脉络膜(三角箭头),泪腺动脉(L)、大脑前动脉(带点箭头)。

管进入眶;镫骨动脉(StA)发出眶支通过眶上裂入眶。3 支动脉在眶内和围绕视神经形成动脉吻合环。在进一步的演变中,原始腹侧 OA 近端消失,从现在的 ICA 海绵窦上部发出。这支动脉成为最终的 OA。原始背侧 OA 退化,StA 的眶内支被最终 OA 吞并。在此过程中,StA 发生了重要的变化,有些细节会在下面叙述。

StA 是舌动脉的主要分支,为胚胎血管,由 ICA 的一个节段发出,处于发育期,非常小,未完全发育。后来,发出 StA 的这段成为 ICA 岩骨段。StA 进入中颅窝,穿过鼓室分为颅内、颅外分支 (Moret 等,1977;Lasjaunias 等,2001)。颅内分支(眶上动脉)向前走行,供应中颅窝硬脑膜;与内、外侧(泪)支一起进入眶。这些分支通过眶上裂进入眶。有一些个例,泪腺动脉作为一个孤立的分支通过蝶颞肌孔,分布于蝶骨大翼。第二分支(颌动脉)走向颅外,穿过棘孔,与颈外动脉近端发出的腹咽动脉胚胎血管相吻合。这个连接发展为最终的上颌内动脉(IMA)和脑膜中动脉(MMA)。StA 要最终消失,在某些情况下,它的第一段保留下来形成一个小分支动脉(ICA 的颈鼓支)。起自发

育好的终末 IMA,颅外段变为 MMA。颅中窝的颅内段部分退化,并且部分被 MMA 吞并。血流方向倒转,流向颅内,眶内段被 OA 兼并。

胚胎演化的不同,导致一系列不同的血管造影的影像模式(McLennan 等,1974;Moret 等,1977;Rodesch 等,1991b;Morris,1997;Lasjaunias 等,2001;Perrini 等,2007)。下面描述一些最常见的情况。

• 原始腹侧 OA 的近侧部分不退化,所以 OA 由大脑前动脉发出(Hassler 等,1989)。这种变异也可以解释 OA 发自 ICA 远端分叉部,对此,一些作者曾报道过(Parlato 等,2011)。

• 原始腹侧 OA 退化,而不是原始背侧的 OA 退化,从而导致 OA 发自 ICA 的海绵窦段(图 2.5 和图 4.10 c、d)。

• OA 的近端部分消失,但是 StA 的眶内段保留,并且眶上裂隙水平与 MMA 连接。在这种情况下,OA 仅见于 ECA 的血管造影,而在 ICA 却见不到 OA(图 2.5b、c)。

• 泪支可以作为 MMA 的一个孤立分支(脑膜泪腺动脉)保留,其通过蝶颞肌孔进入眶,供应部分眶内结构,而眼和神经的分支发自 OA。在这种情况下,眼眶的血管在 ECA 和 ICA 的造影时仅部分可见。通常这两个系统之间没有吻合。在其他的情况下,MMA 发出一个分支,通过眶上裂隙进入眶,与 OA 的泪腺动脉吻合。

• 对于 MMA 的一个特殊情况是脑膜回返动脉的存在(图 13.10,图 3.20 和图 3.25)。这支脑膜支,由 OA 的起始段或泪腺动脉发出;向后走行通过眶上裂,供应海绵窦、小脑幕区的硬脑膜。与其他参与这些区域血供的分支吻合。

• 当脑膜中动脉起自 OA 时,只能在 ICA 造影时可见。这种情况发生于 MMA 颅内段未发育,StA 的眶内-经蝶骨时段的近端没有退化,并与发自 OA 的泪腺动脉吻合

（图 2.5d）。

● MMA 起源于 ICA 的岩段:这种情况发生时 StA 的第一段和颅内段没有退化,且 MMA 的颅外部分未发育。头颅 CT 上,棘孔是不存在的,MMA 仅在 ICA 血管造影上可见。

● 最后,眼动脉起源于基底动脉也有过报道(Schumacher 和 Wakhloo,1994;Sade 等,2004)。按 OA 发生的经典描述,很难解释这种非常罕见的 OA 异常。同样地也很难解释导致 MMA 发自基底胚胎学机制,该情况有过一些报道(Seeger 和 Hemmer,1976;Shah 和 Hurst,2007;Kumar 和 Mishra,2012)。

2.4.1.2　垂体上动脉

垂体上动脉(SHA)是一组共同发自颈内动脉眼动脉段后内侧的一组小分支。SHA 供应漏斗(垂体柄)、垂体前叶、部分视神经、视交叉和第三脑室的底部。SHA 在正常血管造影时看不见。

2.4.1.3　垂体的血供

腺垂体由 SHA 供血。血管分支向垂体柄延伸,与所谓的门静脉系统的毛细血管相连接,通过它使释放和抑制释放激素从下丘脑流向腺垂体。神经垂体主要由脑膜垂体干(MHT)发出的垂体下动脉供应。在垂体的上、下动脉分支之间同对侧动脉均有吻合。每一侧垂体的血流进入相应的海绵窦,然后延续到岩下窦。

2.4.2　在交通段发出的后交通动脉

后交通动脉(PcomA)发自 ICA 的后方。它向后方及内侧走行与大脑后动脉相连,并与第Ⅲ对颅神经密切关系,其位于 PcomA 的外侧或内侧(Gibo 等,1981a)。PcomA 异常起自 OA 也曾有报道(Bisaria,1984)。

通常,PcomA 比 PCA 略小。然而,它有时可以非常大,直接延续成 PCA。这种变异被称为"胚胎"起源的 PCA。的确,在胚胎阶段,PCA 发自 ICA,然而随着后续的发育,PCA 通过 P1 段则与基底动脉相连。在进一步进化中,后交通动脉(PCA 的颈动脉部)发育不全或罕见情况下完全退化,而 P1 段(PCA 的基地动脉部)发育良好。这种进化所占的比例约为 70%(Zeal 和 Rhoton,1978;Huber,1979;Pedroza 等,1987)(见第 1 章和第 7 章)。

PcomA 起始部轻微变宽(漏斗管)并不罕见。约占正常血管造影的 6.5%(Hassler 和 Salzmann,1967),容易被解释为动脉瘤形成的早期。Epstein 等做的尸检研究显示,其不是动脉瘤或者动脉瘤前期。

漏斗管均匀锥形扩张,位于 PcomA 的起点处,直径为 2~3mm。通常,不认为其是一种病理表现。然而,当漏斗管没有典型的锥形结构,特别是对于没有发现其他动脉瘤的 SAH 患者,有时其与真正的动脉瘤很难鉴别。对于这些病例,短时间重复血管造影是有意义的,可以排除与 SAH 有关而在急性期不可见动脉瘤(见第 11.11 节)。

一些作者报告过,非常罕见的漏斗管演变成囊状动脉瘤的病例(Marshman 等,1998;Cowan 等,2004;Radulovic 等,2006;Fischer 等,2011),对于存在漏斗管和原因不明的 SAH 的患者或一直有动脉瘤的患者,建议每年进行一次随访(Fischer 等,2011)。

PcomA 发出很多穿支。自从 1874 年 Duret 首次描述后,开展了许多解剖学研究(Foix 和 Hillemand,1925;Lazorthes 和 Salamon,1971;Percheron,1976;Saeki 和 Rhoton,1977;Zeal 和 Rhoton,1978;Gibo 等,1981;Ono 等,1984;Pedroza,等,1987;Tatu 等,2001)。这些动脉具有多个不同的名称:丘脑结节动脉、乳头体前动脉以及丘脑前穿通动脉。哪一个名称最合适,我们就会采用哪个。即使 PcomA 很细小,这些分支仍然存在。在这些分支中,会有一个较大的分支从位于乳头体的前方或侧方发出(Gibo 等,1981;Pedroza 等,1987)。这些穿支供应视交叉后部、视束和乳头体;它们进入后穿质,供应下丘脑、丘脑底部和丘脑前部。一些作者(Gibo 等,1981)发现它们也供应内囊的后支。

要准确对 PcomA 进行血管造影研究,其可能性仅在于对颈动脉和椎动脉均进行造影来实现。PcomA 可在两侧或只在一侧造影时可见,取决于它的管径及血流的影响(图 2.7,图 6.8,图 7.5,图 7.7,图 15.9 和图 15.10)。这些穿通支在侧位椎动脉造影时为清晰的小分支,向上并微向后走行(图 7.10)。在 MRI 血管成像,PcomA、P1 和 PCA 可以很好地识别(图 7.2 和图 7.5d)。并非经常可以看到穿通支。

2.4.3 在脉络膜段直接自颈内动脉发出的脉络膜前动脉和常见的穿透动脉

2.4.3.1 脉络膜前动脉

Rhoton 等人(1979)及 Fujii 等人(1980)研究的所有报道中,脉络膜前动脉(AchA)均发自 ICA 的后面(在 PcomA 远端 2~4mm),在 PcomA 起点的外侧。AchA 可以分为池段,从起源到脉络裂隙和远端的丛段(Goldberg,1974;Rhoton 等,1979)。从池段发出供应脑实质的主要分支,平均长度为 25mm(Otomo,1965;Rhoton 等,1979)。这些动脉首先在视束下面向后内走行,然后向外进入围绕中脑的脚间池,接着走向外侧膝状体,在那里急剧弯曲,穿过脉络裂隙,进入颞角加入脉络丛。该动脉向后延伸,到达三角区,与脉络膜后动脉的分支吻合。偶尔它朝室间孔向前延伸,供应脉络丛并与脉络膜后内侧动脉吻合。

从池段发出许多分支,可分为上支、外侧支和内侧支(Abbie,1933;Carpenter 等,1954;Rhoton 等,1979;Duvernoy,1999;Tatu

等,2001)。上支群不发自 AchA 的主干,而直接发自 ICA 的例子并非罕见。它们供应视束,并在远端 ICA 穿支和 ACA A1 段穿支后方,以及 MCA 穿支内侧进入 APS。它们进一步供应的苍白球内侧部分、尾状核尾,有时还有内囊的膝部(Goldberg,1974)。最靠后的分支起自外侧膝状体的水平,进入大脑供给大脑囊内囊后肢的下部、豆状核后部和视辐射(Rhoton 等,1979)。根据一些作者的报道(Hupperts 等,1994),这些动脉可以参与顶部侧脑室周围的血管形成。外侧组动脉供应钩、杏仁核、海马。内侧组供应中脑前外侧和外侧膝状体(Rhoton 等,1979)。

在 AchA、ICA、PCA、PcomA 和 MCA 之间有相互交叉支配的区域(Rhoton 等,1979)。还有,AchA 和 PCA 之间有丰富的吻合,这些吻合通过脉络膜动脉和在外侧膝状体和颞叶近钩回表面的分支实现。所有这些因素,使 AchA 闭塞所导致的后果难以预测(Rhoton 等,1979;Friedman 等,2001)。

该动脉通常是在正位(AP)和侧位(LL)血管造影时显示很清晰。在侧位像,动脉向后走行,形成上凸曲线。它向远处走行进入脉络裂(丛点)。丛段向后延伸进入颞角,走向三角区和侧脑室,在动脉–毛细血管晚期,呈现典型染色。在正位像,AchA 是先向内向外走行,围绕大脑脚,与大脑中动脉穿支混合(图 2.7,图 2.8 和图 2.9)。

关于 AchA 的异常起点和走行已经被描述过。一些个例报道,AchA 从后交通动脉或大脑中动脉发出(Carpenter 等,1954;Otomo,1965;Herman 等,1966;Lasjaunias 和 Berenstein,1990),或者从 ICA 发出,比后交通动脉发出的早(Moyer 和 Flamm,1992),以及一例未发育的病例(Carpenter 等,1954)。在最近扩展研究(Takahashi 等,1990)结合以前的成果(Theron 和 Newton,1976;Saeki 和 Rhoton,1977;Takahashi 等,1980),将 AchA 的发育异常分为两类:发育不全和增生。发

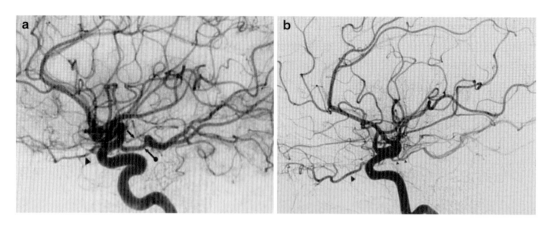

图2.7 （a）颈动脉侧位影。后交通动脉（PcomA，带点箭头），脉络膜前动脉（箭头），眼动脉（三角箭头）。说明 PCA 颞支和顶枕支的最近端起点。（b）小 PcomA（三角箭头）与大脑后动脉相连。脉络膜前动脉（带角箭头），眼动脉（三角大箭头）。由于重叠给人错误印象，脉络膜前动脉似乎比后交通动脉的起始更早。这种极其罕见的情况可能发生，应采用多角度造影加以鉴别。

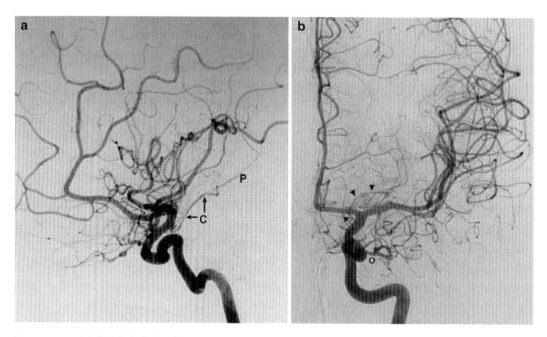

图2.8 （a）颈动脉造影侧位像，脉络膜前动脉与脑池段（C）和脉络丛（P）段。（b）颈动脉造影正位像，脉络膜前动脉（三角箭头），眼动脉（O）。

育不全不常见，远端段（丛）的发育不良，因而在血管造影时不可见。在增生组，动脉发达，供应 PCA 部分或全部的血管分布区（图2.9）。在某些情况下，很难区分是 AchA 的粗大分支还是重复的 PCA（图7.6）。

2.4.3.2 颈内动脉穿支

ICA 的穿支出现在 ICA 的脉络膜段，通常从后壁发出，位于 AchA 起点的远端（Rosner 等，1984；Mercier 等，1993）。它们进

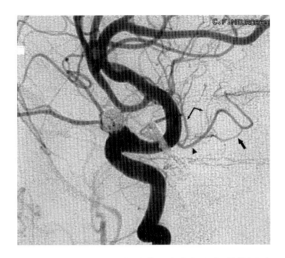

图 2.9　颈动脉造影（斜位像）动脉瘤患者弹簧圈治疗。脉络膜前动脉（三角箭头）。向上走行的大穿支很明显（带角箭头），以及一个大的钩形分支（箭头）。ICA 上的动脉夹用来治疗对侧动脉瘤。

入 APS，在其后内侧部分与 AchA 穿支重叠，供应内囊膝部、后肢和苍白球的邻近部分。它们可以和 AchA、部分 MCA 的穿支相互取代，这些穿支在血管造影时很少显影。

2.5 ICA 的先天性异常

这些都很少见。它们的特点是从主动脉弓的异常起源，异常的行程和动脉发育不全或无发育。

- 发育不全或无发育的病例可在 CT 或 MRI 显示，表现为颈动脉管的细小或缺如，以及血流的减少或缺如。包括 Willis 环在内的各类侧支循环也可出现。一种特殊变异是原始上颌动脉的保留，发自 ICA 的海绵窦部，致使鞍内吻合形成，连接双侧 ICAs（Kishore 等，1979；Staples，1979；Elefante 等，1983；Staples 等，1984；Lasjaunias 等，2001；Gozzoli 等，1998）（图 2.10）。这种变异非常罕见，但是对于计划行蝶鞍内腺瘤手术的患者，应该特别注意这种情况。有垂体功能减退的病例报道（Mellado 等，2001；Moon 等，2002）。

- 其他的变异是胚胎性的颈动脉与椎基底动脉循环之间的连接保留，正常情况下应该消失。以头尾方向考虑这些异常，第一种常见的变异是所谓的胚胎型 PCA（见 2.4.2 节和第 7 章）。第二种常见的变异是原始三叉动脉（PTA），发生率为 0.1%~0.2%（Lie 1968；Huber，1979；Uchino 等，2000；Meckel 等，2013）。它起源于颈内动脉的海绵窦部，接近 MHT 的起点，有时向 MHT 的血管分布区发出分支（Parkinson 和 Shields，1974；Ohshiro 等，1993；Salas 等，1998；Suttner 等，2000）。它向后走行通过或越过鞍背，有时在鞍内有一段更靠内侧的行程。后者需要正确诊断，特别是计划行经蝶骨入路垂体腺瘤手术的患者（Lee 和 Kelly，1989；Richardson 等，1989；Piotin 等，1996；Dimmick 和 Faulderf，2009）。据一些作者报道（Salas 等，1998；Suttne 等，2000），PTA 也可以有更外侧的起源和行程，在这种情况下发出分支供应脑桥和三叉神经节。PTA 在紧邻三叉神经离开脑桥，在此与基底动脉远端相连，发出小脑上动脉（SCAS）和大脑后动脉（PCAS）（图 2.11a）。PcomA 通常缺如或发育不全。BA 的尾部与正常发育或发育不全的椎动脉相连。另一种变异类型是 PcomA 发达（胚胎变异），并延续为 PCA。通过 PTA，BA 远端只供应 SCAs。这些对 PTA 最常见的特征在 Saltzman（1959）、Wollschlaeger 和 Wollschlaeger（1964）的解剖及血管造影研究中有详细的描述。

- 该动脉可出现动脉瘤（Ahmadet 等，1994）和海绵窦瘘。后者可因动脉瘤破裂或外伤引起（Enomoto 等，1977；Flandroy 等，1987；Oka 等，2000；Tokunaga 等，2004；Geibprasert 等，2008；Asai 等，2010；Kobayashi 等，2011；Meckel 等，2013）。此外，当 ICA 发育不全或闭塞时，PTA 是从 BA 到 ICA 的重要侧支循环。但是，可以由此导致基底动脉–颈内动脉盗血现象，出现相应症

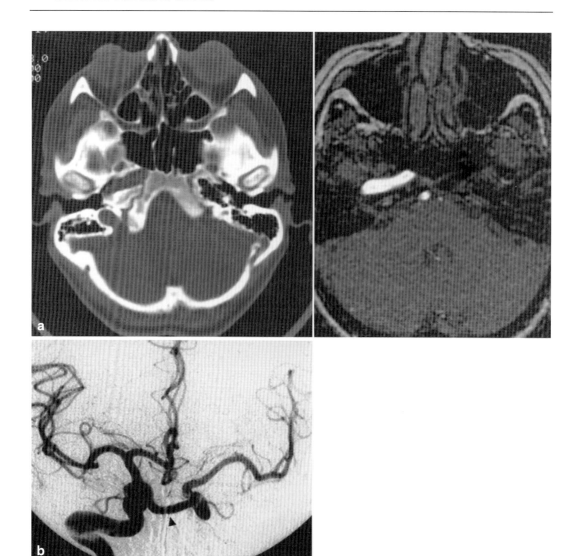

图 2.10 ICA 无发育。(a)CT 及 MRI 分别显示,ICA 的左侧岩段的水平部分缺如,典型的血流信号只能在右边可见。(b)右侧颈动脉造影。正位像,左 ICA 海绵窦部分充盈,通过与上颌动脉鞍内吻合(三角箭头)完成。进一步在大脑中动脉充盈。A1 段没有发育。

状。进而,也可以是栓子走行的途径,即椎基底动脉系统形成的栓子到达颈动脉区域,或反之。

● 其他不常见的颈动脉−基底动脉吻合支有永久性耳动脉、舌下动脉和寰椎前动脉。耳动脉连接岩骨段颈内动脉与基底动脉。只有少数的血管造影报道此异常(Reynolds 等,1980)。永久性舌下动脉(PHA)在 C1−C2 水平,发自颈段 ICA(Kanai 等,1992;Uchino 等,2012,2013),向背侧走行,进入扩张的舌下神经管(在颅底 CT 可见),并与近段发育不全或缺如的椎动脉相连(图 2.11b)。发自颈外动脉的 PHA 个例也有过描述(Uchino 等,2013a)。其与动脉瘤的关系也有过相关报道(Brismar,1976;Kanai 等,1992;De Blasi 等,2009;Uchino 等,2013)。永久性寰椎前动脉起自 ICA 的颈段或 ECA,向背面走行,达到寰椎,并在其上方水平走行,与

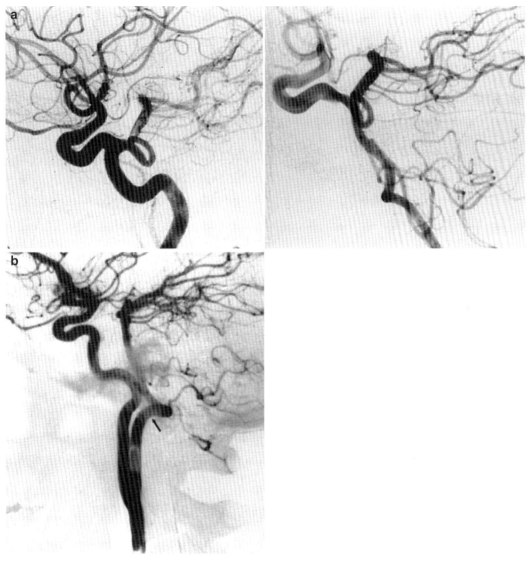

图 2.11 ICA 与椎基底动脉循环的胚胎连接。(a)永久性原始三叉动脉连接 ICA 的海绵窦部与基底动脉。颈动脉和椎动脉造影可见连接。(b)永久性原始舌下动脉起自 ICA,进入舌下神经管(箭头),与椎动脉吻合。

硬膜外椎动脉连接,椎动脉近端常发育不良或缺如。

　　● 其他一些可能发生的变异。发自 ICA 海绵窦段的小脑上动脉、小脑前下动脉以及小脑后下动脉(Scotti 1975;Haughton 等,1978;Siqueira 等,1993;Morris,1997;Uchino 等,2000;Shin 等,2005;Meckel 等,2013)。这已被解释为原始三叉动脉的部分保留(Lasjaunias 和 Berenstein,1990;Meckel 等,

2013)。另一种非常罕见的变异涉及 PICA,其发自 ICA 的颅外段(Andoh 等,2001;Uchino 等,2013),通过舌下神经管进入后颅窝,并供应相应的小脑区域,但没有与椎动脉相连接。这被认为是胚胎舌下动脉的部分残留。从颈外动脉发出 PICA,也有过几例报道(Lasjaunias 等,1981;Kim 等,2009;Uchino 等,2013a),可以认为是咽升动脉舌下分支和 PICA 间的吻合,包括在 PHA 这一组变

异中。

• 原始三叉动脉、内听动脉、舌下动脉和前寰椎动脉是暂时性的吻合支,连接原始的颈动脉与基底动脉的纵向管道前体。这些连接通常只维持几天(Padget,1948;Lie,1968),当它们的功能被 PcomA 和形成的椎基底系统取代时,这些连接就消失了。

• ICA 有一种特殊变异形式,其通过扩张的下鼓室管进入颞骨,因此,位于正常位置的后方、颈静脉球外侧并邻近茎乳孔。颞骨岩部 ICA 的远端垂直段进入中耳腔,延续为水平的岩段。这种异常被认为是 ICA 颈段终端部分发育不全,伴随着 APhA 扩大的鼓室支和 StA 颈鼓残支之间侧支循环的形成(Lo 等,1985;Osborn,1999;Sauvaget 等,

2006;Saini 等,2008)。颅骨的 CT 提示鼓室内突出的软组织肿块。血管造影研究显示异常的动脉行程,其外形细小、狭窄而不规则,有助于明确诊断,特别是帮助鉴别异常的 ICA 与可疑的鼓室内小的副神经节瘤(图2.12)。据一些研究者报道(Glastonbury 等,2012),上述异常应该与一种情况鉴别,这种情况下患者的 ICA 在中耳腔内略微突出,原因是 ICA 进入颞骨的颈动脉孔位置更靠后了,属于正常。

• ICA 床突上段的开窗或双体曾被报道(Yock,1984;Banach 和 Flamm,1993;Rennert 等,2013)。这种变异累积 ICA 远端,是非常罕见的。通常胚胎期 ICA 远端分化为前、后部分(第 1 章)。该分化过程失败,就能解释这种异常存在的原因。

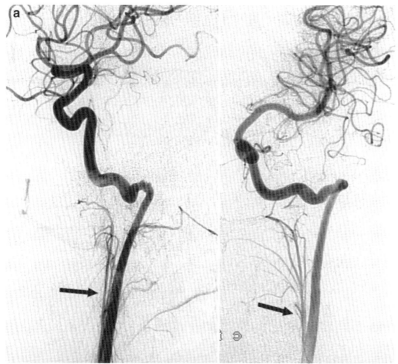

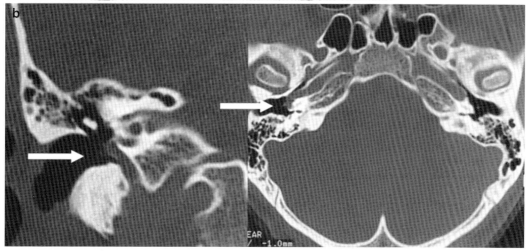

图 2.12 ICA 的异常走行。(a)颈内动脉血管造影侧位像和正位像。APhA 在 ICA 的起源(箭头)。ICA 在侧位像上走行更向后,在正位像更靠外。(b)CT,冠状和轴状位。ICA 进入中耳腔,并可见其为一小、圆形、软组织结构(箭头)。

(蒋芳 译 姜长春 校)

第 **3** 章

颈外动脉

ECA 的胚胎发育过程总结如下。它是由其近端与远端两部分融合而成。ECA 的近端是由原始第三主动脉弓发出的腹侧咽动脉发展而来，其远端部分由 ICA 的岩骨段发出的镫骨动脉发展而来(参见第 2.1 和 2.4.1.1 节)。

颈外动脉起源于 C4 椎体水平的颈总动脉分叉部。起点的高低可有变异(参见第 2.1 节)。罕见的变异是主动脉弓直接发出 ECA 即所谓的非分叉颈动脉(Morimoto 等，1990;Uchino 等，2011;Nakai 等，2012)。在这种情况下，就没有 ECA 和 ICA 主干形成的颈动脉分叉，ECA 直接由颈总动脉延续而成并发出其相应分支，而 ICA 似乎是 ECA 的延续。这种变异的机制尚不完全清楚(参见第 2.1 节有 ECA、ICA、CCA 变异的内容)。根据一些作者的报道(Morimoto 等，1900;Uchino 等，2011;Nakai 等，2012)，我们推测可能与 ICA 近端发育不全有关:颈总动脉向远处延伸形成 ECA 并发出其分支，ECA 发出枕动脉或咽升动脉延续到 ICA 远端。这个理论可以被事实证明，枕动脉或咽升动脉从 ICA 的血管造影可见(图 2.12，图 3.8a 和图 3.17d)。另一种可能的机制是 ECA 的近端发育不良(原始腹侧咽动脉)和胚胎镫骨动脉持续性的供应 ECA 的血管分布区。

ECA 位于颈动脉三角区内，最初位于 ICA 的前内侧，很少位于其外侧。然后，在 ICA 的前外侧走行。颈内静脉位于 ECA 近段的后外侧，在颅底附近 ECA 位于颈内静脉的外侧(图 2.1 和图 2.2)。ECA 在其行程中发出了几支分支，并在下颌骨髁状突的腮腺附近发出终末支(颌内和颞浅动脉，分别为 IMA 和 STA)(图 3.1，图 2.2 和图 3.7)。

3.1 甲状腺上动脉

甲状腺上动脉起自 ECA 的前壁。它向下向内朝着甲状腺的方向走行。甲状腺上动脉发出分支供应甲状腺上部和喉上部，并与起自锁骨下动脉甲状颈干的甲状腺下动脉吻合(图 3.1 和图 2.2)。

3.2 舌动脉

舌动脉是从 ECA 前壁发出的第二支动脉。舌动脉与面部动脉共干并不少见。它发出分支供给舌下腺、下颌下腺、咽、下颌黏膜和口腔底部的肌肉。其终端分支是舌深动脉，供应舌肌及舌黏膜。在血管造影上，舌动脉易于辨认，尤其在侧位像，因为它的行程先向上再向下最后向上，形成一个缓和的凹形曲线，其向上的分支供应舌体，很容易辨

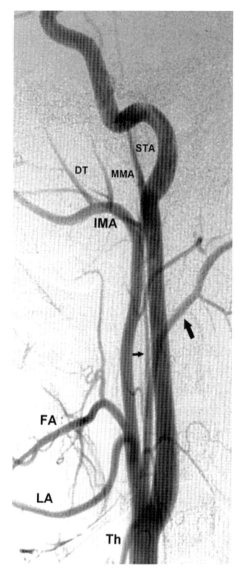

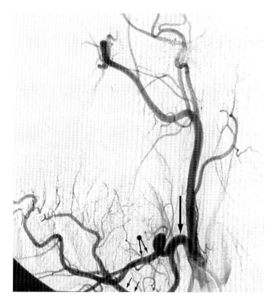

图 3.2 颈外动脉造影图，侧位像，显示舌动脉(小箭头)和面动脉(带点箭头)共干(大箭头)。

3.3 面动脉

面动脉是 ECA 前臂发出的第三支分支，有时与舌动脉共干。它向前走行，在下颌下腺上方形成波状弯曲，并向下颌下腺发出分支；然后面部动脉在下颌骨的下缘走行，继续向前向上越过脸颊达到眶内侧角延续为"内眦动脉"。内眦动脉的分支与眼动脉分支吻合，在 ICA 闭塞时，可以此建立侧支循环(图 3.12)。在其行程中，面动脉可以和面横动脉、颌内动脉分支(IMA)吻合，尤其是眶下动脉、颊动脉和咬肌动脉。

面动脉发出分支供应下颌下腺、咬肌、下颌骨，以及颏下区的皮肤和肌肉、脸颊、鼻和口部。在面动脉起始段发出腭升动脉，与咽升动脉咽支(APHA)及 IMA 的腭降动脉吻合。腭升动脉可能会发育不全并被 APhA 的分支取代。面动脉可能发育不全时，只能由颏下动脉取代。在这种情况下，部分供血区域被舌动脉、横面动脉、眶下动脉取代(Djindjian 和 Merland, 1978)。

图 3.1 颈总动脉造影侧位像，显示颈外动脉位于颈内动脉前方走行。颈外动脉主要的分支包括：甲状腺上动脉(Th)、舌动脉(LA)、面动脉(FA)、枕动脉(大箭头)、咽升动脉(小箭头)、颌内动脉(IMA)、脑膜中动脉(MMA)、颞深动脉(DT)、颞浅动脉(STA)。

认。舌动脉的分支中，舌背动脉和舌下动脉在舌深动脉的下方走行，经常能被辨认。舌下动脉通过发出的颏下支与面动脉吻合(图 3.3，图 2.3 和图 1.3)。

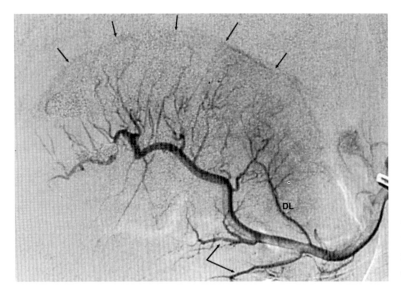

图 3.3 舌动脉血管造影。舌(箭头)主干分支和舌背动脉(DL)。舌下分支(成角箭头)。

在脑血管造影的侧位像上,面动脉先向下再斜向上走行,易被识别。在它的分支中,腭升动脉、颌下腺动脉和颏下动脉是最易识别的分支(图 3.1,图 3.2 和图 3.4)。

3.4 咽升动脉

APhA 是发自 ECA 后壁的一条小分支,有时从颈动脉分叉或近端发出。也可以与枕动脉共干。它邻近 ICA 向上走行,位于 ICA 的后内侧(图 3.5 和图 3.6)。

APhA 发出咽支供应鼻咽部黏膜的中部,并分为上、中、下分支。上咽支与副脑膜动脉的腭降支、颌内动脉的翼管支吻合。中咽支与面动脉的腭升动脉相吻合,当 ICA 胚胎残留的下颌动脉存在时也与之吻合。

其他的有椎肌支,与椎动脉在 C1 – C2 水平的分支和枕动脉、颈升动脉的分支吻合。在颅底附近,APhA 发出终末分支,具体如下:

1.上咽支。

2.下鼓室动脉形成鼓室的血管,与茎乳突动脉和 IMA 发出的鼓室分支吻合。也与 ICA 的颈鼓室动脉吻合(图 3.5)。

3. 神经脑膜干可细分为舌下神经管支和颈静脉孔支(lasjaunias 等,2001;Djindjian 和 merland,1978)(图 3.5)。

● 舌下神经管支进入舌下神经管,与颅神经Ⅻ和髁前静脉相伴而行。它发出分支供应相邻的后颅窝硬脑膜,并发出降支与椎动脉升支吻合,形成齿弓(参见第 6.1.1 章节。图 3.8c,图 6.2b,c,图 6.3,图 6.9c,图 13.3a,b,图 15.19,图 15.20,图 3.29 和图 3.30)。该动脉也发出脑膜支,向上延伸到斜坡(斜坡的分支),与 ICA 的脑膜垂体干(MHT)发出的斜坡支相吻合(图 3.28)。由于存在这种吻合,有时,APhA 在侧位像血管造影时,可见(Djindjian 和 Merland,1978)。

● 颈静脉孔支通过颈静脉孔进入后颅窝,在颈静脉孔处发出分支供应第Ⅸ,Ⅹ 和 Ⅺ 对颅神经(Lasjaunias 等,1978,2001)。它供应邻近的硬脑膜,与 MHT 的斜坡分支吻合;然后,向后走行后颅窝和桥小脑角硬脑膜血管分布区。

● 当进行 APhA 血管内治疗时,需要充分考虑第Ⅸ,Ⅹ,Ⅺ 和Ⅻ 对颅神经的血供。此外,APhA 与 ICA 的紧密相关性可以解释 ICH 夹层所致的神经麻痹 (Bradac 等,

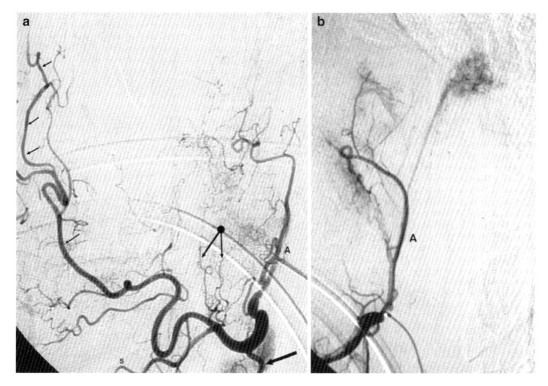

图 3.4　(a)选择性面动脉造影。腭升动脉(A)。下颌下腺(箭头)和咬肌(带点箭头)分支。颏下动脉(S),远端分支(小箭头)止于内眦动脉。(b)不同患者选择性面动脉造影。腭升动脉(A),从中发出一支大的分支供应迷走神经副神经节。

1990,2000)(图 3.6)。APhA 的分支可以参与不同的病理过程(图 3.19,图 3.21 至图 3.24,图 13.3a,b,图 13.4,图 13.11,图 13.17至图 13.19)。

3.5 枕动脉

　　枕动脉起自于 ECA 的后壁,其常与APhA 共干(图 3.5 和图 3.8)。枕动脉有时可起自从椎动脉或 ICA(图 3.8)。它向后上方走行,依据走行全程可分为三段:起始段、中间部分水平、最后再上升。枕动脉发出分支供应枕部、颈后部和硬膜,其中较为重要的分支包括:

　　1.茎乳突动脉来自第一段,垂直上升进入茎乳孔,与面神经伴行并为其供血。它与脑膜中动脉发出的鼓室上动脉吻合。茎乳突

动脉还发出分支到达鼓室及邻近区域(鼓室后动脉),并与 APhA 和 IMA 的其他鼓室分支吻合。茎乳动脉源自耳后动脉或直接从ECA 主干发出,为一个细小分支,其 ECA 血管造影侧位像并不明显。在病理情况下,其代偿性扩张后易于辨别(图 3.22,图 3.24c 和图 13.1)。

　　2.肌支中有两支起自上升段,一支(夹肌动脉)起自水平段,向下走行并为夹肌供血。肌支能与 C1 和 C2 水平的椎动脉和颈升动脉的分支吻合(图 3.7,图 3.8 和图 15.20)。

　　3.乳突支(图 3.7)发自第二段,与夹肌动脉起点邻近。其向上走行,通过导静脉孔进入颅腔,供应脑桥小脑角及后颅窝的脑膜。这些分支与 APhA 脑膜干、脑膜中动脉(MMA)的岩支、椎动脉的脑膜分支在血流动力学方面相互平衡(Lasjaunias 等,1978b)。其中任何

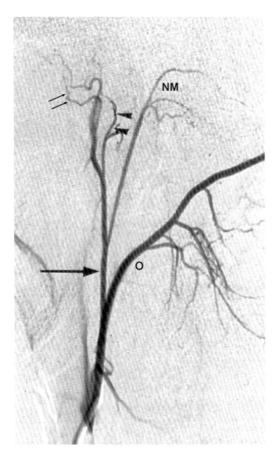

图 3.5 选择性血管造影显示咽升动脉和枕动脉共干。枕动脉(O),咽升动脉(箭头),其分支包括鼓室支(三角箭头),咽升支(小箭头)和脑膜干(NM)。

一支分支均可供应这些区域。枕动脉参与多个病理过程(图 3.21,图 3.22,图 13.1,图 13.8,图 13.10,图 13.11,图 13.13 和图 13.18)。

3.6 耳后动脉

耳后动脉为起自 ECA 末端的一个小分支(图 3.7),有时与枕动脉共干。其向耳廓供血,在 ECA 血管造影毛细血管期,可见较明显的染色。

3.7 颌内动脉

IMA 是较大 ECA 的终末分支。它在腮

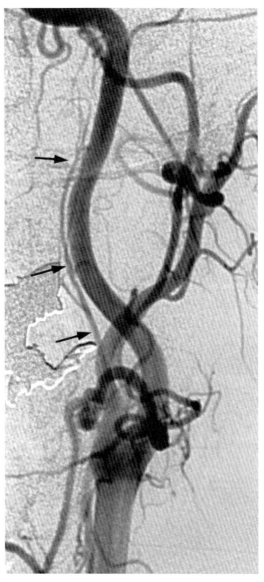

图 3.6 颈总动脉造影显示咽升动脉(箭头)与颈内动脉关系紧密。

腺内起自下颌角,沿咀嚼肌间隙斜向前内侧走行,通过翼外肌边缘至翼腭窝,并在翼腭窝发出终末分支。它在血管造影的侧位像和正位像均易于识别 (图 3.9 至图 3.11)。

3.7.1 近端分支

IMA 在其起点处发出小的分支供应下颌

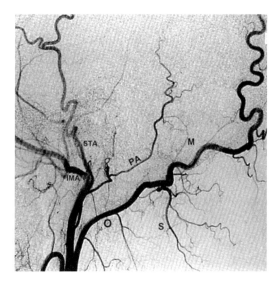

图 3.7　颈外动脉造影(侧位像)。枕动脉(O),从上升段和水平段发出肌支;夹动脉(S)、乳突支(M)、耳后动脉(PA)、颞浅动脉(STA)、颌内动脉(IMA)。

关节、外耳道和鼓室腔(鼓室前动脉)。后者可以参与副神经节瘤的血管形成(图 3.22)。

3.7.1.1　脑膜中动脉(MMA)

　　MMA 是 IMA 近端的第一个最大的分支。它向上走行,穿过棘孔入颅,沿蝶骨大翼走行,形成一个大的向前凸的曲线(侧位像)和向外凸的曲线(正位像)(图 3.9 和图 3.13)。它是供应硬脑膜最重要的动脉并发出以下分支:

　　• MMA 发出分支供应额顶和颞枕区的硬脑膜。

　　• 发出分支供应额叶区,与眼动脉发出的筛动脉分支吻合。

　　• 脑膜分支通过眶上裂进入眶,并与眼动脉的泪腺动脉分支吻合。

　　• 中颅窝支在海绵窦内侧附近与下外侧干(ILT)、MHT、圆孔动脉和副脑膜动脉发出的脑膜支相吻合,供应中颅窝。

　　• 接近棘孔发出岩支,供应硬脑膜、岩骨和部分小脑幕,并主要向后颅窝延伸;并与 APhA、枕动脉、椎动脉发出的脑膜分支

吻合,供应后颅窝的硬脑膜。岩支发出鼓室支(鼓室上动脉),在面神经管内走行,并与枕动脉发出的茎乳突动脉或耳后动脉吻合。这些动脉都可以供应神经,但岩支起着主要作用(Lasjaunias 等,2001)。此外,岩支向鼓室发出分支并与鼓室前、后、下动脉相吻合。

　　• 在凸形区域,与对侧的分支吻合。此外,分支形成从前到后的拱形,插入上矢状窦外侧壁与脑膜窦之间。该拱形前方与起自筛前动脉的前镰动脉吻合,向后与小脑镰动脉吻合。大脑镰本身的动脉起自拱形结构下降的分支。

　　MMA 的分支参与供应颅内外肿瘤(图 3.24 至图 3.26)和颅内血管畸形(图 13.3,图 13.8 至图 13.10,图 13.11,图 13.13,图13.15 和图 13.20)。由于胚胎发育的差异,MMA 存在较多变异(见第 2.4.11 节)。

3.7.1.2　副脑膜动脉

　　颌内动脉的第二分支是副脑膜动脉。其通常比较小,血管造影侧位像有时可见发育良好的副脑膜动脉染色(图 3.13)。副脑膜动脉可以与 MMA 共干,并发出分支供应鼻咽和腭部。发出分支通过卵圆孔入颅,供应邻近硬脑膜、部分海绵窦和部分三叉神经。其ILT 的关系详见第 2 章。它也可参与硬脑膜动静脉瘘(DAVFs)(图 13.10,图 13.11 和图 13.7c～e)。

3.7.1.3　下齿槽动脉

　　颌内动脉第三支近端分支为下齿槽动脉,尽管它的口径小,却能在血管造影侧位像时显影。它向下进入下颌孔供应牙齿和下颌骨(图 3.9 和图 3.11)。

3.7.2 咀嚼肌间隙

　　在咀嚼肌间隙,IMA 发出颞深支(中、前分支),向上走行。这些动脉向前发出分支到达眶、颧骨或通过眶上裂。与眼动脉的泪腺

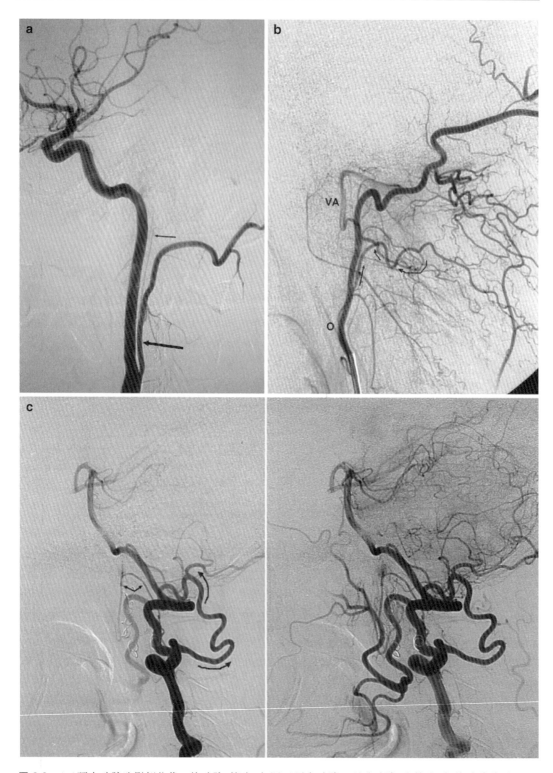

图 3.8 (a)颈内动脉造影侧位像。枕动脉(箭头)起源于颈内动脉。咽升动脉(小箭头)与枕动脉共干。(b)选择枕动脉血管造影(O)。枕动脉肌支与椎动脉分支(VA)间明显吻合(箭头)。(c)椎动脉造影侧位像显示颈外动脉近端结扎术患者(早期和晚期)。通过 VA 和 O 的肌支吻合(箭头)颈外动脉完全通畅。齿状弓(成角箭头)导致咽升动脉逆向血流。

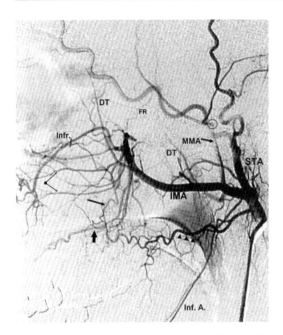

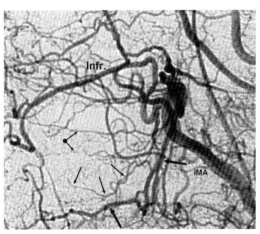

图 3.10　颈外动脉远段造影侧位像,细节。颌内动脉(IMA)、眶下动脉(Infr)、上齿槽后动脉(小箭头)、腭降动脉(大箭头)、蝶腭动脉的鼻支(带点箭头)。

图 3.9　颈外动脉远段造影侧位像。面横动脉(箭头)、颞浅动脉(STA)、颌内动脉(IMA)、脑膜中动脉(MMA)。圆圈部位为 MMA 穿过棘孔的地方。颞深前、中动脉(DT),下齿槽动脉(Inf. A),眶下动脉(Infr),上齿槽后动脉(箭头),腭降动脉(大箭头),蝶腭动脉的鼻支(带点箭头),圆孔动脉(FR)。

动脉吻合。颈内动脉闭塞时,这是一个重要的侧支循环（Djindjian 和 Merland,1978）(图 3.12d 和图 11.5)。咀嚼肌间隙的其他分支包括:翼腭动脉、咬肌动脉和颊动脉。后者(图 3.11)供应颊肌和皮肤。颊动脉可以发育良好并在颊部与其他动脉吻合（面动脉、面横动脉和眶下动脉）。其也与面动脉的腭升动脉广泛吻合。

3.7.3　IMA 的远端

　　IMA 远端到达翼腭窝。翼腭窝前为上颌窦后壁,后为翼板,在此处形成襻,最后进入蝶腭孔。进入前,IMA 发出几支分支:上齿槽后动脉、腭降动脉(腭大动脉)和眶下动脉。

　　上齿槽后动脉首先向后,然后沿上颌窦前外侧壁走行。它穿通上颌粗隆向前走行,在切牙孔水平与腭降动脉吻合。上齿槽后动

脉发出分支供应上颌窦和牙齿。它是一个小动脉,有时,在血管造影侧位像上,可识别其典型的走行, 先向下然后向前上方形成弯曲;它的远端与眶下动脉和腭降动脉的分支吻合(图 3.9 至图 3.11)。

　　腭降动脉沿上颌窦壁向下走行,形成一个典型的角,水平向前到达硬腭和软腭。

　　由于其水平段波状的走行特点,在血管造影侧位像易于识别(图 3.9 至图 3.11)。IMA 向前止于切牙管,与蝶腭动脉的鼻支吻合。眶下动脉在眶下裂隙入眶,向前方穿过眶下管,与眶下神经伴行。它参与供应眶底骨组织、邻近肌层和脂肪组织。在更远端,其穿出眶下管,发出分支供应脸颊、下唇、上唇和鼻。眶下动脉与眼动脉、面动脉,面横动脉、颊动脉、上齿槽后动脉的分支吻合(图 3.9 至图 3.11)。它参与组成 ICA 闭塞时的侧支循环(图 3.12)。

　　IMA 远端的其他分支包括:圆孔动脉(FRA)、翼管动脉(VA)和翼腭动脉(PVA)(Osborn,1980;Morris,1997;Lasjaunias 等,2001)。FRA 斜向上走行,与颅神经 V2 伴行,通过圆孔后,与 ILT 吻合。它在 3VA 水平段

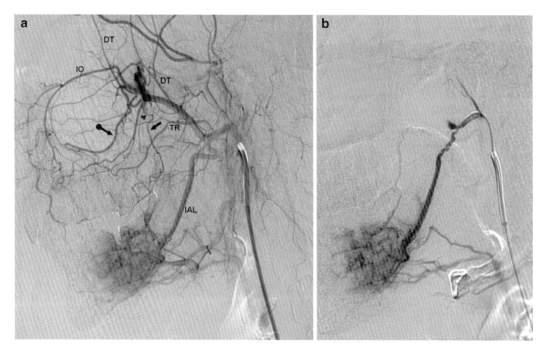

图 3.11　(a)颈外动脉远段造影,显示下颌骨的毛细血管–静脉血管畸形。扩张的下齿槽动脉(IAL)供应畸形的血管。面横动脉(TR)、颊动脉(箭头)、颞深动脉(DT)、腭降动脉(三角箭头)、上齿槽后动脉(带点箭头)、眶下动脉(IO)。蝶腭动脉的远端分支显而易见,其走行在眶下和上齿槽后动脉之间。(b)选择性在 IAL 前面插入导管进行栓塞治疗。

向后走行。在血管造影侧位像,它位于 FRA 的下方(图 3.12e)。它与岩浅大神经伴行穿过翼管,并与颈内动脉岩骨段发出的颌下动脉水平分支(胚胎发育过程中的残留支)吻合。

　　PVA 形成向后下方的曲线。在血管造影(图 3.12e)图像上,它通常位于 VA 下方,发出分支供应鼻咽上部黏膜,并与副脑膜动脉、APhA 及下颌动脉的分支吻合,它通过软骨到达破裂孔(参见第 2 章)。FRA、VA 和 PVA 可以参与颅内外的肿瘤和 DAVFs 的血液供应(图 13.3)。此外,FRA、VA、PVA 可在 ICA 和 ECA 闭塞时,参与形成重要的侧支循环(图 3.12b,e)。

3.7.4 终末支

　　终末支是蝶腭动脉。其通过蝶腭孔进入鼻腔,发出分支供应鼻内外侧黏膜。这些分支在血管造影侧位像显示为细小血管,在眶

下动脉的下方走行(图 3.9 至图 3.11)。它们与眼动脉发出的筛动脉降支吻合,并间接参与额叶脑膜瘤(图 3.25)和额叶 DAVFs(图 13.15)的血供。前方,蝶腭动脉与面动脉、眶下动脉、腭降动脉的分支吻合(Djindjian 和 Merland,1978)。

3.8 颞浅动脉

　　颞浅动脉 (STA) 是 ECA 终末的小分支。它向上走行,在离起点不远处越过颧弓后形成一个较陡的曲线。STA 发出几支分支在头皮下呈波浪状走行,供应头皮(图 3.9,图 3.13 和图 3.26)。

　　该特征可用于区分头皮血管与垂直走行的 MMA。另一支重要的分支是面横动脉,起自 STA 的第一段(图 3.9 和图 3.11),沿颧骨水平走行供应脸颊的皮肤。它有时发育良

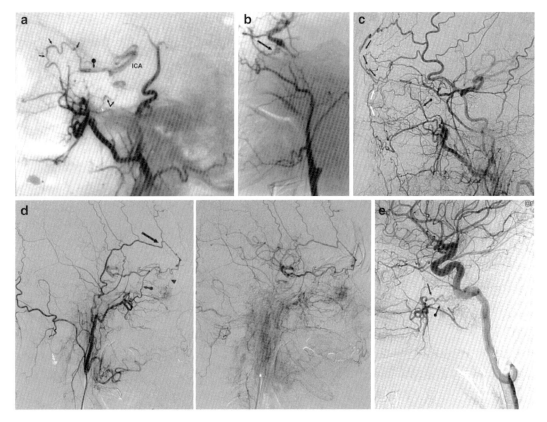

图 3.12 (a)颈外动脉血管造影,侧位像,颈内动脉(ICA)闭塞患者。远端 ICA 通过颞深前动脉(箭头)与眼动脉泪腺分支(带点箭头)之间吻合。也有部分 ICA 海绵窦部分通过圆孔动脉供血(成角箭头)。(b)颈外动脉造影侧位像,为另一个 ICA 闭塞患者。除了经颞深前动脉和眼动脉形成侧支循环外,也有圆孔动脉的参与(箭头)。(c)大的颈动脉海绵窦瘘和载瘤动脉一起栓塞。颈动脉造影侧位像,眼和 ICA 通过吻合形成逆向血流的侧支循环,可见颞浅动脉(黑色箭头)和颞深前动脉(带点箭头)。眶下动脉远端分支与面动脉的远端分支(白色箭头)吻合,两者也参与侧支循环。(d)ECA 良好的侧支循环(早期和后期),ICA 完全闭塞的患者(同一病例图 17.4c~e)。通过 STA(箭头),颞深前动脉(带点箭头)和筛骨分支(三角箭头)逆行向眼和脑动脉供血。(e)外科手术结扎 ECA 的患者,通过与 ICA 吻合逆向 IMA 供血。通过颌下动脉逆行向 VA(箭头)和 PVA 供血,其典型凸形曲线(带点箭头)和进一步显示 IMA(参见第 2.2,3.7.3 节)。

好,尤其是在面动脉发育不良时。通过与眼动脉的眶上分支吻合,ICA 闭塞时,STA 可参与侧支循环形成(图 3.12c,d)。

3.9 总结

- ECA 供应颅面区的软组织和骨骼。
- 它是颅内硬脑膜的主要供血动脉。其分支与眼动脉、ICA 和 VA 发出的脑膜分支相互吻合。

- 它向部分颅神经供血。
- 在 ICA 闭塞时,它是向颅内提供血液循环的重要途径。
- ECA 可以参与颅外区、颅底及颅内硬脑膜某些病理过程的血管形成,特别是颅内硬脑膜、脑膜瘤和 DAVF。

3.9.1 血管畸形

血管畸形是先天存在的,由于生长缓慢可能在后期才表现出临床症状。它们可以被分类为快血流畸形或慢血流畸形。由于动静脉直接分流,早期是大量供应动脉和 AV 分流的动静脉(AV)血管瘤。后来体积变大并形成巨大的瘘。慢血流畸形是毛细血管–静脉血管瘤,其中供血的动脉通常正常,无早期引流静脉。在同一血管畸形内可能同时存在快和慢血流。颅内动脉瘤与 AV 畸形。

淋巴管瘤是一种更为少见的累及淋巴管的血管畸形,多见于童年和婴儿时期。其被认为是由于淋巴囊不能引流入静脉或淋巴组织不再与正常淋巴管相通所致(SOM 等,2003b)。

淋巴管可扩张形成大囊腔。通常,它们在血管造影时不显示,除非是正在处理的血管淋巴管瘤。它们是淋巴组织与毛细–静脉血管的混合性病变。

颅外血管畸形可能与神经病变有关,如 Sturge-Weber、Louis-Bar、Wyburn-Mason 和 Rendu-Osler 综合征(见第 12 章)。

位置:它们可以涉及头面、口腔和鼻腔的皮肤或黏膜。咀嚼肌与骨骼很少受累;但可能在畸形进一步发展时累及。咬肌、下颌尤其是上颌骨易累及。在这种部位,骨囊性病变应该引起注意,排除血管畸形的可能(Benndorf 等,2001b;Noreau 等,2001;Fan 等,2002;Seehra 等,2006;Siniscalchi 等,2009)。

临床相关性。症状可能为感觉障碍至累及呼吸、吞咽、严重出血和心衰等严重的临床症状。

诊断与治疗。有时仅通过临床观察即可诊断。广泛的病变需要 CT 和 MRI 协助诊断。根据畸形的位置和扩展,血管造影对于识别病变类型和相关的血管可能是必要的。应该寻找供血的动脉将病变准确定位。然而,其他血管也可能间接参与,所以对 ECA 的整体研究是非常必要的。通过对 ICA 和 VA 的检查来排除颅内畸形。这些信息对于制订血管内和(或)外科治疗的方案非常重要。

血管畸形的例子见图 3.11,图 3.14 至图 3.18。

3.9.2 血管瘤

血管瘤属于真正的肿瘤 (Mulliken 和 Glowacki,1982),通常为伴或不伴血管腔形成的大量内皮细胞构成。血管瘤可以先天存在,或者在出生后几个月出现,女性的患病率很高。其具有快速增长阶段为特征,随后逐步退化,约 95% 的患者在 6~7 岁时,完全退化(Pitanguy 等,1984)。

根据血管瘤的部位和发展情况,临床症状可轻可重,可能导致眼眶、口腔损害、出血和心力衰竭。

它们可以独立存在或与其他病变共同存在。PHACE 综合征可能会同时出现血小

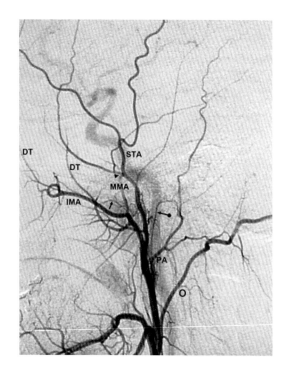

图 3.13 颈外动脉造影,侧位像,显示枕动脉头皮支波浪状走行(O)。耳后(PA)、颞浅动脉(STA)。脑膜中动脉的走行(MMA)和颞深前、中动脉(DT)行程呈直线。箭头显示 MMA 进入颅腔通过棘孔。颌内动脉(IMA)、脑膜动脉(箭头)、咽升动脉(带点箭头)。

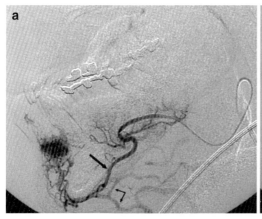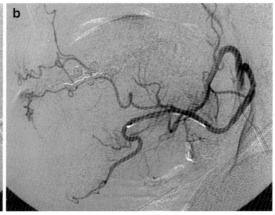

图 3.14　由面动脉供血的小动静脉血管瘤。(a)血管造影颏下动脉(箭头)侧位像显示,血管瘤在颏下静脉早期引流(成角箭头)。(b)聚乙烯醇(PVA)颗粒栓塞畸形后的造影。

板减少症(Kasabach-Merritt 综合征)和其他相关的多种异常。Pascual-Castroviejo(1978)首次描述了外部毛细血管瘤与颅内血管和非血管性血管畸形的关系。"PHACE"的定义（后颅窝血管畸形包括颅内血管瘤、面颈部血管瘤、动脉畸形、心脏缺陷和主动脉缩窄、眼部异常）是由 Frieden 等人提出(1996)。后来,其他作者描述了类似的综合征,是各种不同症状的组合(Tortori-Donati 等,1999;Metry 和 lowe 2006;Judd 等,2007),并认为是动脉发育异常,包括颈内动脉发育不全,与烟雾病类似的进行性闭塞,胚胎动脉残留。PHACE 发病机制仍未知。女性患病率更高。

在某些临床症状较重的患者,血管造影显示血供丰富的血管瘤是必要的,并可用聚乙烯醇(PVA)进行栓塞治疗(Lasjaunias 等,2001)。

3.9.3 青少年鼻咽纤维血管瘤

这些肿瘤通常发生于青春期以前男性,提示可能受雄激素的影响。老年患者和女性患者罕见(奥斯本,1959)。

青少年鼻咽纤维血管瘤是间质血管构成的良性肿瘤。血管成分非常丰富,由真正的动脉-毛细血管和单纯的内皮腔构成。

位置。肿瘤出现在蝶腭孔水平,可向鼻腔延伸并进入筛窦、蝶窦和上颌窦。肿瘤可以向外生长进入翼腭窝并进一步进入颞下窝,或向上通过眶裂隙侵犯眼眶。可通过颅底的孔进入颅中窝,累及海绵窦。多数情况下,青少年鼻咽纤维血管瘤早期并不侵害骨质结构,最初可能出现估值结构重塑和变薄,仅在后期出现骨结构腐蚀破坏。

临床相关性。症状取决于病变的增长方向与累及范围。最常见的症状是鼻出血和鼻阻塞。

诊断与治疗。初步检查是 CT 和 MRI,其次是血管造影。通常涉及 APHA 的咽支和 IMA 的远端分支。由 ICA 的岩段和海绵窦段通过颌下动脉和 ILT 供血,肿瘤扩大可由眼动脉分支供血(图 3.19 和图 3.20)。栓塞术是血管内治疗的重要部分(Valavanis 和 Christoforidis,2000;Roche 等,2007)。最近,Onyx 直接经皮栓塞已经被提出(Gemmette 等,2012;Lv 等,2013;Gao 等,2013)。当应用该技术时,术中血管造影明确危险的血管对吻合栓塞成功是至关重要的。

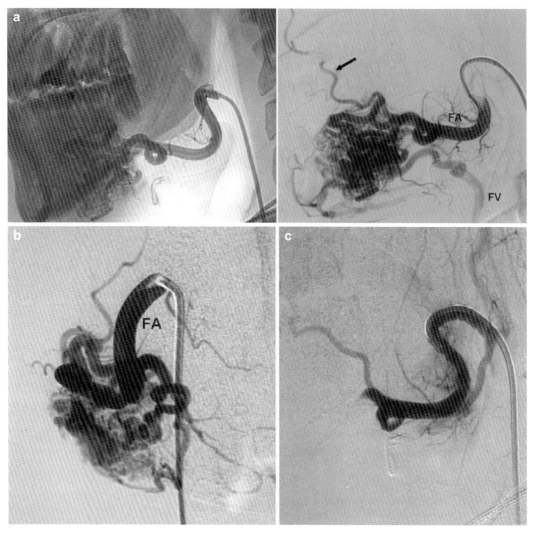

图 3.15　面动脉供应下的脸颊较大的动静脉血管瘤。(a)面动脉的血管造影侧位像(蒙片和减影图像)。面动脉扩张(FA)为畸形供血动脉。动脉远端的正常管腔(箭头)。面静脉早期引流(FV)。(b)FA 正位像。(c)病灶断流术后的侧位造影。

3.9.4 副神经节瘤(化学感受器瘤)

　　副神经节瘤是来自头和颈神经嵴外胚层细胞的肿瘤。在四五十岁的女性多见。肿瘤多发鉴于高达 10%的患者。该病具有遗传相关性。虽然恶变的可能性很小,但也可能发生,尤其是在颈动脉、迷走神经、喉的位置(Zak 和 Lawson,1982)。约 1%的肿瘤具有分泌活动(Zak 和 Lawson,1982),尤其是分泌去甲肾上腺素的肿瘤, 如嗜铬细胞瘤

(Nelson 和 Kendall,1987)。肿瘤是由上皮细胞和血管基质构成的包裹性肿块。

　　好发部位。副神经节瘤最常见于颞区,包括鼓室和颈静脉两种亚型。其次是颈动脉小体和迷走神经副神经节瘤。在喉、眶、鼻、咽这些部位不常见。

　　临床相关性。占位效应是颈动脉小体副神经节瘤的主要特征。存在于迷走神经和鼓室-颈静脉,病变不同程度侵犯后四对颅神经。鼓室-颈静脉病变表现为耳部症

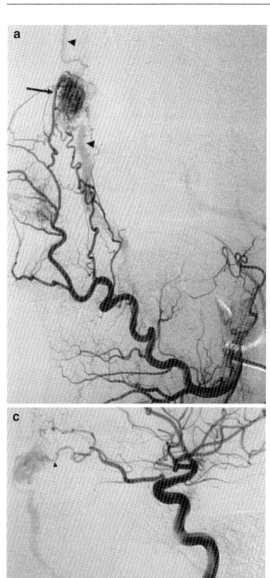
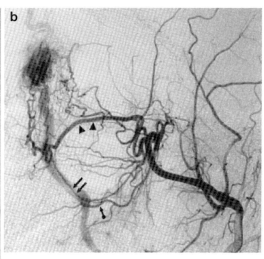
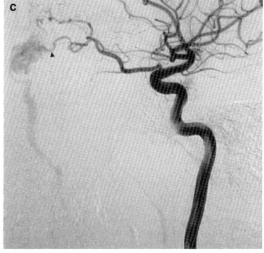

图 3.16 鼻翼动静脉血管瘤由面动脉、颌内动脉和眼动脉分支供血。(a)面动脉侧位血管造影。动静脉血管瘤由内眦动脉(箭头)等和面动脉远端其他小分支供血。面和额静脉早期引流(三角箭头)。(b)颌内动脉侧位造影。眶下动脉(箭头)供应血管瘤。部分由上齿槽后动脉供血(箭头)。正常腭动脉降支(带点箭头)。(c)颈内动脉造影侧位像,显示部分经眼动脉鼻支供应(三角箭头)。该 AVM 用聚乙烯醇(PVA)栓塞,然后手术切除。

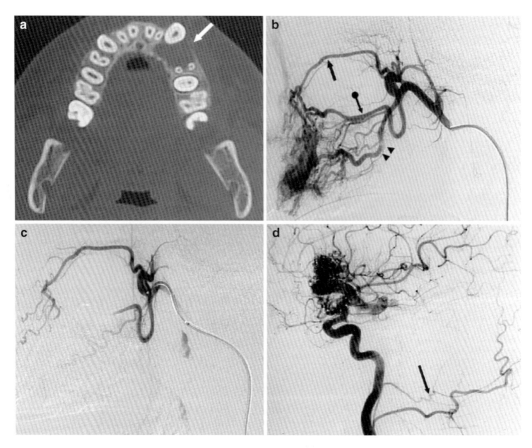

图 3.17 上颌窦动静脉血管瘤伴出血。(a)CT 显示牙槽骨改变伴有牙齿移位(箭头)。(b)颌内动脉血管造影侧位像。血管瘤由眶下动脉分支供应(箭头)。上齿槽后动脉分支(带点箭头)和腭动脉降支(三角箭头)也参与供血。(c)急性血管内治疗用聚乙烯醇(PVA)栓塞。(d)同一患者的颈内动脉存在无症状动静脉畸形。枕动脉和咽升动脉自颈内动脉发出后共干。神经脑脊膜干发达(箭头)。

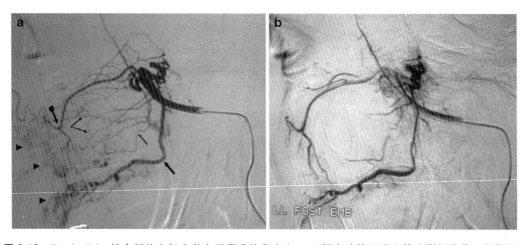

图 3.18 Rendu-Osler 综合征的中年患者出现严重的鼻出血。(a)颌内动脉远端血管造影侧位像。弥漫性血管参与皮肤毛细血管瘤(三角箭头)和鼻黏膜供血。也有微动脉瘤沿腭动脉降支扩张。几支动脉均可能向血管瘤供血。眶下动脉(带点箭头)、腭动脉鼻支(成角箭头)、上齿槽后动脉(小箭头)、腭动脉降支(大箭头)。(b)血管造影侧位像显示:聚乙烯醇(PVA)栓塞术后。

状,可表现为听觉丧失、耳鸣和第 VII 对颅神经麻痹。

诊断与治疗。初步检查是通过 CT 和 MRI 显示肿瘤的位置和大小。血管造影对于 ICA、ECA 和椎动脉的研究是必要的。供血动脉各异,取决于肿瘤位置与范围。一些基本的特点可概括如下。

在 ICA、分叉、迷走神经、APHA 咽支和枕动脉分支的副神经节瘤,主要是其肌支血管供血。在鼓室-颈静脉嗜铬细胞瘤,鼓室支(前从 IMA、后从茎乳、上从岩鳞动脉、下从 APhA)可以参与各种分支组合,这取决于肿瘤的累及范围。面动脉腭升支也偶尔参与供血(图 3.4)。

当肿瘤侵犯后颅窝时,椎动脉可通过其颅外、颅内分支参与供血。ICA 可以通过颈鼓分支间接供血或肿瘤直接侵犯颈动脉。在 ICA 分叉处的嗜铬细胞瘤,可能穿透外膜。

颈静脉可发生引流,也可被肿瘤穿透或阻塞。可行 IPS 乙状窦逆行注射。

肿瘤栓塞术必须将导管放置在供血动脉内(Valavanis 和 Christoforidis,2000)。在这里,应当指出的是,肿瘤可由一个或多个组成部分,每一个都有具体的动脉供血。在选择用球囊或线圈血管内堵塞 ICA 和椎动脉时,要考虑到各部分之间可能存在连接(Moret 等,1980)(图 3.21 至图 3.24)。

3.9.5 脑膜瘤

脑膜瘤是一种比较常见的疾病,约占颅内肿瘤的 18%。中老年女性多见(Bradac 等,1990)。脑膜瘤起源于脑膜细胞。血管多少取决于脑膜瘤亚型。其供血基本来源于两组供血动脉。第一组由脑脊膜分支构成,它们从肿瘤与硬脑膜附着的地方进入并供应

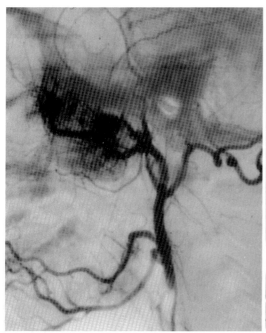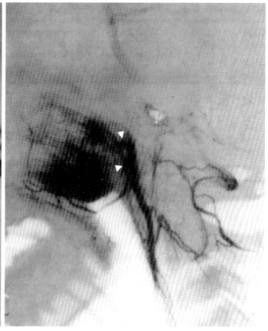

图 3.19 大的青少年鼻咽纤维血管瘤,颈外动脉远端血管造影侧位像(左)和咽升动脉(右),显示丰富的血管瘤由颌内动脉远端分支及咽升动脉(白色箭头)上咽支、中咽支供应。在造影,椎动脉通过肌支与枕(左)动脉、咽升动脉(右)吻合,部分显影。造影显示:导管进入吻合远端后注入聚乙烯醇颗粒。

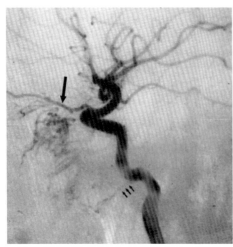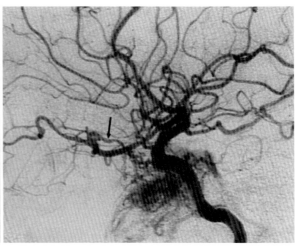

图 3.20　较大左颈内动脉青少年纤维血管瘤向眶内侵犯。该血管造影中，下颌动脉(箭头)和眼动脉分支(箭头)部分可见。右图为另一个青少年纤维血管瘤侵入颅内鞍区。这部分肿瘤的丰富血管由颈内动脉海绵窦段与眼动脉的脑膜回返支参与供血(箭头)。

肿瘤的中心；第二组由 ICA 和(或)椎动脉发出的软脑膜支构成，供应肿瘤的周边部分。一组血管占主导地位。脑膜血管的来源在很大程度上取决于脑膜瘤原发硬脑膜的附着点。此外，肿瘤可以扩展累及远处的硬脑膜区，导致受累的脑膜出现一系列的病理表现。可选择性地进行栓塞治疗。实例参考图 3.25 和图 3.26。

3.9.6 ECA 血管内治疗的一般处理原则

●ECA 的分支存在丰富的吻合。对于不同 ECA 疾病的血管内治疗，尤其是血管畸形，应尽量避免在动脉近端闭塞，因其可能会导致侧支循环形成，引起新的病变。栓塞材料应直接注入病灶或接近病灶的部位。

●许多吻合 (危险的连接)(表 3.1)(图 3.27 至图 3.30)可以使 ECA 与 ICA、椎动脉连接。这些吻合在表 3.1 列出，在血管内治疗时，应考虑到这些吻合可小可大(Morris，1997；Lasjaunias 等，2001；Geibprasert 等，2009)。它们已在血管内治疗开始前识别或在术中变大或发现，超选择性注射或开启闭塞动脉的侧支循环。尽量避免频繁的血管造影。

●另一个重要的方面是，ECA 的分支供应颅神经(表 3.2)。当血管治疗涉及这些分支时，需要注意。栓塞材料的选择须特别谨慎。

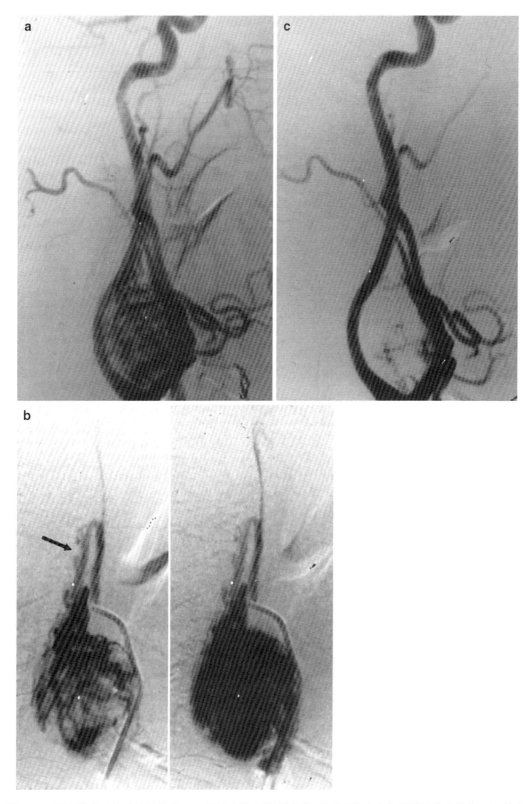

图 3.21 颈动脉分叉的副神经节瘤。(a)颈总动脉造影,侧位像,显示血供丰富血管瘤的典型部位。(b)咽升动脉主要经下咽支(箭头)供血。(c)血管瘤聚乙烯醇栓塞术后的造影。

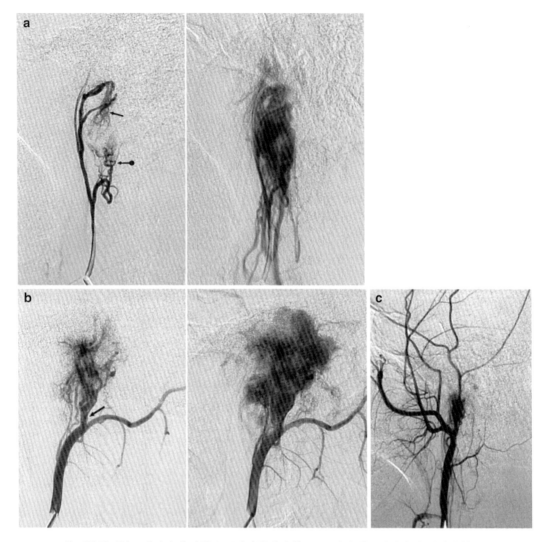

图 3.22 鼓颈静脉副神经节瘤由枕动脉和咽升动脉分支供血。一小部分也来自颌内动脉前鼓室动脉分支。(a)咽升动脉侧位血管造影。咽支(带点箭头)和鼓室支(箭头)供应肿瘤。在后期,肿瘤前间隔可见。(b)枕动脉血管造影侧位像。一支大的茎乳突动脉(箭头)参与了肿瘤血管的形成。在以后的阶段,肿瘤后间隔明显。(c)显示供血很少的鼓支。

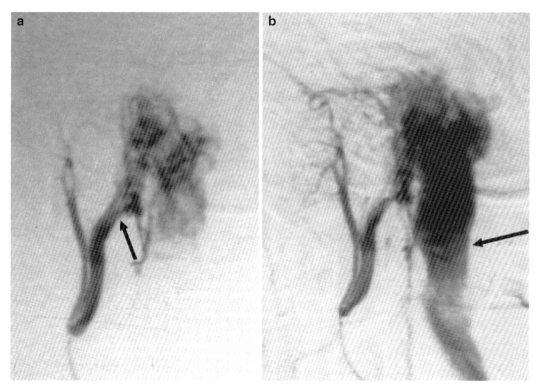

图 3.23　大的鼓颈静脉球瘤主要由咽升动脉鼓室支供血。(a)血管造影图(斜位像)显示,导管插入有乳突巨大扩张的咽升动脉。鼓室分支(箭头)供应肿瘤。(b)颈静脉(箭头)引流副神经节瘤。

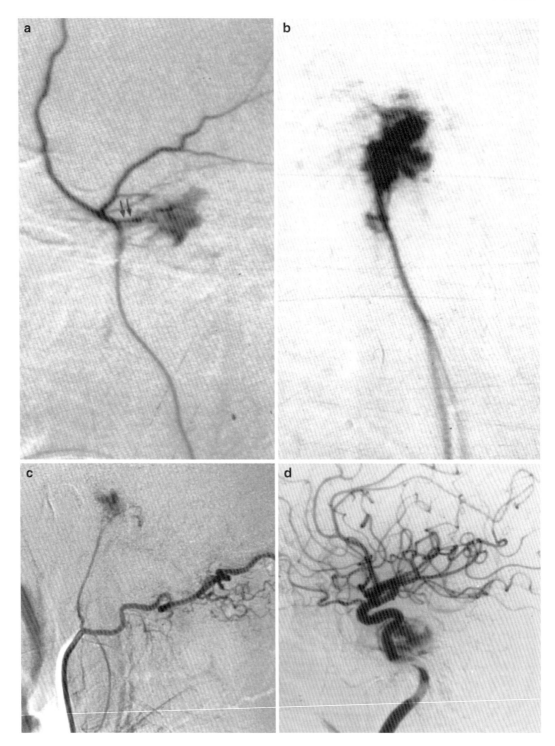

图 3.24　鼓室副神经节瘤由脑膜中动脉(箭头)岩支(箭头)的上鼓室分支供血(a)。咽升动脉鼓室下支是第二支供血动脉。(b)小副神经节瘤。(c)在另一个患者,只有通过茎乳鼓室支供应动脉。(d)另一个例子,一个大的鼓颈副神经节瘤累及海绵窦和颈内动脉岩骨段分支。

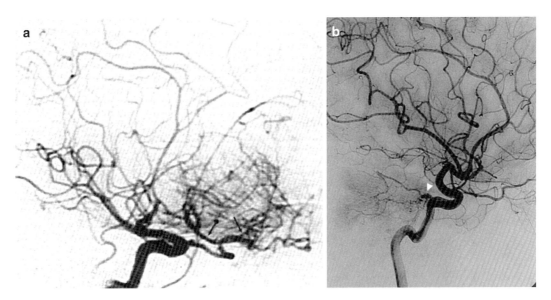

图 3.25 (a)额脑膜瘤、颈动脉血管造影、侧视图。肿瘤由眼动脉的分支、脑膜动脉回返支(带点箭头)及筛后动脉(箭头)供血。(b)斜坡脑膜瘤、颈动脉造影、侧位像。MHT 扩张的分支供应肿瘤血管(箭头)。

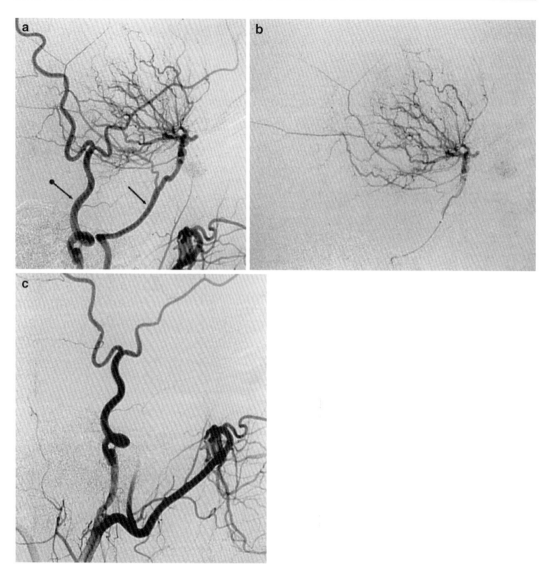

图 3.26　颞底脑膜瘤，由脑膜中动脉远端支供血。(a)颈外动脉造影，侧位像。脑膜中动脉(箭头)供应肿瘤。颞浅动脉(带点箭头)。(b)选择性脑膜中动脉造影并将病变聚乙烯醇栓塞治疗。(c)处理后造影图像。

表 3.1 涉及 ECA 的特殊连接

颈内外动脉吻合

圆孔动脉	颌内动脉	–	海绵窦下外侧干	颈内动脉
翼管动脉	颌内动脉	–	下颌动脉	
翼腭动脉	颌内动脉	–	下颌动脉	颈内动脉
脑膜中动脉	颌内动脉	–	脑膜垂体干和海绵窦下外侧干	颈内动脉
脑膜副动脉	颌内动脉	–	海绵窦下外侧干	颈内动脉
斜坡支	咽升动脉	–	脑膜垂体干	颈内动脉
鼓室支	咽升动脉	–	颈鼓动脉	颈内动脉

颈外动脉与椎动脉吻合

舌下动脉	咽升动脉	–	齿状突弓	椎动脉
C1–C2 肌支	咽升动脉	–	C1–C2 肌支	椎动脉
C1–C2 肌支	枕动脉	–	C1–C2 肌支	椎动脉
C3–C4–C5 肌支	脊髓支	–	C3–C4–C5 肌支	椎动脉

颈外动脉与眼动脉吻合

脑膜中动脉	–		泪腺动脉	眼动脉
颞前深动脉	–		泪腺动脉	眼动脉
蝶腭动脉	–		筛骨动脉	眼动脉
颞浅动脉	–		眶上动脉	眼动脉
面部眶下动脉	–		远端分支	眼动脉

变异:脑膜中动脉发出眼动脉

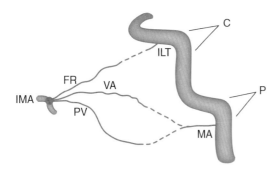

图 3.27 颌内动脉（IMA）、圆孔动脉（FR）、翼管动脉（VA）、翼腭动脉（PV）与海绵窦下外侧干（ILT）、ICA 海绵状部分（C）和下颌动脉（MA）、颈内动脉岩部（P）的远端分支相吻合。

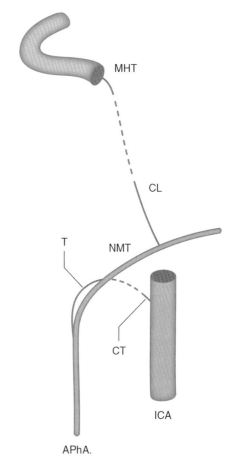

图 3.28 咽升动脉（APhA）的鼓室支（T）和颈内动脉（ICA）岩骨段的颈鼓支（CT）吻合。APhA 神经脑膜支（NMT）发出的斜坡上升支（CL）与颈内动脉海绵窦段脑膜垂体干（MHT）的降支吻合。

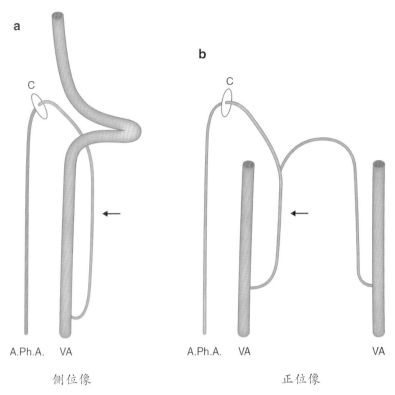

图 3.29　(a,b) 咽升动脉 (APhA) 与椎动脉 (VA) 连接的侧位像和正位像。这是由舌下神经管支,通过舌下神经管 (c),发出降支与椎动脉 (VA) C3 水平发出的神经根脑膜分支相连(箭头)。正位像显示椎动脉 (VA) 发出的神经根脑膜分支与对侧的椎动脉在齿状突的背面连接。形成所谓的齿突弓。

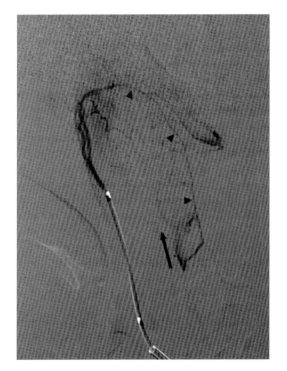

图 3.30　选择性研究的咽升动脉舌下神经管支鼓颈副神经节瘤与神经根–脑膜分支(三角箭头)吻合椎动脉(箭头)。该处为危险吻合。

表 3.2　供应颅神经的颈外动脉分支

颅神经Ⅶ	岩支发出的鼓室支(脑膜中动脉)和茎乳动脉(枕动脉或耳后动脉)
颅神经Ⅸ、Ⅹ、Ⅺ	咽升动脉神经脑膜支发出的颈静脉孔支
颅神经Ⅻ	咽升动脉神经脑膜支发出的舌下神经管支

(李通 译　赵文博 校)

第 **4** 章

大脑前动脉

大脑前动脉(ACA)作为原始嗅动脉的一个分支,起源于颈内动脉的前头部分。大脑前动脉的发展逐步替代了退化的嗅动脉。在 ACA 的进化过程中,发出了次级分支,即大脑中动脉(De Vriese,1905;Abbie,1934;Padget,1948;Linn 和 Kriceff,1974)。成人的 ACA 可分为以下几段(Huber,1979)(图 4.1)。

- A1(交通前段):起始部至前交通动脉(AcomA)以远,ACA 延续为胼周动脉。
- A2(胼胝体下段)。
- A3(胼胝体前段)。
- A4(胼胝体上段)。

4.1 交通前段

大脑前动脉的第一部分为 A1 段,亦称为交通前段。它起始于颈动脉的分叉,在视交叉和视神经之上向内侧水平走行,有时会下降、上升或扭曲走行,通过前交通动脉与对侧 A1 段相交通。平均长度为 12.7mm(Perlmutter 和 Rhoton,1976)(图 4.2)。

分支 在 A1 段全长可见穿支,但更多的由近端上方发出(Dunker 和 Harris,1976;Perlmutter 和 Rhoton,1976;Rosner 等,1984;Mercier 等,1993)。也有一些分支起自前交通动脉(Dunker 和 Harris,1976;Perlmutter 和

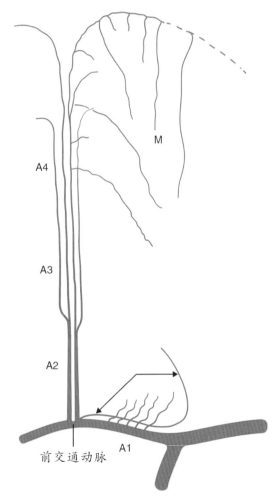

图 4.1 大脑前动脉分段:A1、A2、A3 和 A4 段。发自 A1 的深穿支。发自 A1–A2 交界的 Heubner 返动脉(双箭)。皮质分支发出的髓质动脉(M,短和长分支)。与 MCA 形成的软脑膜吻合支(如虚线所示)。

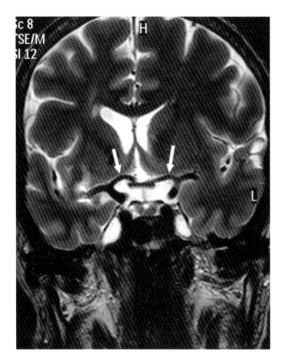

图 4.2　冠状位 T2 加权 MRI 像,显示,A1 段与视交叉关系(箭头)。

Rhoton,1976;Rosner 等 ,1984;Krayenbühl 等 ,1972;Marinković 等 ,1990)。这些穿支进入前穿质的前中央部,供应下丘脑视交叉上部的前部。其他穿支供应视神经和视交叉。

Heubner 返动脉,由 Huebner(1872 年)首次描述,后来 Padget(1848 年)认为它是原始嗅动脉的胚胎期遗留,而且是最大最长的穿动脉。其常起始于 A1 的远端或 A2 近端,极少情况下起自前交通动脉。在一些个例中,Heubner 返动脉可与眶额动脉及额极动脉具有相同起始 (Perlmutter 和 Rhoton,1976;Rosner 等 ,1984;Gomes 等 ,1984;Tao 等 ,2006)。

Heubner 返动脉向后走行, 与 A1 段及 M1 段平行, 在 A1 段的其他穿支前方进入前穿质。它可以是一支,有时也可以是多支,供应尾状核头下部和内囊前支下部,以及苍白球和壳核交界处(Perlmutter 和 Rhoton,

1976;Rosner 等 ,1984)(图 4.3 至图 4.5,图 4.9,图 4.10a~d,图 4.12,图 5.14 和图 11.11)。

前交通动脉、A1–A2 交界处是动脉瘤典型好发部位,且和 Heubner 返动脉密切相关。当预计要进行外科手术或血管内治疗时,在血管造影中识别该动脉十分有用。

4.2 远段

前交通动脉交界处以远起始的,为胼周动脉,依据其与胼胝体的关系进一步分为 3 段(Linn 和 Kriceff,1974;Huber,1979)。

4.2.1 胼胝体下段

胼胝体下段也称为 A2 段,其在大脑裂中终板前上行,至胼胝体膝部。发出眶下动脉和额极动脉,分别供应额底区(直回、眶回、嗅球嗅束)和额上回前中部(图 4.6 和图 4.7)。

4.2.2 胼胝体前段

此段也称为 A3 段。该段较短,绕行胼胝体膝部, 并向该部发出一些小分支(图 4.6 和图 4.7)。A3 段发出胼缘动脉,如果发育良好, 可见其走行于扣带回上的扣带沟内, 并且在血管造影侧位及前后位,其略微偏离胼周动脉走行在中线上。A3 段更远端的分支延伸至旁中央小叶和楔前叶。

胼缘动脉可缺如,或仅额叶部分得到发育。在这种情况下,它的分支被胼周动脉的胼胝体前上段所发出的动脉取代。其他情况下,胼缘动脉可以占优势,并可以完全或部分取代胼周动脉。

4.2.3 胼胝体上段

此段也称为 A4 段(图 4.6 和图 4.7),为胼周动脉的远段。其向后走行于胼周池

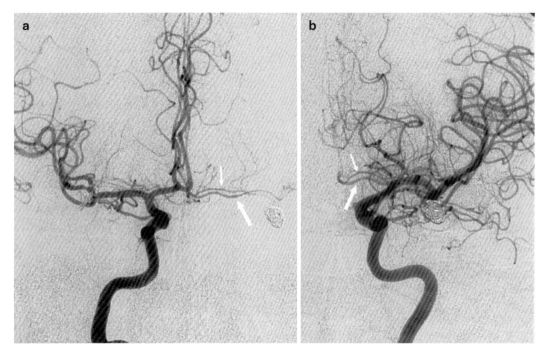

图 4.3　右侧(a)-左侧(b)前后位颈动脉造影,一例左侧大脑中动脉动脉瘤弹簧圈填塞治疗后的患者。右侧 A1 段发育良好,左侧 A1 段发育不全(大白色箭头)。Heubner 返动脉(小白色箭头)与 A1 段平行走行。

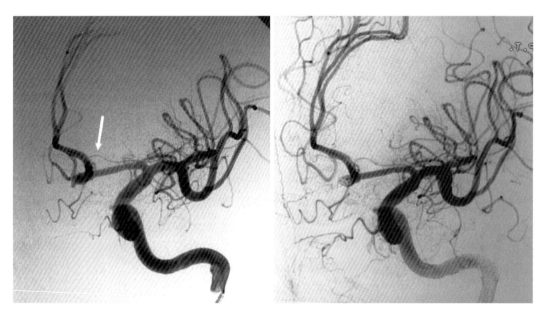

图 4.4　颈动脉造影斜位像,患者前交通动脉瘤破裂,弹簧圈治疗后。左侧 Heubner 返动脉(白色箭头)起始紧邻前交通动脉瘤。

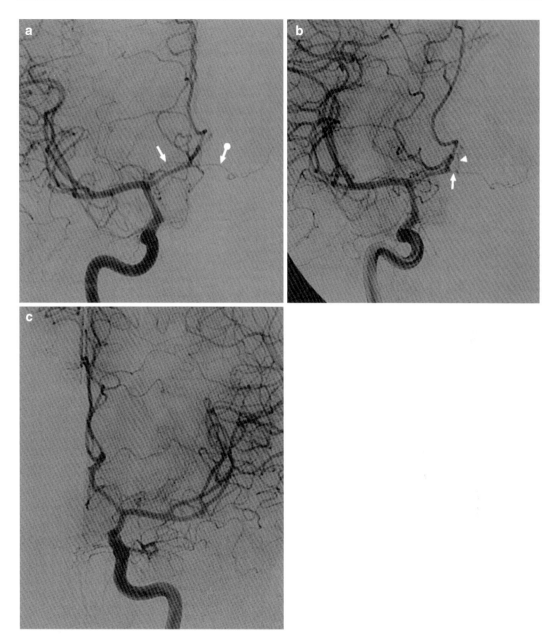

图 4.5 蝶骨平台脑膜瘤患者。双侧颈动脉造影前后位。双侧 A1 段典型移位。(a)右侧颈动脉造影，右侧(箭头)和左侧(带点箭头)的 Heubner 返动脉均清晰可见。左侧 Heubner 返动脉起自 A2 段近端。(b)在斜位造影中，左侧 Heubner 返动脉(箭头)的起源显示得更清晰。左侧 A2 段有淡淡的染色(三角箭头)。(c)左颈动脉造影，左侧 Heubner 返动脉较难识别。

内，由胼胝体表面走向胼胝体压部。它向后延伸的程度取决于大脑后动脉后胼周支(压部动脉)的大小。它偶尔可像胚胎期时一样延伸至胼胝体以下接近室间孔(Kier,

1974；Perlmutter 和 Rhoton，1978)，并与脉络膜后内侧动脉吻合(见第 12.8 节)。胼胝体上动脉可波形走行，有时在中部会向上扩延。该动脉可以发育良好、发育不良，甚至单

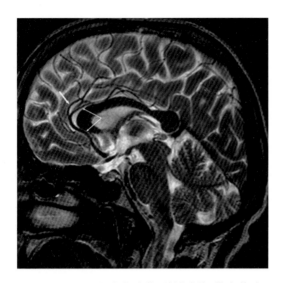

图 4.6 MRI T2 矢状位成像 胼周动脉（带角箭头）的胼胝体下段、前段和上段。胼胝体上段在胼胝体上方波状走行，部分进入胼周池，部分在胼周池上方。从胼胝体前段发出胼缘动脉。

侧或双侧缺如。

脑膜支可起自该动脉的胼胝体前上段，供应大脑镰的下部（Lasjaunias 和 Berenstein，1990）。它与沿大脑镰下行的脑膜中动脉分支吻合。这些脑膜支也可与大脑后动脉发出的脑膜支相连（见第 7.1 节）。

4.2.4 皮质支

有一些动脉发自胼周动脉的胼胝体上段和（或）胼缘动脉，走行于大脑半球内侧面。胼周动脉和胼缘动脉关系密切，当其中任一支发育不良或缺如时，另一支可以取而代之，为相应区域供血。

从前向后，皮质支当中首先为额叶的分支，第二为小的旁中央分支，其走行向旁中央小叶，延伸至中央沟，供应旁中央小叶以及中央前回和后回的上部。更远端动脉为顶叶上和顶叶下分支。顶上动脉常为一个大分支，走行于扣带回的缘段，作为旁中央小叶和楔前叶的分界，并供应这两个小叶（图 4.6 和图 4.7）。

4.3 解剖学变异

10% 的病例为 A1 段发育不良（直径 ≤ 1.5mm），1% 的病例为严重发育不良（直径 < 1mm）或缺如（Perlmutter 和 Rhoton，1976；Huber，1979；Yaşargyl，1984a，b）。在一项近期的解剖学研究中，2.2% 的受试者该动脉缺如（Tao 等，2006）（图 4.3，图 4.8，图 4.9 和图 7.2）。这种变异常和前交通动脉瘤密切相关（Perlmutter 和 Rhoton，1976；Huber，1979；Yaşargyl，1984a，b）。多达 40% 的受试者可见 2 支或 3 支前交通动脉。（Perlmutter 和 Rhoton，1976；Marinković 等，1990）（图 4.10a~d）。前交通动脉的不同形式可能由于原始丛状网不同的胚胎进化，原始丛状网可发展成为大的动脉，也可成为复杂网络（De Vriese，1905；Padget，1944）。

另一种极为少见的变异是所谓的颈动脉-大脑前动脉吻合，其异常的血管在靠近眼动脉起始部从颈内动脉发出。该动脉经过一个上升的走行，再经过视神经下方，到达 A1-A2 交界处。它可以取代正常的 A1 段，但该异常的血管也与 A1 段并存。这种情况下，可以说大脑前动脉重复起源。胚胎学上对该异常无明确的解释。Robinson 在 1959 年首次描述了该变异，此后许多作者也对其进行了描述（Turnbull，1962；Nutik 和 Dilenge，1976；Bernini 等，1982；Rosenorn 等，1985；Milenkovic，1985；Friedlander 和 Ogilvy，1996；Morris，1997；Kilic 等，2005；Chakraborty 等，2006；Wong 等，2008；Uchino 等，2012a）（图 4.11a）。常与前交通动脉动脉瘤相关。

A1 段可有正常起始，但在其走行过程中可出现双重血管（2 条血管）或者开窗畸形（1 根血管 2 个管腔）（Perlmutter 和 Rhoton，1976）（图 4.11b 和图 5.10a）。开窗畸

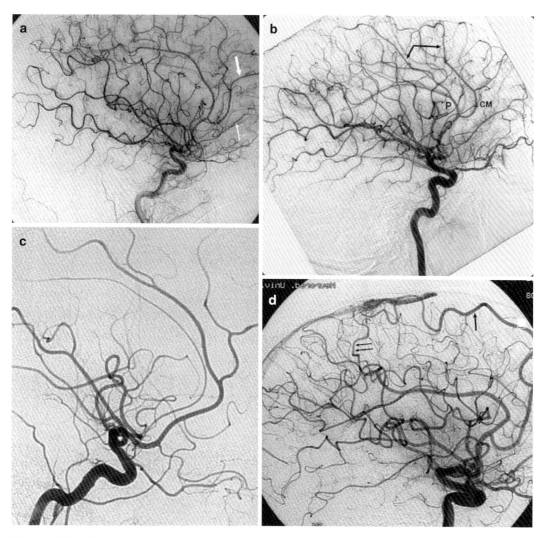

图 4.7 侧位造影。(a)胼缘动脉发育良好,胼周动脉发育不良。眶额动脉(小白色箭头),额极动脉(大白色箭头)。(b)胼周动脉(P)沿胼胝体走行。胼缘动脉(CM)和额顶分支(带角箭头)。(c)发育良好的胼缘动脉和发育不良的胼周动脉由分开的主干发出。(d)发育良好的胼缘动脉供应小的凸性血管瘤(大箭头),另一分支(双箭头),可能是扩张的旁中央动脉,起自扩张的胼周动脉。

形和双血管在前循环和后循环均可出现,以后循环更多见(见第 6.2.4 节)。

大脑前动脉远端也可出现一些变异(Lazorthes,1961;Baptista,1963;Dunker 和 Harris,1976;Perlmutter 和 Rhoton,1978;Huber,1979;Marinković 等,1990;Boccardi 等,2002)。一侧胼周动脉可发出少数分支,有时也可以是多数分支供应对侧大脑半球。也可出现发育良好的第三分支,走行于中线

位置。此变异称为"三胼周动脉"或"胼胝体中央动脉"。胼周动脉可以是单一一支(单胼周动脉)。胼胝体膝部水平有吻合支连接两侧胼周动脉,对此也有过描述(Yasargil 和 Carter,1974;Perlmutter 和 Rhoton,1976)。在所有这些病例中,前交通动脉或远端出现动脉瘤的概率逐渐增加。图 4.12 至图 4.14 展示了一些病例。一种非常罕见的变异是ACA 从恒定存在的原始嗅动脉发出。1995

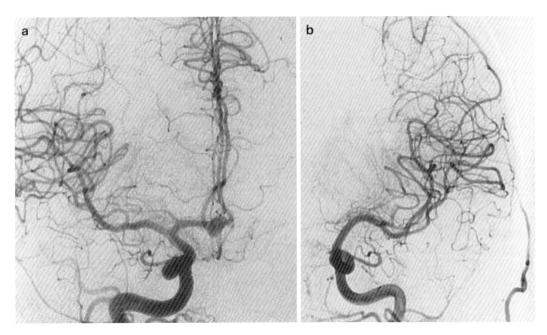

图 4.8　前交通动脉瘤患者,左侧 A1 段发育不良/未发育,右侧 A1 段发育良好。

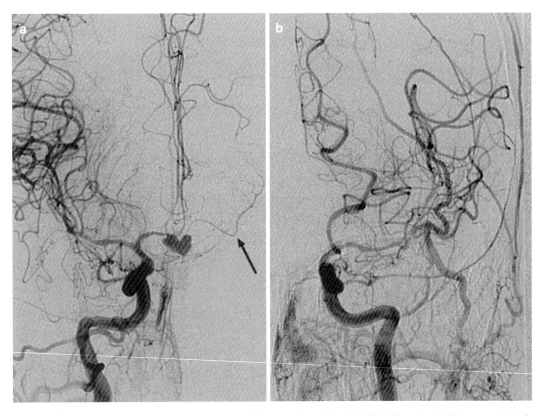

图 4.9　中年女性,前交通动脉瘤破裂致蜘网膜下隙出血。左侧及右侧颈动脉造影显示,在右侧 A1–A2 段夹角处存在动脉瘤颈。左侧 A1 段发育不良。因为 A1 段发育不良,所以不存在重叠,我们可以清晰地看到左侧 Heubner 返动脉起自 A2 段近端。动脉瘤用弹簧圈填塞,已有的血管痉挛经过药物治疗,患者预后良好。

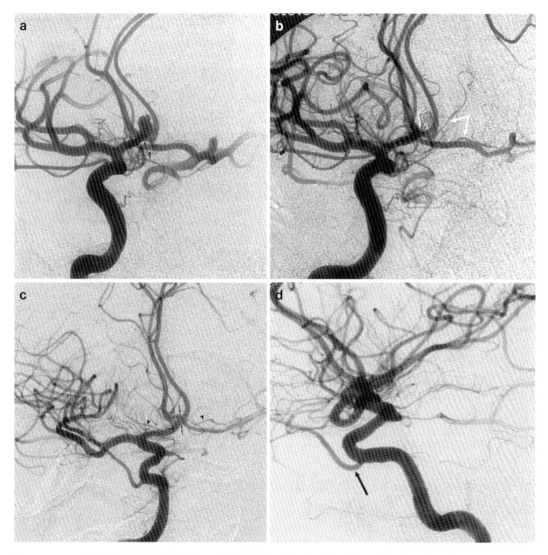

图 4.10 (a)颈内动脉血管造影(斜位),患者动脉瘤破裂,动脉瘤颈位于右侧大脑前动脉 A1-A2 夹角处。双前交通动脉(带角箭头)。对于有这种畸形的患者,为识别动脉瘤颈,需多次注射造影剂。(b)动脉瘤栓塞后造影。可见 Heubner 返动脉与额极动脉共干(白色带角箭头)。(c)另一患者,前交通动脉异常,斜位颈动脉造影。3 支前交通动脉(箭头)。Heubner 返动脉清晰可见(三角箭头),眼动脉起自颈内动脉海绵窦段。(d)同一患者的颈动脉造影,更好地显示了眼动脉的异常起源。

年,Tsuji 等人报道的病例中,异常动脉于额叶底部走行向前,弓形向后到达胼胝体,同时可见一个相关的动脉瘤。

一侧 Heubner 返动脉可缺如(Perlmutter 和 Rhoton,1976;Tao 等,2006)。最后,我们需要记住,如果 A1 段发育不良,Heubner 返动脉可非常粗大,常与 A1 段混淆。

4.4 血管分布

A1 段及 Heubner 返动脉的穿支血管供应范围已经描述过。这些分支为终动脉,互相之间无吻合,与沿白质下降的分支(髓动脉)也无吻合。大脑前动脉的远端分支供应

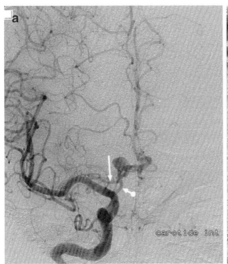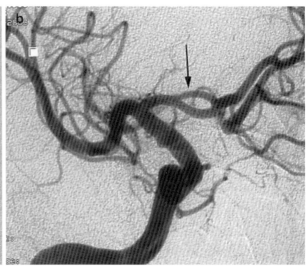

图 4.11   (a)右侧颈内动脉造影。前后位,未破裂动脉瘤检查。存在 2 条 A1 段,1 条正常起自 ICA 分叉远端 (箭头),另 1 条起自 ICA 远端邻近眼动脉起始处(带点箭头)。2 条 A1 段相交处出现一个动脉瘤。(b)双 A1 段。

额底中间区域(眶回的中间部分、直回、嗅球和嗅束)和额顶区的大脑半球内侧面。这些分支也向大脑半球外侧面皮质延伸 1~3cm。在这些分支中,旁中央动脉和顶上动脉供应初级运动皮质的内侧和上部。

胼周动脉走行过程中,发出穿支供应胼胝体、透明隔、穹隆和前联合。在皮质表面走行的远端分支,发出小动脉供应脑实质。这些动脉垂直走行进入脑实质,进一步分为皮质动脉、髓质动脉和皮髓质动脉。这些动脉首先供应皮质,最后以水平分支进入不同的细胞层。髓质动脉供应浅层(短髓质动脉)和深部白质(长髓动脉)。后者为脑室壁。皮髓质动脉兼具两个方面。这些动脉为终动脉(De Reuck,1972)。在它们的走行中,髓动脉被一薄薄的间隙所包绕(环髓区域,魏-罗隙)。推测该血管周围间隙和蛛网膜下隙相连,但是这个假设并没有被电子显微镜证实(Hutchings 和 Weller,1986)。显微镜下显示,软脑膜明显呈现为一道屏障,把蛛网膜下隙与软膜下区域及血管周围间隙分开。无论蛛网膜下隙还是软膜,都不能与血管相伴

走行至血管周围间隙内,延伸至大脑内。

相反,在半球表面,ACA、MCA、PCA 血管分布区的交界区,有潜在的软脑膜吻合支。ACA 发出的胼周动脉后段与 PCA 也可有吻合支。

4.5 血管造影

A1 段在血管造影前后位和斜位上较易识别(图 4.3,图 4.4,图 4.8 至图 4.12 和图 4.14)。当存在变异时,将较难准确识别前交通动脉(图 4.10)。穿支中,Heubner 返动脉作为一只小动脉,较易被识别,与 A1 段平行,其呈直线或曲折向后走行(图 4.3 至图 4.5,图 4.9,图 4.10 和图 4.12,以及图 11.11,见第 11 章)。

在前后位,可以识别胼周动脉和胼缘动脉。这些动脉的走行及它们在额区的皮质支,可能在侧位血管造影中更易得到准确的识别。因为其常与大脑中动脉分支重叠,ACA 后部的皮质支(旁中央动脉和顶动脉)常不能被识别。当它们扩张和对畸形血管供

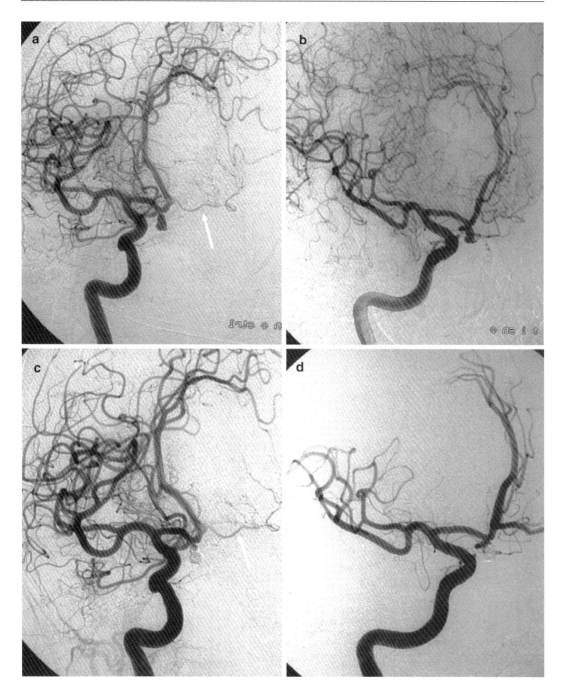

图 4.12　双斜位血管造影,患者右侧大脑前动脉 A1–A2 交界处破裂动脉瘤(a,b)。单一的胼周动脉(胼周动脉单体)。明显的 Heubner 返动脉(白色箭头),与左侧 A1 段平行走行。(c,d)动脉瘤栓塞后的对照造影。

血时,可以被看到(图 4.7d)。

　　尽管血管造影能提供更详细的信息,MRA 和 CTA 也是一些可能的诊断手段。但

在 MRI 上能更清晰地看到血管与脑实质(视交叉、间脑、胼胝体)的关系(图 4.2 和图 4.6)。

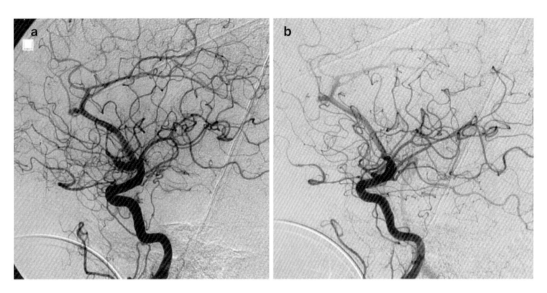

图 4.13　单体胼周动脉伴有胼周动脉动脉瘤及蛛网膜下隙出血。左颈内动脉造影，可见粗大的胼周动脉 (a)。相同胼周动脉(b)在右侧颈内动脉造影中也可见，但由于 A1 段发育不良导致显影浅淡。

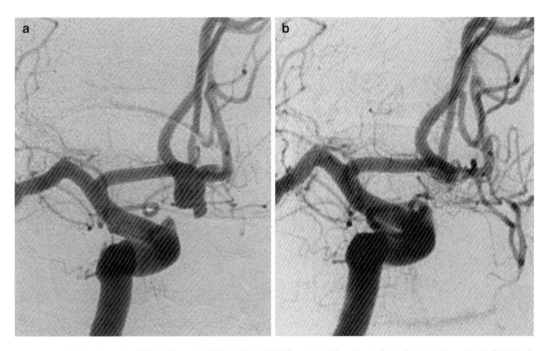

图 4.14　造影显示 3 支胼周动脉(三重胼周动脉、胼胝体正中动脉)，该患者动脉瘤破裂(a)用弹簧圈栓塞后(b)的影像。

（宋存峰　译　吕彦锋　校）

第 **5** 章

大脑中动脉

大脑中动脉为大脑前动脉的次级分支，为最大一支动脉，供应大脑半球很大的一部分和基底节。对于哺乳类动物来讲，MCA 的发育与皮质框架结构极大地扩张有关（Kier，1974）。MCA 共分为 4 段（图 5.1 和图 5.2）：

- M1 段，水平走行于外侧裂。
- M2 段，岛叶表面垂直走行。
- M3 段，向外侧走行，离开岛池。
- M4 段，由远端的各皮质分支组成。

5.1 M1 段

第一段（M1 段）起自颈内动脉分岔处，在前穿质下面，水平向外侧走行于外侧裂内，至岛叶。M1 段也称为蝶骨段，因该段在蝶骨嵴后面 1cm 与蝶骨平行走行。M1 段止于岛阈，然后向上、向后急转形成 M2 段。M1 段远端分为 2 或 3 个分支。M1 段长度变异较多，平均长度为 16mm（Umansky 等，1985）。它也可以很短，所以 M1 段这个分叉可能与 ICA 分叉紧邻。M1 段主要发出 2 个重要分支类型。

1874 年，Duret 首次对穿支进行了解剖学描述，随后，对其有一些更为详细的研究。这些分支也称为豆纹动脉，沿 M1 段长轴，从其上表面发出。它们通常起自分叉之

前的 M1 段，偶尔起自分叉后的 M1 段或 M2 段（Westberg，1966；Rosner 等，1984）。这些分支可进一步细分为内侧、中间和外侧

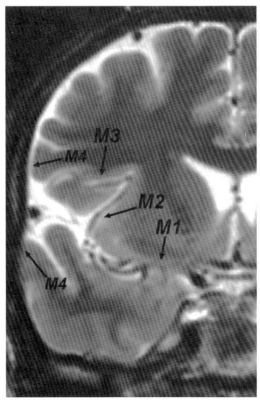

图 5.1 大脑中动脉首先水平走行于外侧裂（M1 段），然后走行于岛叶表面（M2），向外侧走行离开岛池（M3），到达外侧凸面（M4）。

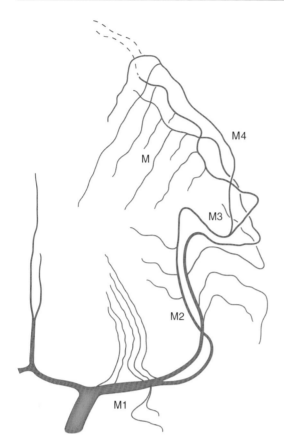

图 5.2 大脑中动脉分段:M1、M2、M3 和 M4 段。M1 发出深穿支。皮质分支(M)发出髓质动脉(长、短支),与大脑前动脉的吻合支(虚线所示)。

群。内侧群是最不恒定的,可被 Heubner 返动脉取代 (Rosner 等,1984)。在 1985 年,Umansky 等的显微解剖研究发现,26% 的观察对象其 MCA 的部分穿支被 ACA 的穿支所取代,尤其是被 Heubner 返动脉取代。内侧分支常垂直走行,中间分支则轻微弯曲走行,而外侧豆纹动脉为典型的 S 形走行(图5.3)。

M1 段越短其分叉就越早,就会有更多的穿支在靠近分叉处发出,其可以发自于某一分支的近端,紧靠 M1 段,也可以发自于某一分支的远端,远离 M1 段(Kaplan,1965;Lazorthes 等,1976;osner 等,1984;Umansky 等,1985)(图 5.4 和图 5.5)。这些

分支起源于共干,在一些病例中我们发现穿支和远端皮质支起自同一主干(图 5.5b)。

在 M1 段微动脉瘤的手术和血管内治疗中,应充分考虑深穿支各方面的这些不同。此外,它们也可以解释 M1 段闭塞造成的不同形式的缺血损伤。

这些穿支常进入前穿质的外侧部(Rosner 等,1984;Rhoton,2002),供应尾状核头的上部和尾状核体部。这些穿支供应内囊的上部、苍白球和壳核。

皮质支从 M1 段常发出分支供应颞极,有时发出眶额支供应额下回眶部。一些例外情况,颞支也可起自 ICA。

5.2 M2、M3、M4 段

M2 段也称为岛段,起自岛阈,在外侧裂池向上向后走行于脑岛表面。M2 段包括 M1 段分叉部发出的 2~3 支血管。到了脑岛顶端之后,这些分支转向外下,出外侧裂池形成 M3 段。最后一段 M4 段,包含远端皮质动脉, 根据它们的走行和供血区,分为眶额动脉、额升动脉(额盖动脉、中央动脉)、顶升动脉(顶前动脉和顶后动脉)、降动脉(颞支)和终末群(角回动脉)(Ring 和 Waddington,1967;Ring,1974;Huber,1979;Gibo 等,1981b)。这些皮质分支走行过程的重叠及它们的大小、起源的变异,相对而言,在造影中要想精确识别这些不同的动脉则比较困难。在解剖和造影研究的基础上,Michotey 等(1974)、Salamon 和 Huang(1976)描述了两个模式来帮助大家识别这些动脉(图 5.6a,b)。

M1 两分叉的模型最常见,存在两个干:前干和后干。眶额动脉、额盖动脉、中央动脉起自前干,其余动脉起自后干。在三分叉模式中,眶额动脉、额盖动脉起自前干,中央动脉、顶动脉、角回动脉起自中间干;颞支起自后干。M1 分为 4 支或更多分支也存在,但极

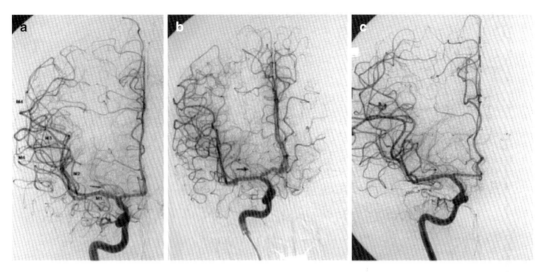

图 5.3　前后位血管造影(a,b,c)：长 M1 段示例，发出穿支多集中在 M1 段中间，更远端发出分支走行呈典型的 S 形(箭头)。在(a)中也可见发自 M1 的颞叶分支，向前下走行到颞极。大脑中动脉分叉后，其远端分支走行于岛叶表面(M2)，进而走向外侧(M3)，最终离开岛池，到达外侧凸面(M4)。在(b)中，A1 段存在最小的开窗畸形。

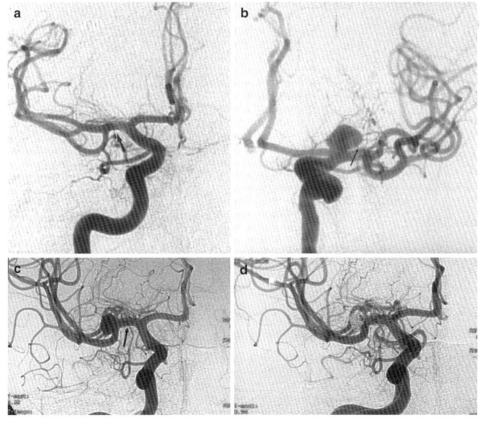

图 5.4　(a)M1 段明显非常短(箭头)，这是因为过早发出了一支粗大的颞支。发出穿支的主干分叉则较远。(b)带颈的巨大动脉瘤颈部位于动脉分叉处，部分涉及近端大脑中动脉。因为 M1 段较短，穿支的起源(箭头)与动脉瘤邻近。(c、d)M1 段非常短(箭头)在邻近三分叉处发出许多穿支，该处出现一个动脉瘤，使用弹簧圈栓塞。

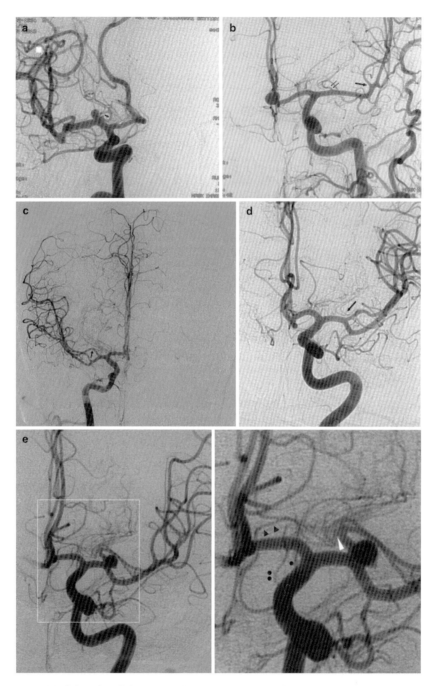

图 5.5　(a)未破裂动脉瘤患者血管斜位造影,瘤颈位于 M1 段上一支粗大穿支连接处。貌似所有远端的穿支均起自该主干(箭头)。(b)一例破裂前交通动脉瘤患者前后位血管造影。该患者具有较长三分叉的 M1 段,M2段起自远端(大箭头)。M1 段发出一个共干(箭头),由该共干发出穿支及远端的岛叶和颞叶分支。 有少量穿支起自 A1 段。(c)另一个异常双分叉的病例,前后位。M1 段非常短,它分出一个小的上干(箭头),由此再发出穿支和一个粗大的下干,其远端进一步分支。 (d)右侧颈动脉造影,内侧穿支起自短的 M1 段,最远端的穿支(箭头)起自上干,远离分叉。(e)左侧颈动脉造影,意外发现的大脑中动脉动脉瘤。前后位并放大,动脉瘤位于较短的 M1 段分叉处。M1 段的穿支(白色三角箭头)由上干发出。有一个穿支似乎起自 A1 段。Heubner 返动脉(黑色三角箭头)。脉络膜前动脉 AChA(一个小黑点)。发育不全的后交通动脉(两个小黑点)。

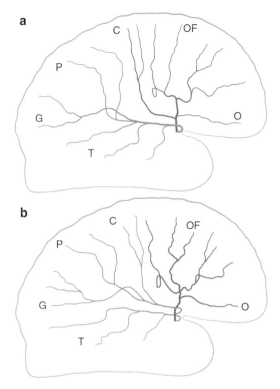

图 5.6　(a)在两分叉型中,眶额动脉(O)、额盖动脉(OF)、中央动脉(C)起自前干。其余动脉——顶前动脉和顶后动脉(P)、角回动脉(G)、颞支(T)起自后干。(b)在三分叉型中,眶额动脉(O)、额盖动脉(OF)起自前干,中央动脉(C)、顶前动脉和顶后动脉(P)、角回动脉(G)起自中间干,颞支(T)起自后干。

为罕见(Salamon 和 Huang,1976;Gibo 等,1981b)。

　　眶额动脉是第一支离开侧裂池的分支。它并不恒定,有时可直接起自 M1 段。它向前,呈略微水平走行,至额下回眶部,对该部位的供血与 ACA 发出眶额支旗鼓相当。

　　额盖动脉离开岛池,直接走向额下回三角部;在其上升过程中,可进一步分为 3 支或更多分支,类似一个烛台,供应 Broca 区和其他一些额叶区域。

　　中央动脉:这些动脉是最靠后的额升支,由 1~2 支动脉组成,远端再分为一些更小的分支,供应初级运动和感觉皮层。这些分支很细小,在侧位血管造影上很难辨认。

　　顶动脉群包括两个动脉:顶前动脉和顶后动脉。起自外侧裂后肢;顶动脉群或者以分支起始,或者是共干然后分开。顶前动脉首先走行于中央后沟,有时发出分支供应中央后回。顶前动脉随后延伸至顶叶。顶前动脉通常很小, 在侧位血管造影上较难识别。与走行于该脑沟其他上升动脉不同,顶后动脉往顶叶的走行表浅,可作为缘上回前缘的标志(Salamon 和 Huang,1976)。在侧位血管造影中,顶后动脉更易被识别,因为它常较顶前动脉粗大, 而且与其他上升动脉相比, 它向上走行少,向后走行更多。因为中央动脉走行于顶后动脉之前 1~2cm,所以在血管造影中,识别顶后动脉是有用的。

　　颞动脉群由数个分支组成,这些分支从外侧裂穿出后,向下后方下行供应颞叶。依据它们的起源和走行分为颞前动脉、颞中动脉、颞后动脉。颞后动脉也延伸至枕叶外侧面(颞枕动脉)。

　　角回动脉被认为是 M4 的终末支,Gibo 等人(1981b)的显微外科解剖研究显示,其具有一个较大的管腔内径。角回动脉从外侧裂远端穿出,向后走行至缘上回和角回。其对 wernick 区的供血起重要作用。因角回动脉在颞横回表面形成一个向上凸曲线型, 在侧位造影片中经常可被识别(Ring,1974;Huber 1979)。角回动脉分支分布至顶部和颞枕部,取代相应的动脉并非少见。图 5.6 至图 5.9 展示了一些皮质支的走行。

5.3 解剖学变异

　　既往对 M1 段及其穿支变异情况有过描述。M1 段开窗畸形十分罕见,图中的血管很特别,分为两个管腔(图 5.10)。双大脑中动脉和副大脑中动脉也曾有记载。副大脑中动脉(AMCA)这一名词 1962 年由

Crompton 首次提出,他描述了由 ICA 发出或少数情况下由 ACA 发出的附属分支。现在,AMCA 专指起自 ACA 的血管,而双大脑中动脉则指由 ICA 发出的血管。有些作者 (Handa 等,1970 a,b) 认为,AMCA 为一支粗大的 Heubner 返动脉,但这一说法已经不再为大多数作者认可 (Huber,1979;Gibo 等,1981a,b;Umansky 等,1988;Takahashi 等,1989;Müller 等,1991;Tacconi 等,1995), 因为在所有得到研究的病例中,AMCA 均发出穿支和皮质支,而作为 Heubner 返动脉,该动脉总是存在,其以穿支动脉为终止(图 5.11 至图 5.13)。

大脑中动脉发育不良病例也有报道。这种情况非常罕见,常伴有大脑前动脉的动脉瘤。(Nakazawa 等,1985;Han 等,1993;Amagasaki 等,1998)。

5.4 血管分布

MCA 供应额顶叶和枕叶外侧面的大部分。但 MCA 远端的皮质支不能达到半球的上缘,因此靠旁正中凸面的一部分区域(大小不一)不是 MCA 分支供应,而是由 ACA、PCA 的分支供应。此外,MCA 供应颞极、颞叶外侧底部和外侧部、额叶的外侧底部。

深穿支血管分布也已经描述过。这些动脉是终末动脉, 即单一分支之间并没有吻合,与髓质动脉之间也无连接。大部分病例中都是如此,但在一些病例中,MCA 的穿支和 Heubner 返动脉之间存在吻合(Umansky 等,1985)。我们在血管造影中发现,Heubner 返动脉和 M1 段穿支之间可能存在吻合(图5.14)。在另一项血管造影研究中,M1 穿支之间可见清晰的连接(图 17.5)。另一些作者(Kodama 和 Suzuki,1974)微血管造影研究显示,深穿支和髓质支之间存在一些血管吻合。

皮质表面走行的分支发出皮质支供应皮质和髓动脉;正如第 4.4 节中所描述的,髓动脉在髓周走行进入白质内,供应其浅部(短髓支)及深部(长髓支)。长髓支主要集中在脑室旁和基底节区。岛叶分支发出髓质动脉供应下岛叶区,但不到达基底神经节深穿支所到的位置。髓质动脉为终动脉,不可能存在侧支循环。相反,通过 ACA、PCA、MCA 发出的软脑膜动脉之间的血管吻合形成一个潜在的侧支循环。

5.5 血管造影

在前后位血管造影中, 可以很好地识别 M1 段及其穿支。像已经描述过的那样,M1段的长度多变,并会影响穿支的起源(图5.3 至图 5.5)。M1 段常水平走行,在儿童期常常向上走行,在老年人,则可十分扭曲(Huber,1979)。

M2、M3 段常具有一些典型的特征。在前后位血管造影中,M2 段在岛叶顶端向外侧走行到达大脑半球外侧面,形成一个典型的襻。最高的及最内侧段常与最远端血管(顶动脉和角回动脉)相当。这也叫作侧裂点(Chase 和 Taveras,1963;Huber,1979;Osborn,1999)。在侧位血管造影中,所有这些襻,从前至后,可以用一条理想的水平线来定位,最后的一个襻即为侧裂点。

M4 段在侧位血管造影中更明显,对其特点已经有过描述(图 5.6,图 5.8 和图 5.9)。前面已经强调过,识别某一分支,尤其再涉及中央动脉,是有困难的,此时可借助 3D 血管造影。

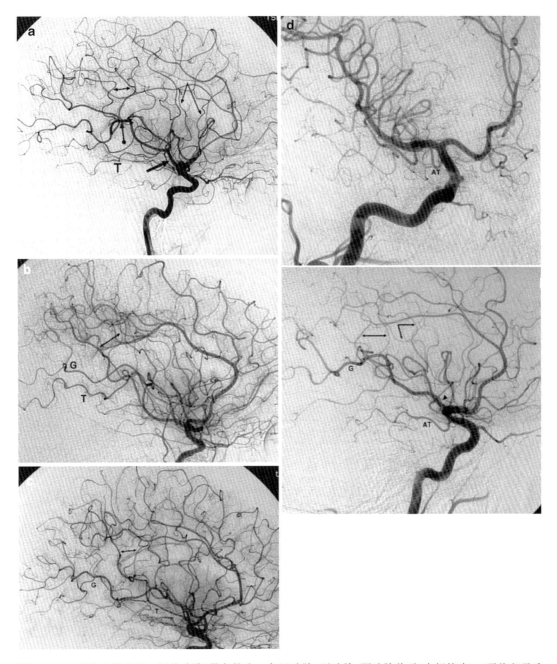

图 5.7　(a) 侧位血管造影。额盖动脉 (带角箭头), 角回动脉、顶动脉、颞动脉共干 (大粗箭头)。顶前和顶后动脉 (双向箭头)。角回动脉的典型弯曲 (带黑点箭头), 其主干延续发出颞枕分支。小的颞支 (T)。(b) 侧位血管造影。顶动脉 (双向箭头)、角回动脉 (G)、颞枕动脉 (T) 共干。(c) 顶动脉 (双向箭头)、颞支 (T) 共干。角回动脉较粗大, 同时供应部分顶区。(d) 斜位和侧位血管造影。顶前动脉 (AT) 起自远端的颈内动脉, 可以被认为是一支异常起源的 MCA 的分支, 也可认为是小的双 MCA。颞后动脉、角回动脉和顶前、顶后动脉 (双向箭头) 共干。此共干在发出顶动脉之前发出一些小分支相当于中央动脉 (带角箭头)。精确地识别中央动脉通常是不可能的。常假定它们走行于顶动脉之前的区域。

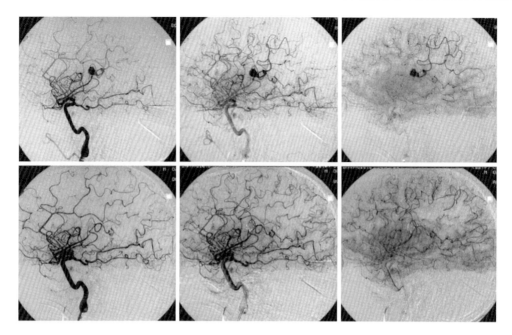

图 5.8 大脑中动脉末梢分支的夹层动脉瘤,依据其分布区域考虑为顶叶组。使用弹簧圈填塞,使动脉瘤及载瘤动脉闭塞,操作过程顺利。

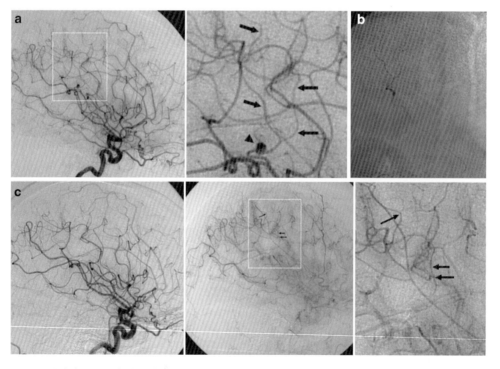

图 5.9 (a)颈动脉造影。侧位成像放大 一个非常小的动脉瘤(三角箭头)可能破裂,表现为蛛网膜下隙出血。受累血管在远端分成两个分支(箭头),相当于中央动脉。注意脑膜中动脉在眼动脉上的起源。(b)考虑动脉瘤的类型及临床情况,决定栓塞动脉瘤及载瘤动脉。注射胶进行栓塞前,行选择血管造影(斜位)。(c)栓塞后的造影。可见栓塞分支(箭头)的逆行染色。患者恢复较好,无神经功能缺损症状。

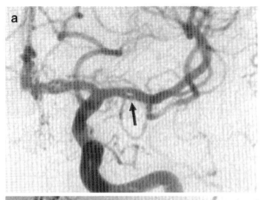

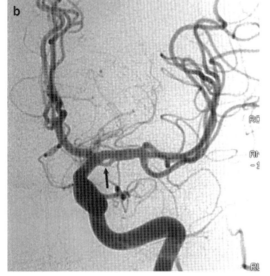

图 5.10 (a)M1 段开窗畸形(箭头)。A1 段也有一个小的开窗畸形。(b)另一个累及 M1 段及其起始部(箭头)的开窗畸形病例。

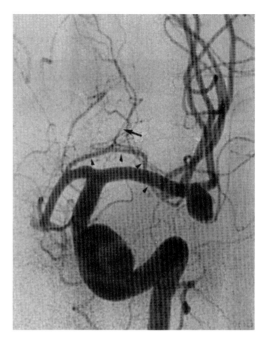

图 5.12 大脑中动脉动脉瘤患者的检查。为副大脑中动脉的例子。平行于 M1 主干,有另一支小分支(小黑色三角箭头)起自大脑前动脉。穿支多起自远端靠近三分叉部。至少有一支分支是起自副大脑中动脉(箭头)。

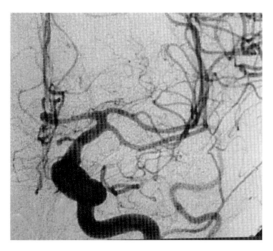

图 5.11 颈内动脉发出两支相同的发育良好的分支。穿支起自上干。在前交通动脉有一个小动脉瘤。

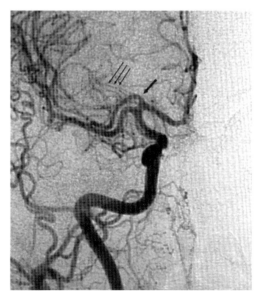

图 5.13 副大脑中动脉的另一个病例。下干起自颈内动脉相当于大脑中动脉 M1 段。上干(箭头)起自 A1 段为副大脑中动脉,发出穿支动脉(小箭头)。

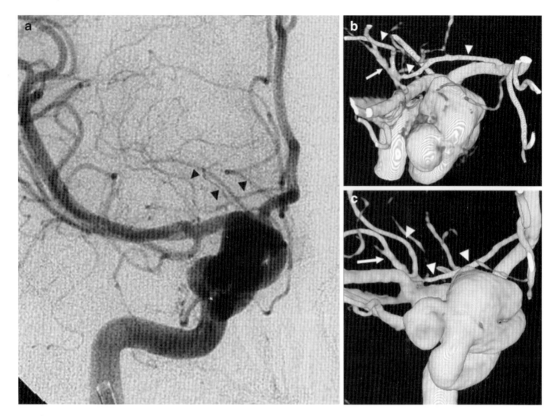

图 5.14　(a)一例颈内动脉远端巨大动脉瘤患者的造影检查，前后位。Heubner 返动脉较易识别(三角箭头)。(b)3D 血管造影 Heubner 返动脉(三角箭头)似乎与 M1 段穿支(箭头)有连接。(c)从另一角度来观察，这一连接被证实。Heubner 返动脉(三角箭头)，M1 段穿支(箭头)。

（樊娟　译　吉训明　校）

第 **6** 章

颅外-颅内椎基底动脉分段

6.1 颅外段

椎动脉(VA)起自锁骨下动脉。它在前斜角肌后面向后上走行,通常到达第六颈椎的横突孔。VA 的第一段被称为 V1(Huber,1979;Osborn,1999)。该动脉可以由第六横突孔的下缘或上缘进入横突孔(Huber,1979)。它在横突孔内由 C6 到 C2 垂直向上走行(V2 段),周围由静脉丛包绕。脊髓神经在它的后面。在 C2 和 C1 横突孔之间,VA 向外并稍微向前走行。从 C1 穿出后,即为 V3 段,向后弯曲,进入 C1 后弓上的(椎动脉)沟内;然后形成第二次向上并向前的弯曲,接着到达枕骨大孔,在此处穿过硬脑膜而形成其最后一段(V4)。可以理解,是这些弯曲保护了 VA,使其适应寰枕区的运动(图6.1)。

6.1.1 分支

• 脊髓肌支可能与颈外动脉(图 6.2 和图 6.7a)和颈升动脉(图 15.18)的分支吻合。
• 脊髓支包括供应硬脑膜和骨结构的分支,以及供应神经的根支。供应神经后,其他根支(根髓动脉)到达脊髓,延续为脊髓前动脉(ASA)和脊髓后动脉(PSA)。椎动脉造影时,在 C4~C6 水平经常可见一个供应

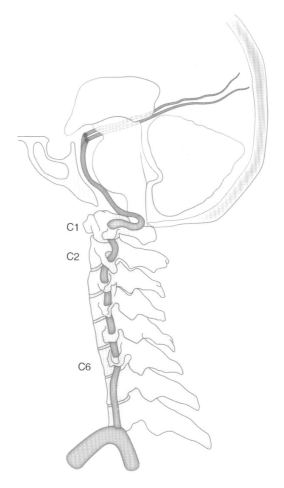

图 6.1 椎动脉颅外段行程起自锁骨下动脉并在枕骨大孔进入颅腔。

ASA 的前根髓动脉。前根髓动脉上行和下行段是容易辨认的,头侧与发自颅内 VA 的下行的 ASA 吻合,尾侧与肋间动脉发出的根髓动脉的升段吻合(图 6.2)。有时,根髓动脉起源于颈升动脉。在正常情况下,椎动脉造影时很少可见 PSA。

　●远端颅外 VA 的脑膜分支如下:

　椎 A 血管造影时,在侧位和前后位,均可见位于 ASA 前、外侧方的一支小的分支。该动脉,首先由 Greitz 和 Lauren(1968)描述,被称为脑膜前动脉。进一步研究(Lasjaunias 等,1978a)表明,该动脉是源于第三椎体水平 VA 的根髓支。脑膜前动脉在椎管内向头端走行,并在齿状突背面与对侧相应动脉的分支吻合。脑膜前动脉进一步与舌下动脉连接,舌下动脉是咽升动脉的一支分支,通过舌下

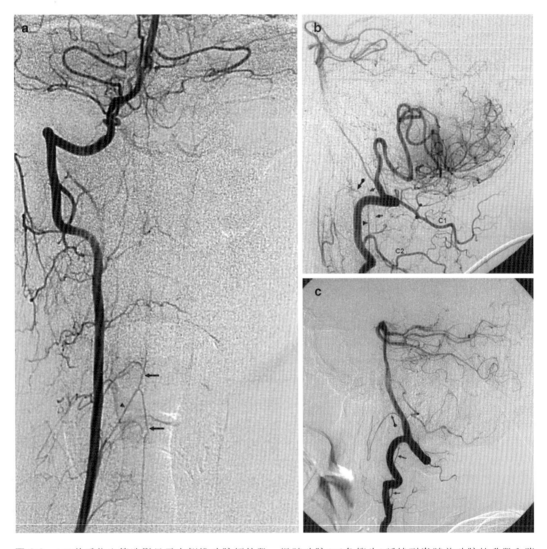

图 6.2　(a)前后位血管造影显示右侧椎动脉颅外段。根髓动脉(三角箭头)延续到脊髓前动脉的升段和降段(箭头)。(b)椎动脉造影,侧位:发育不良的椎动脉(VA)终末在小脑后下动脉。咽升动脉(带点箭头)的舌下分支与椎动脉(三角箭头)的根硬膜支吻合,共同形成所谓的齿状弓。往后走行是脊髓前动脉(ASA:双箭头)。C1~C2 水平的肌支,显示其可能与相应的枕动脉分支和咽升动脉分支吻合。(c)另一例显示咽升动脉(带点箭头)舌下支与椎动脉(VA)(箭头)的根硬膜动脉升支间的连接吻合。

孔进入椎管内。这种连接也称为齿状弓(图 6.2,图 6.3,图 6.9,图 3.8,图 3.29,图 3.30,图 15.19 和图 15.20),可参见第 3.4 节。

小脑镰和脑膜后动脉起自 VA 颅外段(有时起自 VA 颅内段)。它们也可以源自 PICA、枕动脉或咽升动脉。这些动脉之间会有一种平衡,所以对后颅窝硬脑膜的供应,以其中一个为主。小脑镰动脉(FCA)靠近小脑镰走行,并沿着直窦走行延续为脑膜支:它向上与脑膜中动脉旁中央支吻合(参见第 3.7.11 节)。在血管造影的侧位像上,FCA 走行稍微偏离头骨的内表面,而在 AP 像上,FCA 则靠近中线(图 6.3,图 13.9 和图 13.13)。脑膜后动脉走行在覆盖小脑半球的硬脑膜上,所以它在 AP 视图中的行程更靠外侧:侧位血管造影上,它靠近颅骨的内表面走行(图 13.1 和图 15.22)。

6.2 颅内段

VA 在枕骨大孔水平穿过硬脑膜,由于其口径有些细小的变化,有时我们在这里能够识别它。该动脉在蛛网膜下隙走行于延髓腹外侧,并与对侧椎动脉在延髓脑桥交界处汇合形成基底动脉。基底动脉沿脑桥腹侧的中央–旁中央走行:有时它的行程曲折,并向外侧延伸至小脑脑桥角(图 6.12)。在第三脑室底下方的脚间窝,基底动脉分成两支大后脑动脉(PCAs)。分叉点可以更靠尾侧,使得 PCA 沿头颅行程也同样更靠尾侧(图 7.9c)。基底动脉可能被拉长,特别是有高血压和动脉粥样硬化的患者,可凸到Ⅲ室底。在这种情况下,PCA 首先有一个向尾侧的行程,再环绕中脑。许多动脉发自椎基底动脉颅内段(图 6.4a,b)。在本章中,我们关注延髓、脑桥以及小脑的分支。供应中脑、丘脑和颞枕区的分支会在 PCA 部分描述(第 7 章)。

6.2.1 椎动脉分支

6.2.1.1 椎动脉穿支

小动脉发自 VA 后表面(Duvernoy,1999),走在延髓前面(前支),尤其是在其(延髓)上部。在其延髓中、下部,VA 的其他分支延伸到延髓的侧面(外侧支)。在这些

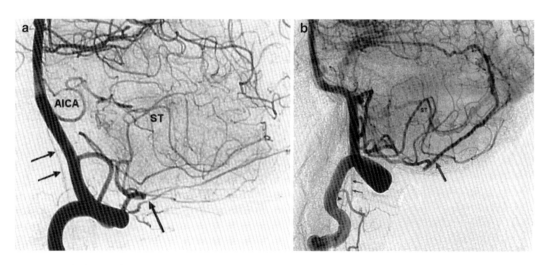

图 6.3 椎动脉造影,侧位。(a)小脑镰动脉 FCA(箭头):ASA(双箭头)。PICA 弯曲的第一段,典型的扁桃体上段(ST),AICA。(b)FCA(箭头)膨大,供应硬膜动静脉瘘,FCA 沿着直窦延续到硬膜分支。ASA(双箭头),椎动脉的硬膜升支(三角箭头)。

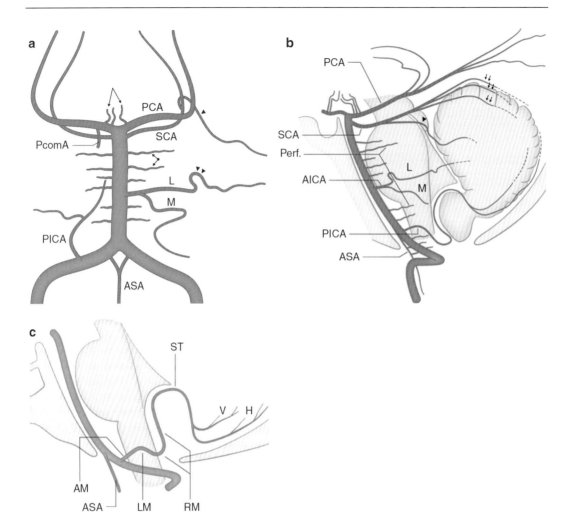

图6.4　(a)椎动脉颅内段前后位的绘图。两支椎动脉合成1支基底动脉。脊髓前动脉(ASA)。小脑后下动脉(PICA)取代右侧缺如的AICA。左侧AICA的外侧支(L)和内侧支(M)取代缺如的PICA。内听道前面的外侧支襻(三角双箭头),小脑上动脉(SCA),边缘支(三角箭头)。脑桥外侧动脉(带角和点的箭),大脑后动脉(PCA),后交通动脉(PcomA),丘脑后穿通动支(带角箭头)。(b)侧位。脑干穿支(双箭头),SCA及其蚓支和半球支(箭头)。边缘支(三角箭头)。PICA、AICA和SCA之间的软膜吻合(虚线所示)。其他的标志同(a)。(c)PICA在侧位上的行程,造影侧位。延髓前段(AM),延髓外侧段(LM),延髓后段(RM),扁桃体上段(ST),蚓段(V),半球支(H),脊髓前动脉(ASA)。(见彩图)

表浅血管之间存在数量不定的一些吻合支,这在橄榄体表面的侧方尤为明显。供应延髓的穿支从这些表浅动脉发出,但在血管造影上看不见这些穿支。

穿支血管基本上是终末动脉,不可能有侧支循环。这是供应脑干所有穿支血管的共同特征,将在下面的章节中进一步

描述。

6.2.1.2　PICA 小脑后下动脉

双侧小脑后下动脉(PICA)由 VA 硬膜内第一段发出,有时从其硬膜外段发出。它走向前外,曲折到达延髓后缘。在行程中,PICA 与颅神经Ⅸ、Ⅹ、Ⅺ和Ⅻ有密切的

关系。接着，它沿小脑扁桃体前表面向上走行，向上绕成一个典型的襻，在血管造影上通常可以识别。IV脑室脉络丛细小分支在此水平发出。PICA进一步分为蚓支和半球支（图6.4a,b,c）。

血管供应区　PICA从它的延髓外侧段（LM段）发出穿支供应延髓外侧。在PICA的分支和VA的分支之间有个平衡，通常VA的分支占优势（Duvernoy,1999）。此外，PICA通过它的延髓后段（RM段）发出的穿支与脊髓后动脉（PSA）一起供应延髓后部。远端分支供应扁桃体、下蚓部和小脑半球的下表面。

变异。PICA可以非常粗大，也可部分供应对侧半球。有时，它发育不全或是缺如，被粗大的小脑前下动脉（AICA）取代。其他变异请参见第2.5和6.2.4节。

在血管造影上，PICA及其分段在侧面视图中能得到更好的显示。第一节段（延髓前段和外侧段）的特征是走行曲折。延髓后段和扁桃体上段总是很容易识别，它们环绕扁桃体、下蚓部及半球支。在AP视图中，不同段不易单独区分（图6.2和图6.3，图6.5至图6.11）。

6.2.1.3　脊髓前动脉

脊髓前动脉（ASA）由分别来自左右VA的两支细小分支汇合而成，这两支分支在PICA起点的远端由VA发出（图6.4a,b,c）。10%病例,ASA起源于单侧。在下延髓，走行在前延髓中央-旁中央部位的ASA其分支发出穿支，而在上延髓、前延髓中央和旁中央部位则由VA供血（Duvernoy,1999）（见第6.2.1.1节）。多数情况下，用血管造影可识别ASA（图6.2和图6.3，图6.7至图6.10，图16.6，图16.8和图15.20）。

6.2.1.4　脊髓后动脉（PSA）

PSA源自PICA或VA的远端。PSA是非常小的血管，在正常椎血管造影上无法识别；它供应延髓后部。PSA可以参与病理性供血（图6.7b）。

6.2.2 基底动脉分支

6.2.2.1　中央-旁中央穿支

中央-旁中央穿支是细小的分支（图6.4b），无法在血管造影上对其识别；它们从基底动脉后方表面发出。大部分在基底沟水平进了脑桥。其他穿支先调整为横向走行，继而进入脑桥。其中一些动脉很长，可到达IV脑室底；其他则靠外侧并且更短。它们供应脑桥的中央-旁中央部以及部分

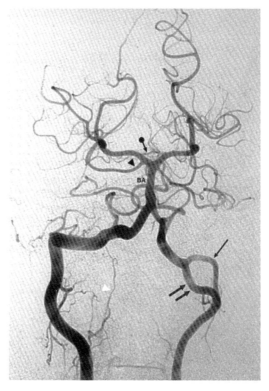

图6.5　椎动脉造影，前后位。椎动脉管腔不对称，左椎动脉有双干，异常血管（双箭头）比真动脉（箭头）还大，正常基底动脉（BA）延续到双侧PCA，从右侧P1发出一个大的丘脑后穿通支，往远端分成小支（带点箭头）。右侧小脑上动脉（SCA）从右侧P1（三角箭头）发出，右侧根硬膜支显影（白色箭头）。

侧面（Kaplan 和 Ford，1966；Tatu 等，2001；Duvernoy，1999）。

6.2.2.2　脑桥外侧分支

这些小血管在 AP 位血管造影上经常可见，它们发自基底动脉，向外侧走到小脑中脚（MCP）。脑桥外侧分支发出穿支供应脑桥侧部以及大脑脚中间部（图 6.4a，b）。一些脑桥外侧分支从 BA 初始段发出，延伸至延髓外上方，与 VA 和 PICA 的相应分支吻合，这在橄榄体表面尤为突出（Akar 等，1995；Duvernoy，1999）。血管造影实例见图 6.8，图 6.10，图 12.13 和图 12.14。

6.2.2.3　小脑前下动脉（AICA）

AICA 通常从基底动脉从第一或第二个 1/3 段发出（Scialfa 等，1976；Naidich 等，1976）。它往外直行一段到脑桥下外部和 MCP。在其行程中，越过Ⅵ颅神经；之后经很短的行程就分为两大支：嘴外侧（RL）和尾内侧（CM）分支（Naidich 等，1976）。在绒球前面，外侧分支到达Ⅶ~Ⅷ颅神经。在这里，它形成一个相当复杂的襻，可以部分延伸到内耳道。在它这一段行程，外侧分支发出迷

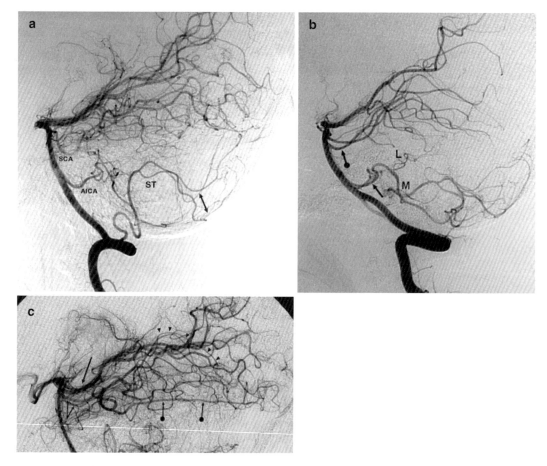

图 6.6　（a）侧位椎动脉造影。弯曲的 PICA 第一段，典型的扁桃体上段（ST），蚓和半球支（双向箭头）、AICA、SCA。（b）侧位椎动脉造影。双侧 PICA 缺如，被两个发育良好的 AICA（箭头）取代。这 1 例的外侧支（L）很小，内侧支（M）发育好。SCA（带点箭头）。（c）侧位椎动脉造影（细节），显示 SCA（带角箭头）。小脑分支（三角箭头）、发育良好的半球外侧支（带点箭头）、PCA（箭头）。

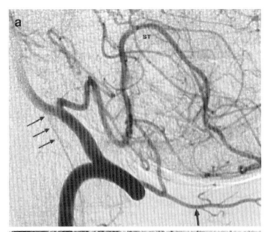

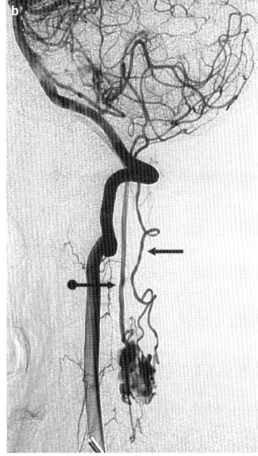

图 6.7　(a)侧位椎动脉造影(细节)。PICA 及其典型的扁桃体上襻(ST)。ASA(箭头)。C1 水平的肌支,与相应的枕动脉(箭头)分支可能有潜在吻合。(b)累及颈段脊髓的动静脉畸形患者。侧位椎动脉造影显示极度扩张的 ASA(带点箭头)和 PSA(箭头)的供血。

路动脉。后者罕有直接来自基底动脉(Naidich 等,1976;Brunsteins 和 Ferreri,1990)。外侧支进一步走行至小脑水平裂,在那里它可以取代小脑上动脉(SCA)的边缘动脉。CM 支通常较小,它指向小脑的前内侧表面,有时,它(CM)可以作为一个单独的干从基底动脉发出,并且发育良好,供应 PICA 的血管区域(图 6.4a,b)。

血管供应区。该动脉(AICA)发出穿支供应脑桥的侧部、MCP,有时也供应延髓外侧上部,与发自基底动脉的脑桥侧动脉互补(Akar 等,1995;Duvernoy,1999)(也见第6.2.2.2 节)。远端分支供应绒球和邻近的小脑前部。迷路动脉供应Ⅶ~Ⅷ颅神经。

变异。AICA 和 PICA 的尺寸是密切相关的。当一个发育良好时,另一个通常很小或缺失。在一项血管造影研究(Takahashi 等,1968)中,有 48%的病例其 AICA 和 PICA 同时发育良好。40%的病例,1 个或 2 个AICA 占主导地位,取代了 PICA。在 10%的病例,AICA 发育不良或缺失,其供血区域被一个发达的 PICA 取代。除 AICA 主干外,有时存在一个独立起源的副 AICA(Naidich,1976)。

血管造影。在椎动脉造影侧位很容易识别 AICA,在 AP 位能更好辨认。在侧位,外侧支走向内耳道,在那里它形成一个襻,从这个襻发出 LA。然而,无法确定一定能辨认出LA。更多远端分支延伸到小脑半球前表面。血管造影实例见图 6.3,图 6.6a~b,图 6.8,图6.10,图 6.11,图 6.14,图 7.9,图 12.14 和图12.15。内侧分支很好辨认,尤其是 PICA 缺如时(图 6.6b,图 6.8b,图 6.11 和图 6.14)。

6.2.2.4　SCA–小脑上动脉

SCA 是小脑动脉中最恒定的,几乎总是存在。它起始作为一支独立主干,分为上支和下支。SCA 有时可为双干,偶尔呈三干(Mani 等,1968;Hardy 和 Rhoton,1978),

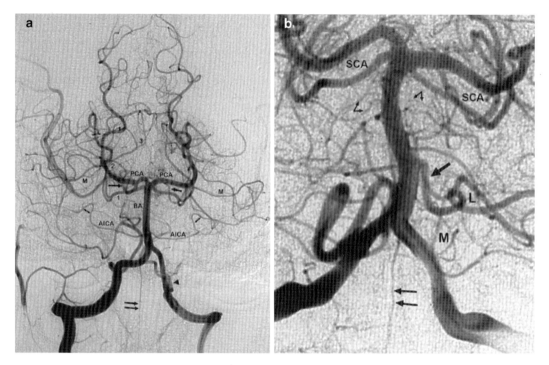

图 6.8　椎动脉造影前后位。(a)不对称的椎动脉。基底动脉(BA)。两个 PICA 都发育良好,左侧可能有个颅外起源(三角箭头)。单侧起源的 ASA(双箭头)。双侧 AICA。注意内听道前面的襻(双向箭头),数字 1、2、3 分别表示 SCA 的脑桥、中脑和四叠体段,后者延续为其终末支。SCA 的边缘支(M),从双侧 PCA,逆行注入后交通动脉(箭头)显影,特别是右侧发育良好的。这使得大脑后动脉(PCA)的 P1 段能清晰界定。右侧,在椎动脉和枕动脉分支之间有一个吻合。(b)双侧粗大的椎动脉。右侧,有一个发育良好的 PICA 从 VA 发出。左侧,一个粗大 AICA 取代缺如的 PICA(箭头)。外侧支(L)、内侧支(M)、小脑上动脉(SCA)、脑桥外侧动脉(带角箭头)从基底动脉发出(箭头),双侧 ASA(双箭头)。

有时也起源自 P1。SCA 发出后,沿脑桥上部表面(脑桥段)向外侧走行,位于Ⅲ颅神经的下方。然后,它转向后在大脑后动脉(中脑段)下方绕中脑走行。SCA 主干或它的一个分支可以在尾部形成一个襻,并能触及三叉神经(Hardy 和 Rhoton,1978)。SCA 到达四叠体 (四叠体段),在这里右侧和左侧 SCA 彼此靠拢(图 6.4a,b)。

分支。在中脑周围,SCA 发出小分支供应脑桥和中脑的上后部,并发出小分支供应小脑半球。这其中第一支即为边缘动脉,往外走向水平裂,与 AICA 的外侧分支一起供应相应的小脑区域。其中有一支动脉可以占优势。

在中脑周围行程中,SCA 位于小脑上表面的下方:半球皮质支为达到这个区域,首先向上,朝向凸面,然后向下。上蚓动脉是终末支,它总是发自四叠体段。发自两个 SCA 的蚓支彼此靠拢,彼此几乎平行走行。

从 SCA 的中脑段,一个脑膜动脉,发出小分支到天幕后部, 对此曾经有过描述(Wollschlaeger 和 Wollschlaeger,1974)。

血管供应区。两侧 SCA 都供应脑桥和中脑的上后部。中脑后外侧的供应,SCA 的穿支与大脑后动脉、丘动脉和脉络膜后内侧动脉之间有一个平衡(Duvernoy,1999)。远端分支供应上蚓部和小脑半球上部。

变异。SCA 可以从一侧或双侧 PCA 的

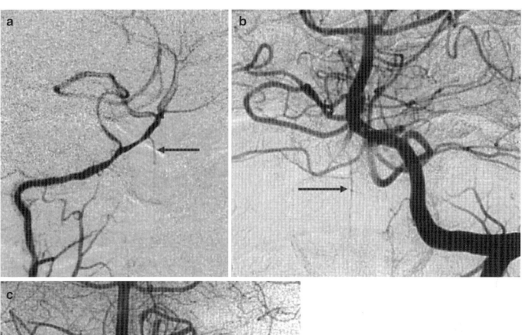

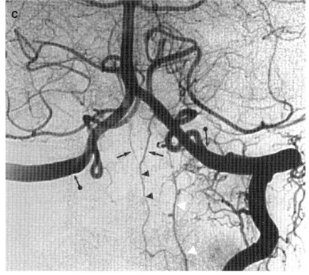

图 6.9　同一个患者的左右侧椎动脉造影。发育良好的左椎动脉造影(b)，部分注入发育不良的右侧椎动脉，右椎动脉也做了选择性造影(a)。单侧 ASA (箭头)起源于发育不良的右侧椎动脉。 不同患者造影(c)。左椎动脉造影逆行注入对侧椎动脉，ASA(三角箭头)及其双侧上游(箭头)源自椎动脉。根硬膜动脉(白色箭头)从 VA 的 C3 水平发出。双侧 PICA(带点箭头)可能从硬膜外起源。

P1 段发出(图 6.5 和图 15.28b)。当 SCA 双干时，可以一个分支起自基底动脉，另一个分支起自 P1(图 6.14b)。

　　血管造影。在前后位，脑桥、中脑和四叠体段易于识别(图 6.8，图 6.10 和图 6.11)。在侧位像上，可见中脑段在 PCA 之下走行(图 6.6a~c 和图 7.10)。由于重叠，将小脑分支与 PCA 的分支区分开来有些困难。在侧位像，小脑动脉形成上凸曲线与阶梯状。蚓分支是靠上的分支(图 6.6c 和图 7.10)。边缘动脉有时很容易被识别，由于它走向水平裂。在前后位，小脑分支投射在小脑幕下方，椎血管造影可以将它们清晰地界定，特别是 PCA 来自 ICA 时(图 7.5)。

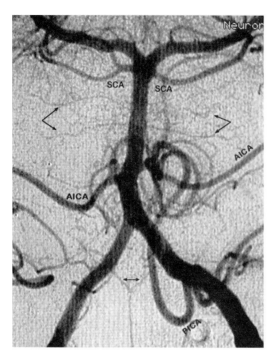

图 6.10　椎动脉造影前后位。优势的左 VA，发出一个大的 PICA。有两个发育良好的 AICA：右侧的取代 PICA 供血区。ASA 的双侧起点（双向箭头）。清晰看到脑桥外侧动脉（带角箭头）从基底动脉发出。注意右侧 SCA 早分叉。

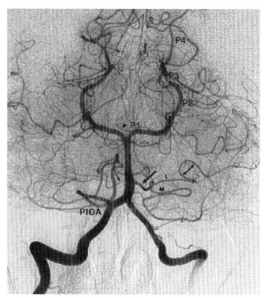

图 6.11　椎动脉造影前后位。不对称的椎动脉。在右侧，一个发育好的 PICA 取代了 AICA（小箭头）的主要供血区。左侧，一个发育良好的 AICA（大箭头），供应 PICA 的领地。左侧，AICA 的外侧和内侧分支（L 和 M）发育良好。注意，在内听道（双向箭头）前面左侧分支典型的襻，左侧特别显著。外侧分支继续走向水平裂。右侧 SCA 是两支。典型 PCA 四段（P1~P4）行程，可见一个大的丘脑后穿通支发自左侧 P1。

6.2.3 小脑动脉的皮质–皮质下分支

从走行于小脑皮层表面的皮层分支，发出供应皮层和延伸到白质与深部核团（髓动脉）的分支。髓动脉是终末动脉，不可能有侧支循环。然而，位于 PICA、AICA 和 SCA 供血范围的边界区域的浅表皮层支之间有丰富的吻合（De Reuck，1972）。

6.2.4 椎基底动脉变异

VA 管腔经常不对称。多数情况左侧 VA 优势；少数时候右侧 VA 粗大。一侧 VA 可能发育不良，在颅内段终止于 PICA。在单支 ASA 的情况下，VA 发育不良不排除 ASA 从该 VA 起点发出（图 6.9a，b）。

其他罕见情况是异常起源，双干和开窗。文献报道中对开窗或双干的定义，并不总是一致。其中部分原因是由于作者们对于一些案例中的相同发现却使用不同的术语，以及某些病例鉴别诊断困难。为了简化问题，从实际出发，我们把双干定义为同时存在的两个明显分开的血管。就开窗而言，只有唯一的一条血管，但在其走行的某一部分有一个双腔。开窗/双干在椎基底段报道的较多（Uchino 等，2012b），尽管在前循环中也有发现（第 4 章和第 5 章，2.4.3、2.5 节和 7.5 节）。

在这里，对椎基底系统的胚胎发育方面做一些回顾会有益（Schmeidel，1932；Padget，1948，1954）（参见第 1 章）。每个 VA 是由位于原始背主动脉上部发出的节段性颈节间动脉之间的纵向丛状连接形成，促

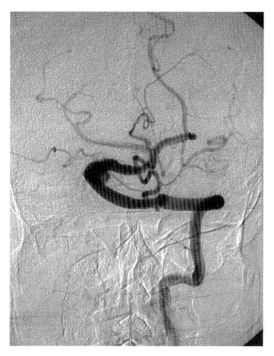

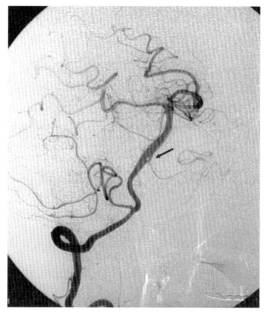

图 6.13　基底动脉靠近 AICA 起点处开窗(箭头)。

图 6.12　扭曲的基底动脉，可能由于动脉硬化造成，伸展的脑桥小脑角，导致面肌痉挛。

成了纵向血管结构。然后，除了发展为椎动脉那部分外——通常是第 6(Padget，1954)节段动脉——这些节段动脉退化。发育的 VA 近端与锁骨下动脉(SA)连接，远端与已经由丛状结构演变到单一血管通道的纵向颈链相连，纵向颈链同时连接颅内基底动脉。与正常的 VA 一起存留的另一个节段性动脉，可能解释了颅外椎动脉的双干。由于第 1 节段动脉的存留，最常见的双干在 C1~C2 水平。吻合动脉进入椎管连接正常 VA，它可以发出 PICA(图 6.5)。另一个常见的形式更常见于左侧，这是存在一个正常的起源于锁骨下动脉的 VA，与另外一个异常起源和走行的第二 VA 一起，在 C6 水平进入横突孔(图 6.15)。后者被认为是由于第 5 节段动脉的存留造成的(Goddard 等，2001)。异常 VA 起源于主动脉弓邻近 SA 处，进入第 4 或第 5 横突孔。正常和异常 VA 汇合在一起。异常 VA 也可以从第 7 节段动脉演变而

来，起源于主动脉弓远离 SA 处，进入第 7 横突孔。双干也可发生在右侧，伴有异常 VA，起源于右 SA 近端邻近颈总动脉起点处，VA 也可以从此处起源，或者起源于远离左侧 SA 的主动脉弓处。其和横突孔的关系与左侧描述的相同。

VA 的其他发育异常，VA 从主动脉弓孤立、异常的起源，第 1 章已经描述(见图 1.5 和图 15.17)。颅外段 VA 开窗，可能由于部分纵向丛状结构的持续存在 (图 6.16)。有丰富的文献证实所有这些异常(Kemmetmueller，1911；Adachi，1928；Suzuki 等，1978；Rieger 和 Huber，1983；Eisenberg 等，1986；Hashimoto 等，1987；Takasato 等，1992；Matula 等，1997；Lemke 等，1999；Lasjaunias 等，2001；Goddard 等，2001；Albayram，2002；Ionete 和 Omojola，2006；Karcaaltincaba 等，2009；Lacout 等，2012；Meila 等，2012；Uchino 等，2013b)。

另一个很罕见的异常是 VA 的胸部起源，与上胸部肋间动脉共干。这种异常可被理解为：上胸段的胚胎纵向吻合血管与供应

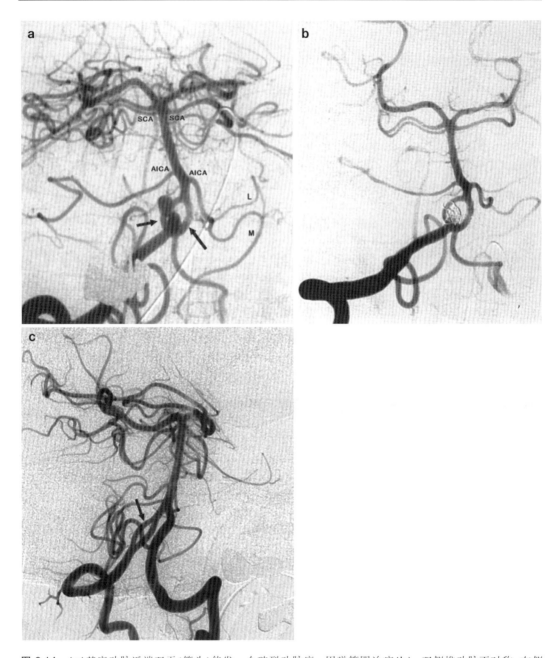

图 6.14   (a)基底动脉近端双干(箭头)伴发一个破裂动脉瘤,用弹簧圈治疗(b)。双侧椎动脉不对称:左侧发育不良。双侧发育良好的 AICA,在左侧取代缺如的 PICA。外侧分支(L)、内侧分支(M)、小脑上动脉(SCA)在右侧呈双干。一个起源于基底动脉,另一个与 P1 共同起始。(c)另一个患者的开窗椎动脉(箭头)。左椎动脉造影逆流到右侧的开窗椎动脉。

椎管的节间动脉相吻合,由此造成该异常(Chiras 等,1982)。

应该重视 VA 的异常起源。在主动脉弓、前颈部手术以及椎基底中风患者中,应

考虑这种异常的可能性。这种情况下,在常规血管造影检查中,一侧或双侧 VA 未能在其典型部位出现。

开窗和双干也可在颅内 VA 和 BA 中

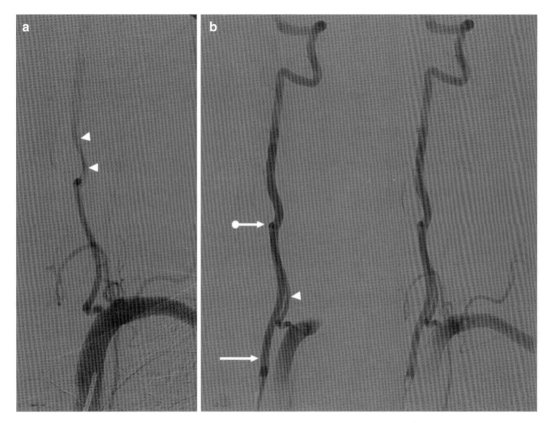

图 6.15　双干椎动脉。(a)左侧锁骨下造影显示左侧椎动脉正常起源,越远造影剂越稀(三角箭头)。这是由于起自主动脉弓的第二个大容量的椎动脉,进入更靠近头端的横突孔,在此两个血管融合在一起。(b)选择从发自主动脉弓发出的椎动脉(箭头)造影。正常椎动脉产生逆向充盈,其近段清晰显现(带点箭头),并继续流向锁骨下动脉(三角箭头)。头端两支动脉重叠 (感谢 Dr. Gozzoli and Boghi, 神经影像, Cuneo)。

看到 (Takahashi 等 , 1973 ; Wollschlaeger 和 Wollschlaeger , 1974 ; Lasjaunias 等 , 2001 ; Tanaka 等 , 2006)。在一项包含 3327 例患者的 MR 血管造影研究中(Uchino 等 , 2012c),2.77%的病例被诊断这种异常,这些病例涉及硬脑膜内 VA、椎基底连接部,而且更常见于 BA 近端和中段。这些异常可能是双侧丛状纵向通道发育为单个管腔的失败所致(图 6.13 和图 6.14)。动脉瘤经常出现在异常的部位,当然,也出现在其他任何部位(Campos 等 , 1987 ; Picard 等 , 1993 ; Tasker 和 Byrne , 1997 , 2006 ; Uchino 等 , 2012b)(图 6.14a,b)。其他异常,原始双干 BA,是以融合失败为特

征的,或完全双干的两个 BA,是由于存留两个原始纵向通道(Goldstein 等 , 1999 ; Ha 等 , 2004)。节段性 BA 发育不全(Lasjaunias 等 , 1979 ; Ricolfi 等 , 1996 ; Burger 等 , 2007 ; Caranci 等 , 2012)也已经被描述过。最后一种情况是,VA 在 BA 近段汇合, 不与远段连接。后者由 PcomA 供血。在另一些病例中,BA 与 PcomA 没有连接,BA 由持续存在的三叉动脉供血。图 6.17 展示了 1 例节段性发育不全。

最后, 在文献中描述的非常罕见的异常, 有 PICA 开窗的病例 (Theodopoulos 和 Lawton , 2000 ; Lesley , 2008 ; Kumar 等 , 2012)。

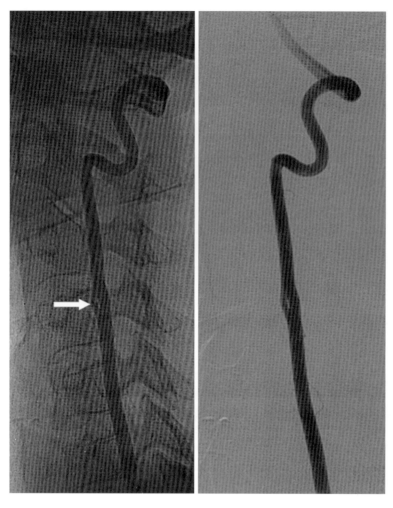

图 6.16　椎动脉颅外段开窗(箭头)。

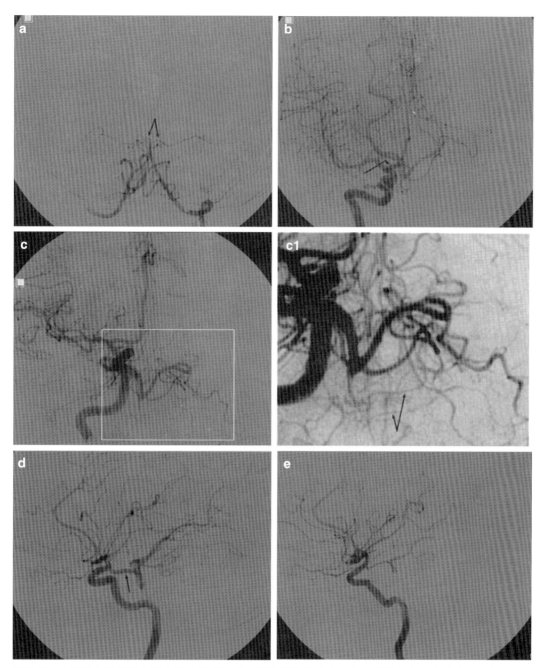

图 6.17　中年高血压患者人群中偶然发现基底动脉的节段性发育不全。除了在大脑半球白质中的一些小缺血灶，常规 MR 检查表现正常。在 MR 血管造影中，可见中段基底动脉血流的异常中断，就需要传统的血管造影。(a)左侧椎动脉血管造影伴随右侧椎动脉逆行充盈。小的椎动脉发出两条发育良好的 PICA，小脑前下动脉远端部分基底动脉充盈(箭头所示)。(b)右侧颈动脉造影。正位图。一条发育良好的后交通动脉(箭头)与 P1 节段相连，起源于基底动脉远端一小段。这个连接代表了部分 P1 段和部分远端未融合的基底动脉，通过这个连接，PCA 和 SCA 安全充盈。(c)右侧颈动脉造影。改良正位图，较好的反映了上述连接。放大的细节表现脑桥外侧脑动脉充盈(箭头所示)。(d)右侧颈动脉造影显示后交通动脉(箭头)与 P1 段连接，有先下降再上升的过程。(e)左侧颈动脉造影。模式同右侧(DR Gozzoli 和 Dr Boghi，神经放射科，Cuneo 惠赠)。

（冯光　薛绛宇　译　吉训明　校）

第 7 章

大脑后动脉

在胚胎学上,大脑后动脉(PCA)是从颈内动脉发往颅后区的一个分支;随着发育连接到基底动脉(基底动脉部分),同颈内动脉的连接(颈动脉部分)可以完全退化或者保留为可大、可小的血管,成为后交通动脉(PcomA)。供血区域的向后发展(后颞部和枕部)使大脑后动脉的起点与它的供血区之间的距离增大。若把 PCA 的起源从颈内动脉改为基底动脉,就缩短了这段距离,这可以理解为自然演化对发育过程的补充(Kier,1974)。这一演化所带来的变异将在后面描述。

以大脑后动脉从基底动脉发出,可被分为 4 段(Huber,1979)(图 7.1 和图 7.4)。

• P1(交通前段):从它在基底动脉的起点到连接后交通动脉处。

• P2(环池段):围绕中脑至四叠体。

• P3(四叠体段):在四叠体的表面。

• P4(远段)。

7.1 P1 段

这是第一段,从基底动脉发出后到其与后交通动脉的交汇处之间(图 7.1,图 7.2 和图 7.4)。P1 段是胚胎发育后期出现的大脑后动脉的基底部。它是一个短的节段,穿行在脚间窝内,与第三对颅神经关系密切,位于其下部。P1 段是可以水平走行或者形成

一个轻度上升或者下降的走势。它长短不一,平均长度为 7.1mm(Zeal 和 Rhoton,1978)。

P1 段发出穿支称为丘脑穿通动脉(Foix 和 Hillemand,1925a,b)或旁中央丘脑动脉。可能把这些动脉称为丘脑后穿通支更简单。

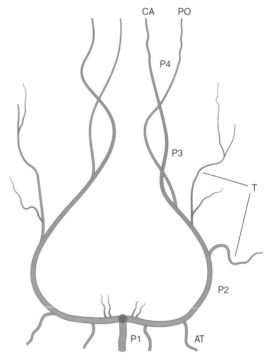

图 7.1 前后位显示大脑后动脉 P1、P2、P3 和 P4 段行程。颞前动脉(AT、颞中和颞枕分支(T)、距状裂动脉(CA)和顶枕动脉(PA)。

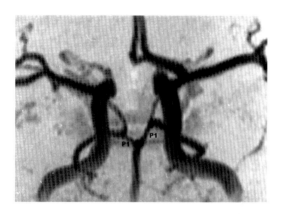

图 7.2　磁共振血管成像。大脑后动脉 P1 段因有两侧的后交通动脉而非常好辨认。

丘脑后穿通支进入后穿质(PPS),供应中脑的中央部、丘脑的中央部及下丘脑的后部。(Lazorthes 和 Salamon,1971;Saeki 和 Rhoton,1977;Zeal 和 Rhoton,1978;Duvernoy,1999;Tatu 等,2001)。

当后交通动脉缺如时(Percheron,1976 a,b),丘脑后穿通支也可取而代之,对丘脑前部供血。相反,当一侧 P1 段缺如时,它的供血区则由同侧后交通动脉或者对侧 P1 的分支供应。

丘脑后穿通支一般由几支小分支组成,而由一支大分支再进一步分为诸多小分支的情况也很多见。如前所述(Westberg,1966;Percheron,1976a,b;Saeki 和 Rhoton,1977;Zeal 和 Rhoton,1978;Castaigne 等,1981),它们可以完全起源于一侧 P1 段,近期文献也有报道(Bassier 等,1998,Lazzaro 等,2010)。最后,即使 P1 段发育不良,丘脑穿通动脉也可能起源于 P1 段(Zeal 和 Rhoton,1978)。这些变异可能就解释了 P1 段近端闭塞时,中脑和丘脑梗死的不同形式。见图 7.9,图 6.5,图 6.11。

丘(四叠体)动脉起源于 P1 段,有时也起源于 P2 段,环绕着中脑走行,为中脑外侧和后部供血。通常还有一个小动脉,走行和丘动脉相近而且平行,称为副丘动脉(Zeal

和 Rhoton,1978;Duvernoy,1999;Tatu 等,2001)。

从 P1 段,有时候从 P2 段或顶枕支,发出脉络膜后内侧动脉,其在达四叠体处发出分支供应丘脑后部,然后和大脑内静脉一起在第三脑室顶部往前走向室间孔。它供应第三脑室的脉络丛(Galloway 和 Greitz,1960;Wackenheim 和 Braun,1970;Margolis 等,1974;Fujii 等,1980)(图 7.3 和图 7.4)。

在 P1 段起始处附近发出脑膜支,脑膜支紧靠近 PCA,并在其下面环绕着中脑走行。脑膜支延伸至大脑镰和小脑幕的连接处,供血给这些硬膜组织。脑膜分支并不少,但由于非常细小,因而在正常的造影中无法识别 (Wollschlaeger 和 Wollschlaeger,1965)。它们参与一些病理过程,特别是天幕的硬脑膜动静脉瘘(Weinstein 等,1974)(图 13.14)。

7.2 P2 段

P2 段,又被称为环大脑脚段,其环绕中

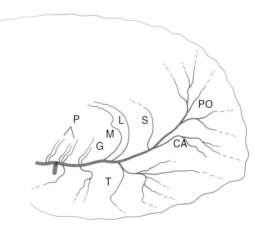

图 7.3　大脑后动脉及其分支侧面观。由前方的后交通动脉和后方的 P1 段发出丘脑穿通动脉(p)、丘脑膝状体动脉(G)、脉络膜后动脉、内侧(M)、外侧(L)、压部动脉(S)、顶枕动脉(PO)、距状裂动脉(CA)、颞动脉(T)、与大脑前动脉(ACA)和大脑中动脉(MCA)吻合。

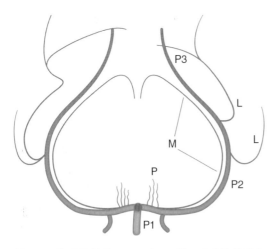

图 7.4 前后位显示 P1、P2 和 P3 段。后丘脑穿通支 (P)、内侧(M)和外侧(L)脉络膜后动脉。

脑,通常离中脑只有几毫米,P2 段终止于四叠体的表面。P2 段位于视束和基底静脉的下方以及小脑上动脉的上方。海马旁回位于其外侧,上面是小脑幕的游离缘。P2 段发出丘脑膝状体动脉,可以是单独的 1 支分支。有时,是 2 支或者 3 支,供应侧丘脑(Duvernoy, 1999;Tatu 等,2001)。丘脑膝状体动脉可以从 P2 段的近端或者更远端发出(Zeal 和 Rhoton,1978)。

P2 段的其他分支有供应中脑侧部的脚穿通支和脉络膜后外侧动脉。后者有时也可来源于顶枕动脉,包括 1 支或者几个分支(Zeal 和 Rhoton,1978)。基本来讲,会有 1 支前分支,穿行于脚间池中,进入脉络膜裂,继续向前供应颞角丛,并与脉络膜前动脉相吻合。后支到达丘脑枕并发出分支供应丘脑枕,在脑室腔水平终止于侧脑室的脉络丛,与脉络膜前动脉的分支相吻合(Galloway 和 Greitz,1960;Wackenheim 和 Braun,1970;Margolis 等,1974;Fujii 等,1980;Duvernoy, 1999)(图 7.3 和图 7.4)。

从 P2 段发出皮质分支供应颞叶。这些分支也称为颞下动脉,供应整个颞叶的下面,包括海马和部分枕叶的下面。颞叶的皮质分支根据血管起源和血供区域分为前、中、后(Zeal 和 Rhoton 1978)。从颞后动脉可以分出一些分支供应初级视皮质(Margolis 等,1974)(图 7.1 和图 7.3)。

7.3 P3 段

P3 段比较短,位于四叠体的表面走行在四叠体池内,居另外一侧 P3 段的距离不等,平均为 16mm(Margolis 等,1974)(图 7.1 和图 7.4)。

7.4 P4 段

主干分出几支终末支:顶枕动脉、距状动脉和(胼胝体)压部动脉。顶枕动脉既可以在距状裂水平与距状动脉共同起源,有时也可以从更靠近 P2 段的位置单独发出一干。顶枕动脉向后上方走行于在大脑半球内侧面,发出分支供应楔前叶和楔叶,以及如报道的那样(Margolis 等,1974),在 35% 的病例中,也供应初级视皮质。

距状动脉在距状裂发出,通常它的第一段在顶枕动脉外侧。然后,距状动脉沿着距状裂向内下走行,供应初级视皮质(图 7.1 和图 7.3)。

压部动脉也叫后胼周动脉,起源多变,通常起源于 P3 段或顶枕动脉。它围绕胼胝体压部走行,在前方与胼周动脉的分支吻合(图 7.3)。

7.5 解剖变异

P1 段可以发育不全或者缺如。当 P1 段缺如时,大脑后动脉通过一支大的后交通动脉直接起源于颈内动脉。由此可见,与最初的胚胎模式相照应,这种起源方式可称之为胚胎起源的大脑后动脉(图 7.5a~c)。这种起源形式可以单侧,也可以双侧;据报

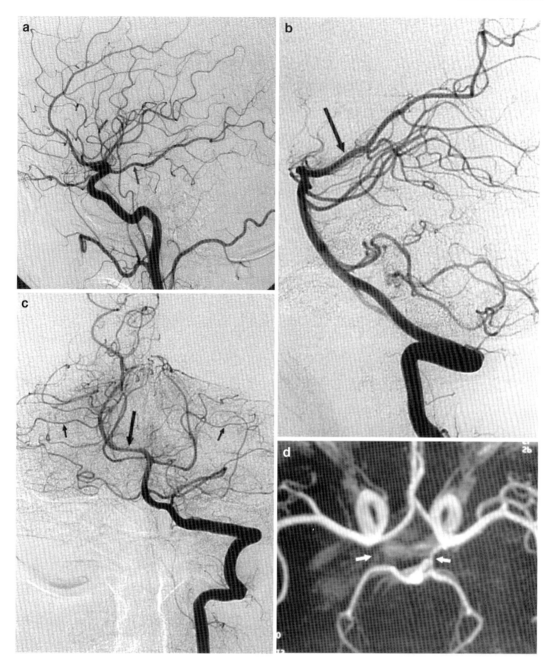

图 7.5　(a)左 PCA 直接来源于 ICA(胚胎型;箭头)。(b)椎动脉侧位造影显示右侧 PCA(箭头)。(c)椎动脉造影前后位。右 PCA(箭头)发自于基底动脉。发育不良/未发育的左侧 P1 段。左小脑上动脉的边缘动脉(小箭头)很容易识别。由于重叠较少,右侧边缘动脉也很好识别(小箭头)。有两支发育良好的小脑前下动脉。(d)另一个患者的磁共振血管成像。左后交通动脉(箭头)。在右侧,后交通动脉缺如(箭头)。

道,其发生率为30%~40%(Zeal 和 Rhoton, 1978;Pedroza 等,1987)。相反,当 P1 段发育良好,后交通动脉通常很小或者完全缺如(图 7.5d)。在有关大脑后动脉近段的变异类型中,对重复变异也有报道(Hoyt 等,1974),即两支独立的分支均发自于颈内动脉,或者一支发自颈内动脉,而另一支发自于基底动脉。一项最近的研究显示,在大部分情况下,这种双干是脉络膜前动脉的一种变异,脉络膜前动脉可以过度膨大,部分或者全部取代大脑后动脉供血区。即便用血管造影,也不容易,甚至不可能确定哪个是优势动脉(图 7.6),但能识别这种变异是很重要的。关于后丘脑穿通动脉的变异,已经有过描述。

7.6 血管供血区

● 丘脑后穿通动脉(P1)供血中脑的前

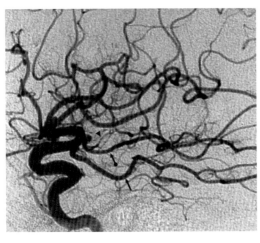

图 7.6 颈动脉造影侧位。可以辨认从颈内动脉床突上段发出的 3 支分支:1 支小分支(三角箭头),可能是脉络膜前动脉的脑池段,和其他两大分支,上面一支(带点箭头),朝向顶枕区域,下面一支(箭头),朝向颞枕区。有一个动脉瘤的伪影,通过其他角度的投照已经排除。很难说这是一个正常的脉络膜前动脉,加上一支双倍体大脑后动脉,或者是脉络膜前动脉增粗变异,它完全取代了大脑后动脉的血管区域的供血。

内侧和丘脑的内侧。通常,一个大的共干供应中脑和丘脑。此外,也有其他较小的分支选择性地供应中脑或丘脑。

● 丘(四叠体)动脉(P1)供应中脑的外侧和后部,同时供应该区域的血管还有后脉络膜中动脉和一些直接起源于大脑后动脉 P1-P2 段的小穿支。

● 丘脑膝状体动脉(P2)供血丘脑外侧部、视束和内囊后肢。

● 脉络膜后动脉(P1 和 P2)供应丘脑后部。

● 所有这些动脉的起源和供血区均存在许多变异。进而,它们在中脑和后丘脑表面上形成了丰富的血管吻合网。另外,小脑上动脉及部分脉络膜前动脉也参与这一血管吻合网。这在很大程度上就可以解释大脑后动脉 P1 段之后的闭塞,是否能造成缺血性病变,以及缺血病变所涉及范围的不同。

● 皮质分支包括供血颞叶及枕叶下表面的颞动脉(P2),供应半球内侧面顶枕区域的顶枕动脉(P3),供应初级视觉皮质和邻近区域的距状裂动脉(P3)。顶枕动脉和颞后动脉也参与初级视觉皮质的供血。

● 压部(后胼周)动脉(P3)供应胼胝体压部。

包绕中脑的大脑后动脉的分支,在走向丘脑区的过程中,这些分支之间有许多表浅的吻合。然而,由它们发出的穿通支穿入脑实质,则基本上是终末动脉了(Duvernoy,1999)。

从皮质表面的表浅分支分出的动脉供应皮质和白质(髓质动脉)。髓质动脉与来自大脑前和大脑中动脉分支相似,均属终末动脉。大脑后动脉、大脑前动脉和大脑中动脉在其皮质供血的末端区域,可能存在潜在的软脑膜吻合网。胼胝体压部动脉可以与胼胝体周围动脉吻合。

7.7 血管造影

P1 段在前后位得到很好的显示(图 7.7 和图 7.8)。其穿支发出后走行向上并略向后；在前后位上我们经常可以识别它们，而侧位总能看到它们(图 7.9，图 7.10，图 6.5 和图 6.11)。在前后位，环绕中脑的 P2 段可以得到更好的显示。在侧位，两侧 P2 段重叠。发自于 P2 段的分支中，丘脑膝状体动脉，还有内侧和外侧脉络膜动脉(图 7.10)在侧位血管造影清晰可辨。丘脑膝状体动脉是一支或者多支向上且略向后走行的小分支，走在丘脑后穿通支和脉络膜动脉之间。脉络膜内侧动脉通常呈 S 形，在其后方，脉络膜外侧动脉形成一个凹向前方的曲线(Wackenheim 和 Braun，1970)(图 7.10)。通常，在前后位像上无法辨认脉络膜动脉。它们的走行用示意图展示，见图 7.4。脉络膜动脉在扩张时可以被识别，特别是当其供应动静脉畸形时。后脉络膜动脉的外侧分支可在毛细血管–静脉期染色，可见于前后位和侧位，在侧脑室脉络丛相应的位置。

关于供应大脑半球的分支，从 P2 段发出的颞前支在前后位很好辨认。在血管造影的侧位，这些分支走行在基底动脉前方(图 7.10c)。从 P2 和 P3 段发出，供应更远端大脑半球的分支，在前后位和侧位血管造影可见(图 7.7 至图 7.10)。然而，在侧位造影时，可以更精确的识别这些血管，尤其是距状裂动脉，因为其典型的走行，可以很容易地确定(图 7.10)。顶枕支位于距状裂动脉上方，颞枕动脉位于距状裂动脉的下方。在血管造影前后位，这些血管分支的叠加，准确识别它们有困难。基本上，距状裂动脉行走于旁中央区域，位于顶枕支的内侧。压部动脉在造影的侧位易于识别，位于脉络膜动脉的后方(图 7.10)。

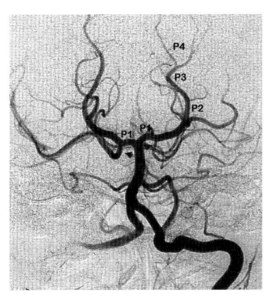

图 7.7 椎动脉造影，前后位。逆行注入的双侧后交通动脉(三角箭头)可以精确界定大脑后动脉 P1 段。P2 段、P3 段和 P4 段也显示出来。

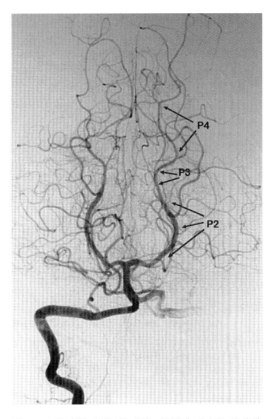

图 7.8 椎动脉造影，前后位，显示典型大脑后动脉走行及典型的 P2 段、P3 段和 P4 段。

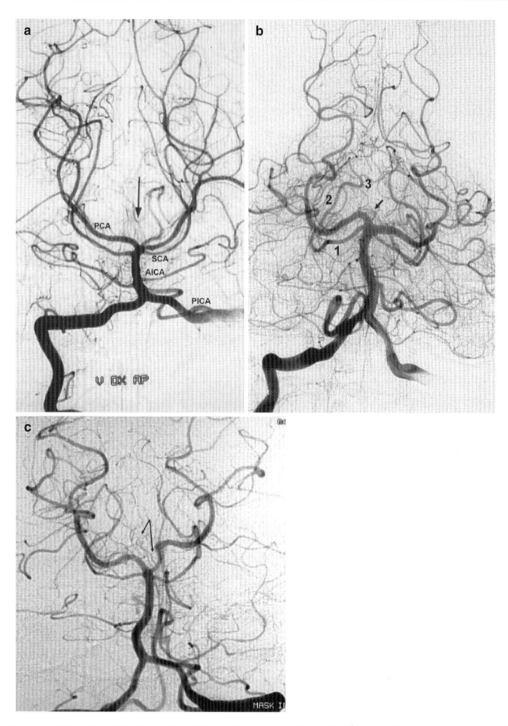

图 7.9　(a)椎动脉造影前后位。丘脑后穿通支(箭头)显示良好。它们主要从右 P1 段发出。其与左侧小脑后下动脉(PICA)的远端分支有部分重叠。小脑前下动脉(AICA)、小脑上动脉(SCA)和大脑后动脉(PCA)。PCA 和 SCA 都围绕中脑走行。在前后位,SCA 在内侧。(b)椎动脉造影前后位。可以看到一个对应于丘脑后穿通动脉的比较淡的血管网,其中一个从 P1(箭头)发出大分支占优势。数字 1、2、3 分别对应小脑上动脉的脑桥、中脑、四叠体段。(c)椎动脉造影前后位。由于基底动脉短,P1 段有一个上升的过程。至少可以看到 3 支发育良好的丘脑后穿通支:左边 2 支和右边 1 支(双箭头)。

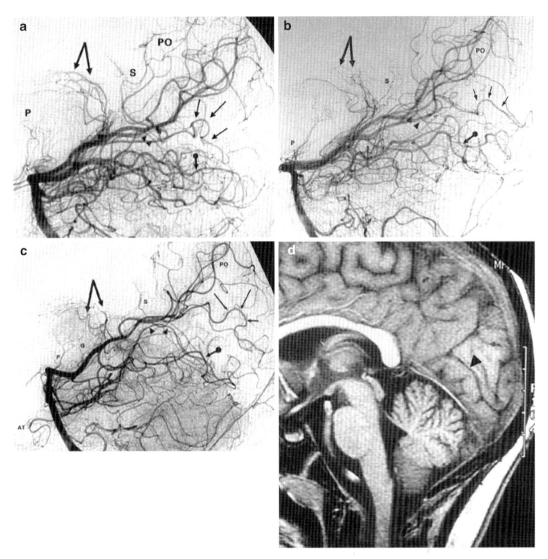

图 7.10 (a~c)脊椎血管造影,侧位。发自于 P1 段的丘脑后穿通支(P)。在(a)图里,还有发自于后交通动脉的丘脑前穿通支。在(c)图里,可以辨认一个优势的大穿通支,丘脑膝状体动脉(G)和内、外侧脉络膜后动脉(双箭头)。注意典型的 S 形内侧动脉位于外侧动脉的前方。压部动脉(S)、距状裂动脉(三箭头),顶枕动脉(PO)、颞前动脉(AT)和颞枕动脉(带点箭头)。小脑后动脉的颞支和小脑分支有重叠。后者由于其典型的上凸曲线(三角箭头),可以被识别。(d)T1 加权 MRI 显示典型的距状裂(三角箭头)。

(李钊硕 薛绛宇 译 吉训明 校)

第 8 章

血管供应区

这一章讲述 CT 或 MRI 轴位像的脑血管供应区。

大脑前动脉(ACA)、大脑中动脉(MCA)、大脑后动脉(PCA)和脉络膜前动脉(AchA)的血管分布大脑半球。从这些血管的近段(A1、M1、P1)和脉络膜动脉的池段,发出小分支(深穿支),在前、后穿质水平进入脑实质,供应基底节、丘脑、内囊。其他穿支起自前交通动脉(AComA)和后交通动脉(PCoMA),它们属于 Willis 环;以及起自颈内动脉的远端的穿支。穿支是终末血管,不可能有侧支循环。从 ACA、MCA、PCA、AchA 更远的分支,发出供应皮质的动脉和穿入白质的动脉(髓动脉),像深穿支一

样,它们也是终末血管。相对的,所有主干血管的皮质分支之间在软膜有潜在的吻合(图 8.1)。

在后颅窝,发自椎基底动脉和脊髓前、后动脉的分支分布于延髓与脑桥;PCA 和 AchA 的分支分布中脑;而且,延髓、脑桥和中脑也被 3 支小脑动脉(PICA、AICA 和 SCA)第一段发出的分支供应。所有这些穿支都是终末血管。小脑被 3 支小脑动脉供应:皮质支供应皮质,髓动脉供应白质和深部核团,髓动脉是终末动脉,但皮质分支之间在软膜有潜在的吻合(图 8.2)。

更多的血管分布细节参见第 2 章和第 4~7 章。

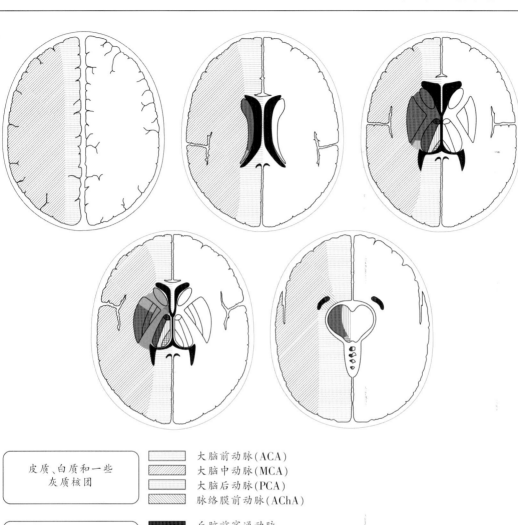

大脑前动脉（ACA）
大脑中动脉（MCA）
大脑后动脉（PCA）
脉络膜前动脉（AChA）

丘脑（Th）

丘脑前穿通动脉
丘脑后穿通动脉
丘脑膝状体动脉
脉络膜后内侧动脉

壳（P）
外侧苍白球（PL）
内侧苍白球（PM）

M1 段穿支
ACA 的穿支（Heubner）
AChA 的穿支

尾状核（CN）

M1 段穿支
ACA 的穿支（Heubner）
AChA 的穿支

内囊（IC）

M1 穿支
ACA 的穿支（Heubner）
AChA 的穿支
颈内动脉的穿支

图 8.1 大脑半球的血管供应区。（见彩图）

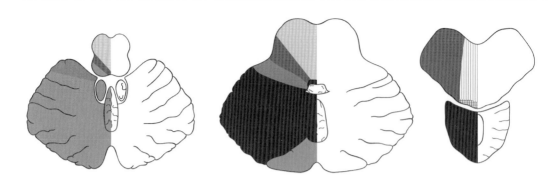

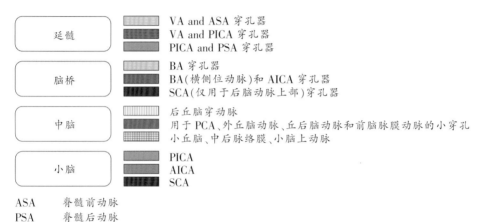

延髓	▨ VA and ASA 穿孔器
	▨ VA and PICA 穿孔器
	▨ PICA and PSA 穿孔器
脑桥	▨ BA 穿孔器
	▨ BA(横侧位动脉)和 AICA 穿孔器
	▨ SCA(仅用于后脑动脉上部)穿孔器
中脑	▨ 后丘脑穿动脉
	▨ 用于 PCA、外丘脑动脉、丘后脑动脉和前脑脉膜动脉的小穿孔
	▨ 小丘脑、中后脉络膜、小脑上动脉
小脑	▨ PICA
	▨ AICA
	▨ SCA

ASA   脊髓前动脉
PSA   脊髓后动脉
BA   基底动脉
VA   椎动脉
PICA   小脑后下动脉
AICA   小脑前下动脉
SCA   小脑上动脉

图 8.2   脑干和小脑的血管供应区,在延髓、脑桥和中脑水平的截面。(见彩图)

(薛绛宇 译   吉训明 校)

第 9 章

脑静脉

脑静脉系统的胚胎演化学已经被许多学者阐述（Streeter，1918；Hochstetter，1938；Padget，1956，1957；Kaplan 和 Ford，1966；Okudera 等，1984；Raybaud 等，1989），我们来总结一下要点。

与动脉相比，静脉在相对更晚的阶段发育。在胚胎早期静脉引流的特征是一个表浅的网络，引流至由前、中、后三部分组成的浅表硬脑膜丛，在两侧引流到成对的初始头窦（Primary Head Sinus，PHS），继续向后引流至前主静脉（未来的颈内静脉）。随后，从静脉丛的前部，出现原始边缘窦，继续往腹-尾侧注入原始的天幕窦。之后，原始头窦除了前部发育成海绵窦外，其他部分退化。前、中、后硬膜丛在中线区域融合在一起，形成上矢状窦，然后形成窦汇，进一步形成现在的横窦-乙状窦。这些硬脑膜复合体逐步形成浅静脉系统，包括皮质静脉，收集软膜和髓质静脉的血液。

脑深静脉系统出现更晚，它是由脉络膜、间脑静脉和一个大的正中静脉通道——前脑正中静脉（PV Markowski，1922）或原始的大脑内静脉（Padget，1956，1957）组成。这些静脉将发育良好的脉络丛的血液直接或经原始的直窦间接，引流到原始的边缘窦。随着基底节和丘脑的发育，最终形成一对大脑内静脉取代原始的间脑静脉、前脑静脉及附属结构，也形成了脉络丛静脉引流，逐渐获得典型的横向弯曲行程。同时，大脑内静脉的支流发展成室管膜下及深髓质静脉，这些静脉的引流是向心的。不同的是，表浅的髓质静脉沿离心方向至浅静脉系统。大脑内静脉的发育导致前脑静脉逐步退化，除了前脑动脉更远段部分外——这部分与脑内静脉远段形成 Galen 静脉，引流入直窦。

直窦向后移位获得新生的斜向尾部的导向模式。除了直窦，还有另一个原始的硬脑膜通道可以称为镰状窦，它通常消失，不过偶尔可在正常检查时被发现（见 9.3.3 节）。它常常是 Galen 静脉畸形的主要引流静脉（见 12.8 节），常与直窦发育不良相关。

至于基底静脉，它由原始的软脑膜血管融合而成，诸如端脑、间脑和中脑的静脉通道。这解释了来自大脑半球和脑干的几个支流最终进入的基底静脉现象。在进化的早期，原始的软膜静脉也与原始小脑幕窦相连，后来，由于脑实质向后膨胀，背侧延伸到达横窦。原始的软脑膜静脉与小脑幕的联系通道通常消失，但偶尔有遗留，解释了基底静脉最终引流入这个硬膜通道。不过，通常情况下，基底静脉向后和向内侧延伸进入 Galen 静脉。

后颅窝静脉的胚胎发生，早期出现的前方静脉引流脑干前部和后方静脉引流小脑结构。在早期阶段,脑干前静脉是最大主体,将参与形成岩静脉、岩静脉的属支和岩上窦。后引流静脉起初较小,因为在这一阶段小脑尚未完全发育。后来,伴随小脑的生长,发育一组静脉,引流入横窦或直窦。后颅窝大部分血液将被引流到 Galen 静脉。

考虑到静脉的胚胎发育,其特点多变,由于涉及形态学、血流方向和发展出多变的连接,所以与动脉相比,其模式不太稳定。然而,一些典型方面仍是可以辨别的。我们将描述幕上区域静脉、颅后窝(幕下)静脉,和硬膜窦的模式及其属支。

9.1 幕上脑静脉

幕上静脉可分为浅、深两系统(Kaplan 和 Ford,1966;Salamon 和 Huang,1976)。浅静脉将血液引流到向上矢状窦、横窦、乙状窦和海绵窦;深静脉入大脑内和基底静脉然后汇至 Galen 静脉和直窦。

9.1.1 浅表静脉系统

这包括皮质静脉引流皮质和浅髓静脉,浅髓静脉更多引流浅表脑白质。髓静脉沿离心方向引流到皮质, 在那里加入皮质静脉,后者沿浅脑沟走行在蛛网膜下隙,时常穿越脑回。在靠近静脉窦部位,它们穿过蛛网膜和硬脑膜,在进入静脉窦之前,穿过硬膜的内层(图 9.1,图 9.4,图 9.5,图 9.7,图 9.8 和图 9.10)。

9.1.1.1   上组静脉

本组静脉有一个上升的行程,进入上矢状窦(superior sagittal sinus,SSS)。该组包括额顶枕叶外侧面静脉,部分大脑半球内侧面静脉 (见 9.1.1.4 节) 和前部额叶眶额面静脉。额底区的后部引流入基底静脉系统(见 9.1.2.7 节)。有时,可见一个称为 Trolard 静脉的 (图 9.1) 连接上矢状窦与大脑浅中静

脉,血流可以主要朝向上矢状窦,所以大脑浅中静脉可以很小或缺如或反向。这个静脉在颈内动脉造影前后位很好辨认,尤其在侧位更清晰。在额叶区静脉以直角进入上矢状窦,加入后部窦的静脉,逐渐形成一个与血流相反方向的斜角,注入上矢状窦(图 9.1 和图 9.5)(Oka 等,1985)。

9.1.1.2   前下组静脉

这组的主要静脉是大脑浅中静脉(superficial middle cerebral vein,SMCV)(图 9.5a-d,图 9.6 和图 9.10)收集额叶和顶叶区外下表面和颞叶外上表面的多个分支。它可以是单支也可以是一组静脉。该静脉沿侧裂表面延续到蝶顶窦(参见 9.3.9 节),后者进入海绵窦,或可以直接穿过颅底,在颅底分为许多小通道,穿过颅底部的孔,达到翼丛,这种变异称为海绵窦旁引流 (Wolf and Huang,1963)(也见于 9.3.9,9.3.10 节和图 9.21)。

大脑浅中静脉可以直接引流到海绵窦或海绵窦旁引流,这种情况下,蝶顶窦缺如或发育不良(San Millan Ruiz 等,2004;Tubbs 等,2007b)。在另一种引流类型,大脑浅中静脉绕过中颅窝底到达岩上窦或继续前行进入天幕窦,走向横窦。大脑浅中静脉可与一个粗大的颞静脉吻合形成 Labbè 静脉,Labbè 静脉是走行在颞叶表面的静脉通道,向后引流至横窦(Hacker,1968,1974)。当大脑浅中静脉很小或缺如时,Labbè 静脉可以作为主要引流途径(图 9.4 和图 9.6)。

至于大脑中深静脉和岛叶的静脉,见 9.1.2.7 节。

9.1.1.3   后下组静脉

这组静脉也被称为天幕组,引流颞枕叶下外侧和外侧底面。这些静脉汇合于外侧天幕窦,这是一个天幕内静脉通道,进入横窦(Oka 等,1985)。更罕见情况下,这些静脉直接注入横窦或被一个粗大的 Labbè

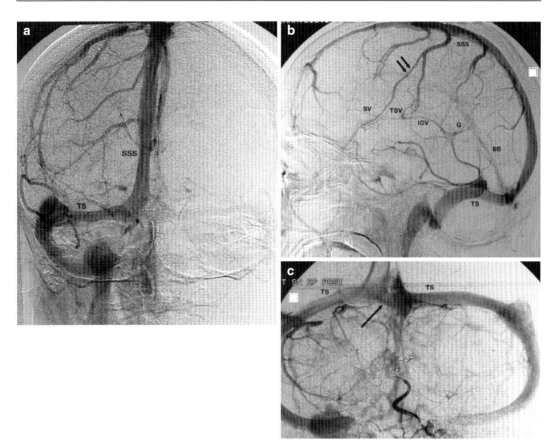

图 9.1 颈动脉造影,前后位(AP)和侧位(a,b)。SSS 主要引流到右侧 TS。在引流入 SSS 的皮质静脉中,有 1 支大的 Trolard 静脉(双箭头)。丘脑纹状体静脉(TSV)、膈静脉(SV)、大脑内静脉(ICV)呈典型的 S 形弯曲行程。Galen 静脉(G),直窦(SS),窦汇(E)。同一个患者的椎动脉造影(c)。这个造影上左侧横窦显影,并优势引流 SS。在窦汇区(箭头)有一个连接左右横窦的补充的通道(患者治疗 PICA 远端动脉瘤,用弹簧圈把动脉瘤和远端 PICA 闭塞了)。

静脉收敛。

9.1.1.4 内侧面静脉

大脑额顶叶内侧面静脉向上引流,弯过大脑半球上缘,在那里与外侧表面静脉汇合,并一起进入上矢状窦。接近扣带回的额叶内侧面下部、扣带回本身,以及胼胝体静脉引流途径,在额区进入前胼周静脉,在顶区进入后胼周静脉(夹静脉)(Salamon 和 Huang,1976;Oka 等,1985)。下矢状窦(ISS)也可部分引流。至于枕叶内侧面,引流通过前距状静脉(又称枕内静脉)进入后胼周静脉(夹静脉),有时进入基底静脉,通过后距静脉引流入上矢状窦(Oka 等,1985)。

前胼周静脉是成对的,绕行在胼胝体膝旁并进入终板池,到达大脑前静脉,汇流入基底静脉(图 9.2)。有时,前胼周静脉可以往上走行,进入下矢状窦。后胼周静脉也是成对的静脉,有时是单一的静脉,围绕胼胝体压部行走在胼胝体周围池内,进入 Galen 静脉,有时注入基底静脉或大脑内静脉(Ben-Amor 和 Billewicz,1970;Duvernoy,1975;Salamon 和 Huang,1976)。

在血管造影上,内侧面的静脉与外侧面的静脉叠加,所以它们并不总是能被识别。

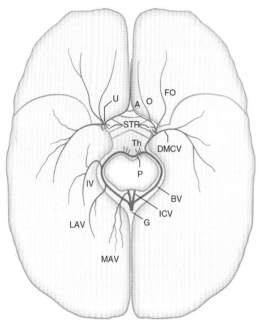

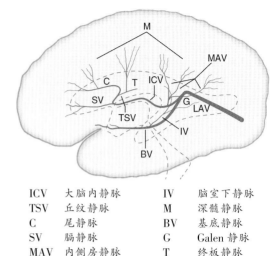

ICV	大脑内静脉	IV	脑室下静脉
TSV	丘纹静脉	M	深髓静脉
C	尾静脉	BV	基底静脉
SV	膈静脉	G	Galen 静脉
MAV	内侧房静脉	T	终板静脉
LAV	外侧房静脉		

图 9.3　大脑深静脉侧面观。

BV	基底静脉
ICV	大脑内静脉
G	Galen 静脉
MAV	内侧房静脉
LAV	外侧房静脉
IV	脑室下静脉
P	大脑脚静脉（双侧大脑脚静脉可以被一个小的后交通静脉连接）
Th	丘纹静脉（引流大脑脚静脉）
DMCV	大脑深中静脉（在右侧引流入 BV，在左侧入钩静脉）
U	钩静脉
STR	纹静脉（引流入 DMCV）
O	嗅静脉
Fo	眶额静脉
A	大脑前静脉（双侧大脑前静脉可被一个小的前交通静脉连接）

图 9.2　基底静脉及其属支，底面观。

它们之中的胼胝体压部静脉，有时很容易在侧位的颈动脉和椎动脉造影上被识别（图 9.6，图 9.8 和图 9.10）。

9.1.2 深静脉系统

深部静脉系统从深层白质，包括胼胝体、内囊和深层脑灰质结构（基底节、丘脑、透明隔、穹隆、屏状核）向心引流入 2 支主要静脉：大脑内静脉和基底静脉。这个系统包括了髓静脉、室管膜下静脉、基底神经节的静脉、内囊、屏状核、丘脑静脉和脉络膜静脉（图 9.2 和图 9.3，图 9.5 至图 9.9）。

9.1.2.1 髓静脉

这些静脉起源于深部白质，走向侧脑室，在此进入室管膜下静脉（Huang 和 Wolf，1964；Wolf 和 Huang，1964）。深、浅髓静脉可以吻合成一个连续的静脉通道，从皮质延伸到室管膜下静脉（Schlesinger，1939；Kaplan，1959）。在侧位颈动脉造影，髓静脉，特别是额顶区那些髓静脉通常是显示清晰的血管，它们在加入室管膜下静脉之前，斜向或垂直地指向中央（图 9.3，图 9.6 和图 9.9）。

9.1.2.2 室管膜下静脉

室管膜下静脉的血液来自髓质静脉和基底神经节、透明隔、穹隆和每个大脑半球的胼胝体（Wolf 和 Huang，1964；Salamon 和 Huang，1976）。这些静脉有的是相对恒定的，有些静脉变化非常大，我们描述最典型的。

透明隔静脉（SV）分别由额区深髓质静脉形成的几条支流，在额角前外侧角汇聚而

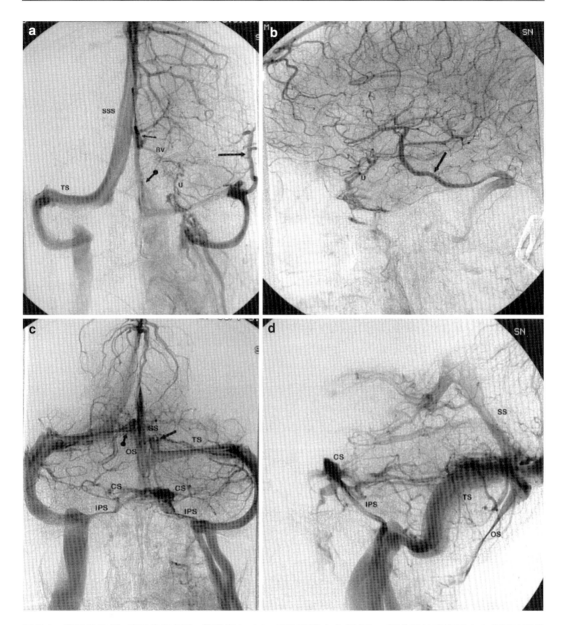

图 9.4 颈动脉造影,前后位和侧位,静脉期(a,b)。SSS 引流入右侧 TS 。部分通过直窦进入左侧 TS(带点箭头)。1 支大 Labbé 静脉(箭)引流入左侧 TS 的远段。大的钩静脉(U)收集基底静脉(BV)的前部属支。大脑内静脉(箭头)收集属支呈典型的旁中央走行。同一个患者的椎动脉造影,前后位和侧位,静脉期(c,d)。直窦(SS)和左侧 TS 更好充盈。有一个到 TS 的辅助的静脉通道(箭头)。也和右侧 TS 之间有一个连接(带点箭头)。有一个大的枕窦(OS)往后连接到 SS 和 TS 。岩下窦(IPS),海绵窦(CS)。

成。透明隔静脉进一步走向内侧角,然后往回转,继续进入透明隔的两个袖套,在Monro 孔加入大脑内静脉。它可以有一种变异行程(变异透明隔静脉),在透明隔的上部

运行,然后转向下,在 Monro 孔的后方到达大脑内静脉(图 9.1,图 9.3,图 9.6,图 9.7,图9.9 和图 12.17c-f)。

丘纹静脉(TSV)通常是那些室管膜下

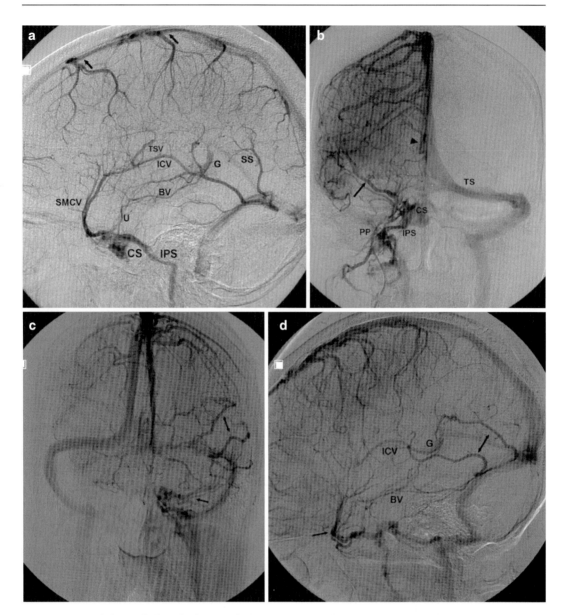

图 9.5 （a）颈动脉造影静脉期，侧位。有 1 支大的大脑浅中静脉（SMCV），引流入海绵窦（CS）并进一步入岩下窦（IPS）。1 支小的钩静脉（U），引流基底静脉（BV）的部分前部属支。大脑内静脉（ICV），丘纹静脉（TSV）。膈静脉不能辨认，它通常在静脉晚期显现。Galen 静脉（G），直窦（SS）。典型的皮层静脉行程，从额到枕逐渐逆向引流入 SSS。（b）另一个患者的前后位。ICV（三角箭头）。双干 SMCV（大箭头）引流入位于 CS 后部的静脉通道。外侧的静脉通道相应的部分进入"海绵旁窦"和"外侧海绵窦"，两者都引流入翼丛（PP）。丰富的吻合（小箭头）把这些通道连接到 CS 并继续进入 IPS。没有注入右侧 TS。SSS 引流入左侧 TS。（c,d）又一个患者的前后位：颞叶静脉引流通过好几支复杂的 SMCV（箭头）进入海绵窦 CS。进一步引流入 IPS 并部分进入翼丛。颞叶后部由两个大通道（双向箭头）引流入 TS。SSS 引流入右 TS。左 TS 通过 Galen 静脉 - 直窦引流颞静脉和深静脉系统。侧位：同样标志。大脑内静脉（ICV），Galen 静脉（G），小的基底静脉（BV）。

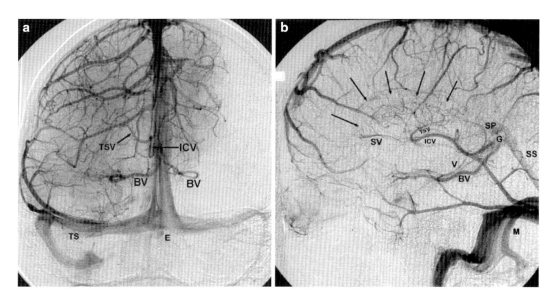

图 9.6　前后位(a)和侧位(b)造影。静脉期。双侧额叶皮质静脉和基底静脉显影(BV)。在侧位造影的静脉晚期髓静脉的相应位置有模糊的网状(箭头)引流入室管膜下静脉(ICV、TSV、SV)。脑室下静脉(V)也显影成典型的凹形弯曲,收集房静脉的细小分支。压部静脉 S(SP),Galen 静脉(G),直窦(SS)。没有大脑浅中静脉。颞叶引流通过一个大的基底静脉和 2 支大的颞静脉,在短暂的硬膜内行程后,进入 TS。乳突导静脉(M)。前后位上很清楚辨认出双干的 SSS;小的一干进一步分叉。所有这些通道都进入窦汇(E)。

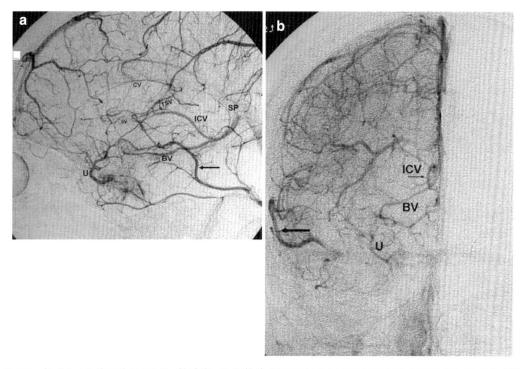

图 9.7　侧位(a)和前后位(b)造影。静脉期。基底静脉(BV)的部分属支往前引流入钩静脉(U),终止在海绵窦内。大脑内静脉(ICV)。一个很大的尾静脉(CV)。丘纹静脉(TSV),小的膈静脉(SV),压部静脉(SP),基底静脉(BV)。没有 SMCV。颞区主要引流直接进入 Labbé 静脉(箭头),再进入大的额静脉和顶静脉并部分经天幕通道入 TS。

静脉里比较显著的静脉,它由终纹静脉和
尾静脉交接而成。终纹静脉走行在终纹下
面,丘脑和尾状核体之间;尾静脉引流尾
状核。在那些尾静脉中,前尾静脉常较大。
有时,尾静脉向更后引流,直接通过一个
叫作外侧直接静脉的静脉,水平穿越侧脑
室的底部,到达大脑内静脉。在 Monro 孔
或 Monro 孔附近,丘纹静脉与透明隔静脉
一起加入大脑内静脉(Salamon 和 Huang,
1976)。尽管它的名字叫丘纹静脉,但它并不
引流丘脑(Giudicelli 等,1970;Salamon 和
Huang,1976)。

在别的室管膜下静脉中,我们简要描述
房静脉和脑室下静脉。内侧房静脉(MAV)和
外侧房静脉(LAV)回收来自脑室体与枕角
的内外侧壁的属支,内侧房静脉的属支往前
走行,汇聚成干,在 Galen 静脉附近进入大
脑内静脉(图9.2,图9.3 和图9.9)。外侧房
静脉罕见,它的属支多往下走,到达基底静
脉远段或脑室下静脉(IVV)。

脑室下静脉(图9.2,图9.3 和图9.6)从
侧脑室体开始,伴随尾状核的体和尾,向前
进入颞角的顶,形成一个前凹曲线。它退到
脉络膜裂,进入基底静脉。几个属支,特别是
那些来自海马和邻近颞区的属支,汇入脑室
下静脉。

9.1.2.3　基底节、内囊和屏状核静脉

这些结构上部的引流经纹状体上部静
脉进入室管膜下静脉(参见 9.1.2 节),下部
引流入纹状体下静脉,往下走穿过前穿区,
到达外侧裂深部的大脑中深静脉干,这
是基底静脉的一个属支(Wolf 和 Huang,
1963;Salamon 和 Huang,1976)。它们在血管
造影罕能被识别(图9.8)。

9.1.2.4　丘脑静脉

这些丘脑静脉分为上、下、前、后组。上

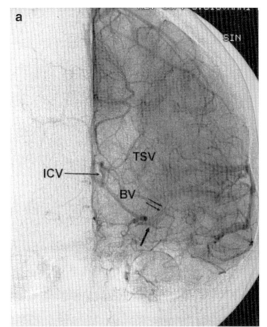

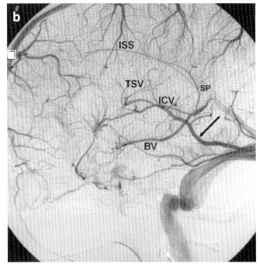

图9.8　侧位(b)和前后位(a)颈动脉造影,静脉期。
基底静脉(BV)。在前后位,它的属支,由大脑深中
静脉(箭头)收集纹下静脉(双箭头)而显影。有 1
支小的大脑浅中静脉,引流颞区主要进入大的颞
静脉(Labbé)到 TS(侧位上的大箭头)。大脑内静脉
(ICV)收集丘纹静脉(TSV)。压部静脉(SP)。下矢
状窦显影(ISS)。膈静脉在这个静脉期没显影;它
显影更迟。这个血管造影发现并不罕见。实际上,
膈静脉主要引流白质而不是灰质,所以它的循环时
间延迟。

组有最大的引流静脉,起初与大脑内静脉平行,然后进入其后部。下组静脉在后穿质的出现,到达大脑脚静脉(基底静脉支流)。前组流在 Monro 孔附近进入大脑内静脉(ICV),后组静脉汇入基底静脉(Giudicelli 等,1970;Salamon 和 Huang,1976)(图 9.12 和图 9.13)。它们在椎动脉造影的静脉期可见。

9.1.2.5　脉络膜静脉

脉络丛由上、下脉络膜静脉引流;分别是大脑内静脉和基底静脉(BV)(Ben Amor 等,1971;Salamon 和 Huang,1976)的支流。上、下脉络膜静脉从属于室管膜下静脉,但它们只收集来自脉络膜丛的血液,在血管造影的毛细血管期模糊可见。

9.1.2.6　大脑内静脉

大脑内静脉是一对静脉通道,在室间孔的水平或附近起始。靠近中线行走在第三脑室顶的脉络组织。每个大脑内静脉的起点都是丘纹静脉和透明隔静脉的连接,接收其行程中的几个室管膜下静脉。每个大脑内静脉终止于四叠体池,在胼胝体压部下方,2 支 ICV 合起来,一起与 2 支基底静脉进入 Galen 静脉。大脑内静脉(ICV)在颈动脉血管造影侧位,因其典型的 S 形,在前后位的旁正中位置,总能被观察到。

大脑内静脉和它的一些属支(丘纹静脉、透明隔静脉)是恒定的静脉。在侧位造影中,当皮层静脉慢慢消失时,ICV 有较好的显示(图 9.1,图 9.4 至图 9.10)。与大脑内静脉和丘纹静脉充盈较早不同,透明隔静脉显现较晚。在前后位,通常只有大脑内静脉和丘纹静脉能被很好地识别(图 9.4 至图 9.8)。对于其他的深静脉,由于各种重叠和不同的充盈,使它不可能每次都被明确地辨认。当这些静脉扩张,就像血管畸形的引流,情况是不同的。(图 12.8,图

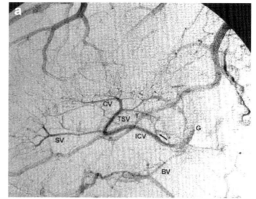
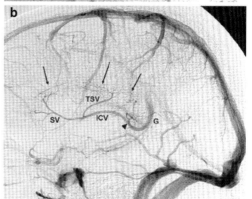
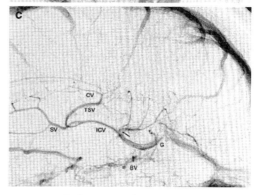

图 9.9　(a)侧位造影,静脉期,放大。深髓静脉对应的网络,引流入室管膜下静脉,很好辨认。膈静脉(SV)。丘纹静脉(TSV)由终板静脉(T)和尾静脉(CV)汇合而成。内侧房静脉(箭)汇集很多属支。大脑内静脉(ICV)延续到 Galen 静脉(G)。基底静脉(BV)。(b)侧位造影,静脉期。深髓静脉(箭)引流入室管膜下静脉[SV,TSV,主干(箭头),收集内侧房静脉的属支]。大脑内静脉(ICV)。(c)侧位造影,晚期,深静脉系统显示更好。大脑内静脉(ICV),收集丘纹静脉(TSV),尾静脉(CV),和内侧房静脉(箭)及其属支。Galen 静脉(G)。异常的膈静脉。这儿有两个膈静脉,一个在上方一个在下方;两者都收集到一个共同的主干,在 Monro 孔的后方进入 ICV。

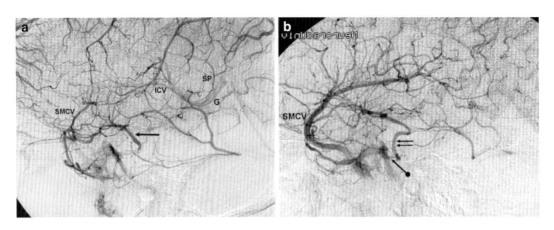

图9.10　侧位颈动脉造影,静脉期(a,b)。两个例子基底静脉的前部属支引流幕下进入外侧脑桥静脉(a,箭)并进入脑桥中脑前静脉(b,双箭头)。2例中,部分引流向前。因为与SMCV的相连通道,该通道典型的进入CS(b)和海绵旁窦(a)。基底静脉辨认不真切。在脑桥中脑静脉和海绵窦之间的桥静脉(b,带点箭头)。压部静脉(SP)、大脑内静脉(ICV)、Galen静脉(G)。

12.9和图12.12)。

9.1.2.7　基底静脉(BV)

　　Rosenthal(1824)第一次描述了基底静脉,它是1支重要的、通常比较粗大的静脉,从幕上、下静脉收纳血流。它在前穿质(anterior perforated substance,APS)底面由几支静脉联合形成(图9.2)。在大多数情况下,大脑中深静脉(deep middle cerebral vein,DMCV)是最重要的属支,所以基底静脉表现为它的直接延续(Duvernoy,1975)。大脑中深静脉由走行在岛叶表面几支静脉生成,向下和向前朝岛极的方向(Wolf和Huang,1963)。它进一步在外侧裂的深部走行,在那里被纹状体下静脉加入。在前穿质的水平,大脑中深静脉与基底静脉的其他支流——额底区的静脉(嗅觉和额眶静脉)和大脑前静脉——连接。大脑前静脉通过前胼周静脉收集胼胝体嘴和膝部血液,延续到终板静脉,进入大脑前静脉(参见9.1.1.4节)。两大脑前静脉由前交通静脉相连,走行在视交叉上面(Duvernoy,1975;Ono等,1984)。

　　从它的起点,基底静脉沿着大脑的底部,围绕大脑脚内侧和钩回外侧,形成一个S形曲线。大脑后动脉位于其下方,脉络膜前动脉在其上方从内侧到外侧穿过基底静脉。在更远段,基底静脉是稍向上沿丘脑后边加入Galen或大脑内静脉(图9.2和图9.3)。

　　基底静脉接受沿其行程的多条支流。靠近它的起点是在脚间窝行走的大脑脚静脉,引流丘脑下静脉。双侧的大脑脚静脉由1支细小的交通静脉互相连接(Duvernoy,1975;Salamon和Huang,1976)。其他属支例如脑室下静脉(inferior ventricular vein,IVV)和外侧房静脉已被描述过(见9.1.2.2节)。基底静脉也引流颞叶内下方的静脉、枕叶内前部的静脉,有时引流后部胼周胝静脉,也被称为压部静脉(见9.1.1.4节)。另1支可与基底静脉连接的是中脑外侧静脉,它走行在中脑外侧沟,也可与岩静脉相连,形成幕上和幕下静脉区之间的吻合(Wolf等,1963;Bradac,1970;Wackenheim和Braun,1970;Salamon和Huang,1976)。

　　许多变异已经被描述过(Padget,1957;Bekov,1965;Babin,1971;Duvernoy,1975;Salamon和Huang,1976):一种变异情况是以中脑后静脉为代表,它从中脑发起,汇入Galen

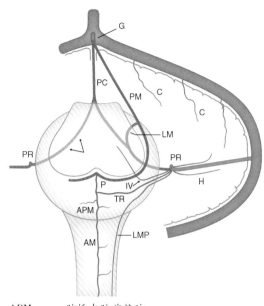

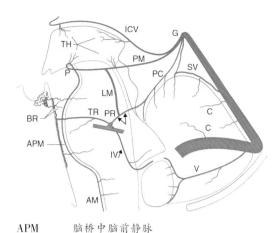

APM	脑桥中脑前静脉
LM	中脑外侧静脉
PM	中脑后静脉
AM	延髓前静脉
LMP	延髓脑桥外侧静脉
P	大脑脚静脉
TR	脑桥横静脉
PC	前中央静脉
↗↘	臂静脉
IV→	IV 脑室侧隐窝静脉
G	Galen 静脉
PR	岩静脉引流入岩上窦
C	小脑半球静脉
H	小脑水平裂静脉

图 9.11　后颅窝静脉前后观。

APM	脑桥中脑前静脉
LM	中脑外侧静脉
PM	中脑后静脉
AM	延髓前静脉
P	大脑脚静脉
TR	脑桥横静脉
PC	前中央静脉
↗↘	臂静脉
TH→	丘脑静脉
ICV	大脑内静脉
G	Galen 静脉
PR	岩静脉(→)引流入岩上窦
BR	桥静脉
SV	上蚓静脉
IV	IV 脑室侧隐窝静脉
C	小脑半球静脉
V	下蚓静脉

图 9.12　后颅窝静脉外侧观。

静脉。它可以取代基底静脉或成为基底静脉的补充,在这种情况下,Duvernoy(1975)提出应该把它称为副基底静脉。基底静脉的远段可以缺如,其近段引流往前下方通过中脑外侧静脉进入岩静脉。在其他情况下,基底静脉第一段与远段不吻合,第一个支流,主要是大脑中深静脉、额部静脉,加入后形成一个共同的主干(颞叶钩回静脉),通常流入海绵窦或旁海绵窦(图9.4,图9.5 和图9.7)。少数情况下,基底静脉可以向后引流,在天幕中短暂行程后汇入直窦(Johanson,1954;Padget,1956;Wolf 等,963;Duvernoy,1975)。

血管造影上,基底静脉在侧位是一个很好辨认的静脉通道,形成一个轻微向上的凹形曲线汇入 Galen 静脉。在前后位,其主干形成一个与大脑脚静脉相应的小弯曲,然后有一段直的向内的行程进入 Galen 静脉。其属支的呈现与识别是不规则的。

室管膜下静脉(ICV,SV,TSV)总是一个典型的模样能被辨认,相对的,一般情况下,基底静脉并不总是显现,这是由于上面描述的变异。基底静脉与中脑后静脉在造影上可以有相同的情形。此外,同样的血管可以有不同的充盈,取决于其回流的注射剂,在颈动脉和椎动脉造影可以不同。该静脉通道可根据不同填充的支流注入,导致颈动脉和椎动脉造影显示不同。尽管如此,我们认为,在日常工作中,这样界定是可以接

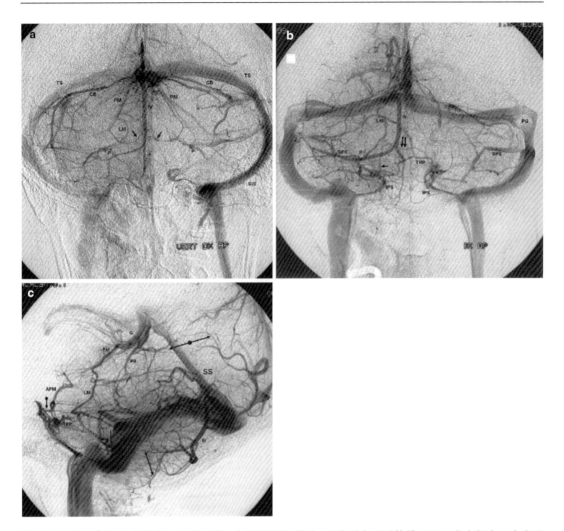

图 9.13   椎动脉造影，静脉期。(a)前后位：大脑脚静脉(箭头)延续到中脑后静脉(PM)。在右侧有一个中脑外侧静脉(LM)，上方连接 PM，下方通过臂静脉连接到岩静脉(P)。下蚓静脉(IV)及其扁桃体属支。小脑半球静脉(CB)引流到 TS，有的先经过一个短的硬膜行程。乙状窦(SiS)延续到颈内静脉。(b)前后位：右侧，LM 把 PM 连接到岩静脉(P)。下蚓静脉(IV)。小脑半球静脉引流到 TS。IV 脑室侧隐窝静脉(箭头)通过 1 支横静脉(双箭头)连接到另一侧。大的脑桥横静脉(TRP)进入岩静脉。岩上窦(SpS)，岩下窦(IpS)，TS 和蛛网膜颗粒(PG)。(c)与(b)相应的侧位观。脑桥中脑前静脉(APM)主要经过脑桥横静脉往下引流到岩静脉(P)。桥静脉到 CS 和 IPS(带点箭头)。中脑后静脉(PM)，中脑外侧静脉(LM)，Galen 静脉(G)，直窦(SS)。下蚓静脉(IV)，也有半球之加入。扁桃体后属支(双箭头)，IV 脑室侧隐窝静脉(箭头)，枕静脉(带点双向箭头)，前中央静脉(PR)。(d)前后位。右侧 LM 通过臂静脉(BR)把 PM 连接到岩静脉(P)。下蚓静脉。小脑半球静脉。(e)与前后位(d)相应的侧位造影。LM 通过臂静脉(BR)把 PM 连接到岩静脉。前中央静脉(箭头)。下蚓静脉及其扁桃体后属支(双向箭头)。模糊的 APM 显影。IV 脑室侧隐窝静脉(带角箭头)。(f)放大(c)的细节，显示脉络膜上静脉(CH)和丘脑静脉(箭头)引流入大脑脚静脉、中脑后静脉进入大脑内静脉(ICV)。(待续)

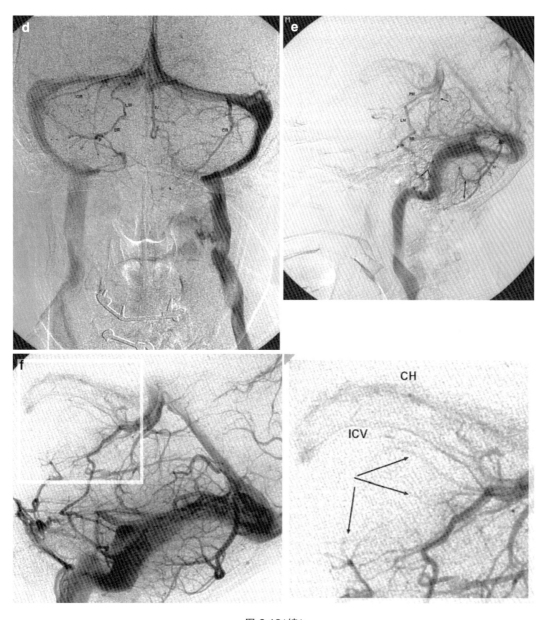

图 9.13(续)

受的;当它引流幕上区血液时,在颈动脉造影上显示的静脉是基底静脉。当它引流幕下区血液时,在椎动脉造影上显影的血管是中脑后静脉。基底静脉绘图和血管造影方面见图 9.2 至图 9.10。

9.1.2.8　静脉

Galen 静脉是独立的静脉干,在被称为"Galen 静脉池"的脑池内,走行在胼胝体压部附近。Galen 静脉终止于直窦。

9.2　幕下脑静脉(后颅窝静脉)

由于后颅窝静脉发育和走行的不规则以及经常重叠,定义一个病例的所有静脉通道是困难和不现实的。然而,某些规律,很多静脉在血管造影的静脉期是可以辨认的。可分为3个大的静脉引流组:上组或者Galen组,汇入Galen静脉;前组或者叫岩组,引流入岩静脉;后组或幕组,直接或间接引流入横窦或直窦(Huang和wolf,1965;huang等,1968,1969;Bradac等,1967;Rosa和Viale,1970;Salamon和Huang,1976;Wackenheim和Braun,1978;Matsushima等,1983)(图9.11至图9.15)。

9.2.1 上组

这组包括许多静脉通道,部分向上进入Galen静脉,部分汇入岩静脉,汇入岩静脉的属于前组。这组静脉是脑桥中脑静脉、延髓静脉、中央前静脉、蚓上静脉(Bradac,1970;Bradac等,1971;Huang和Wolf,1965;Tournade,1972;Duvernoy,1975;Salamon和Huang,1976)。

脑桥中脑前静脉(APM)是一支纵向的静脉通道,在中线或邻近中线的位置走行在脑桥前表面。向上,它经常通过大脑脚静脉连接到基底静脉或中脑后静脉。这些静脉的关系参见9.1.2.7节。在侧位相上,APM很好地勾画出脑桥前面的轮廓,有时APM更靠外侧,因此很难精准定义其形态。它往尾部和延髓前静脉(AM)连接,延髓前静脉走行于延髓前面,继续往尾方汇入脊髓前静脉,往侧方通过脑桥横静脉与岩静脉沟通。如9.3.10节所描述的,桥静脉经常连接海绵窦和APM。

除了前内侧通道,两侧都另有1支纵行的静脉或一组小静脉位于更外侧,形成所谓的桥延外侧静脉(Tournade,1972;Duvernoy,1975)。这个静脉通道走行于下橄榄核后方,到达脑桥侧面,往头端汇入小脑前静脉(小脑水平裂的静脉)、岩静脉的分支。尾部,2支外侧桥延静脉离开外侧的部位在中线汇合入脊髓后静脉。

中脑外侧静脉(ILM)运行在中脑外侧沟,向上引流入BV或中脑后静脉(PM),或

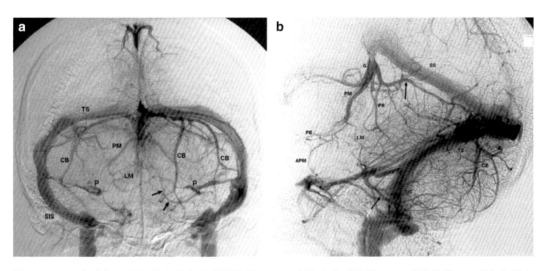

图9.14 (a)前后位。右侧有小的中脑外侧静脉(LM),连接中脑后静脉(PM)到岩静脉(P)引流入岩上窦。小脑半球静脉(CB)引流入TS。乙状窦延续到颈内静脉。IV脑室侧隐窝静脉(双箭头)。没见到典型的下蚓静脉,它的引流可能部分被小脑半球静脉取代,部分被侧隐窝静脉取代。(b)与前后位(a)对应的侧位造影。小的LM。脑桥中脑前静脉(APM)通过大脑脚静脉(PE)连接到PM。前中央静脉(PR),上蚓静脉(arrow),小脑半球静脉(CB),IV脑室侧隐窝静脉(双箭头),Galen静脉(G),直窦(SS),横窦(TS),乙状窦(SiS)。

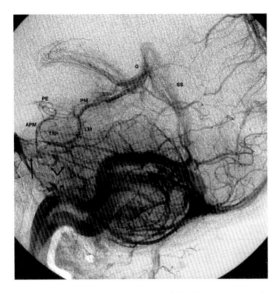

图 9.15 侧位造影。脑桥中脑前静脉（APM）通过大脑脚静脉（PE）连接到中脑后静脉（PM），并且往下通过脑桥横静脉（TRP）连接到岩静脉（P）。桥静脉及 CS 和 IPS（箭头）。LM 把 PM 连接到（P）。脑桥中脑前外侧静脉，通过横静脉连接脑桥中脑前静脉（带点箭头）。Galen 静脉（G）、直窦（SS）有轻微波状行程。由于侧隐窝的小脑半球静脉重叠，下蚓静脉不能辨认。

通过枝静脉向下汇入成岩静脉。两种连接情况都可以存在，所以该静脉变成了吻合通道，连接小脑幕上和幕下静脉。在侧位造影上很好辨认，特别是在中脑沟走行那段。在前后位，它形成了一个凸向内侧基底动脉或中脑后静脉的曲线，走行向下外侧汇入岩静脉。

前中央静脉（PC）是一个单支的中线血管，汇入 Galen 静脉。它在小脑前中央裂处、中央小叶及小舌之间发出，由两三支叫作臂静脉的血管连接，因为它们通过桥臂（小脑中脚）和结合臂（小脑上脚）。通过这些静脉，中央前静脉与岩静脉相连。

上蚓静脉（SV）可以是一个单独的大干也可以是几个分支，沿中央或旁中央越过小脑顶走向前上方，继续走行，它们形成向上的曲线汇入中央前静脉或 Galen 静脉。中央

前静脉和上蚓静脉在侧位造影上勾勒出小脑上蚓部上缘。

9.2.2 岩前组

这组由几个分支组成，它们汇合成一个单一主干——岩静脉，在内耳道上方汇入岩上窦（Huang 等，1968；Bull 和 Kozlowski，1970；Duvernoy，1975；Naidich 等，1976；Salamon 和 Huang，1976）。岩静脉是一个大的但是很短（几毫米）的静脉通道，位于桥小脑角，走行上与三叉神经关系密切。岩静脉的分支是脑桥中脑前静脉，流经脑桥横静脉和中脑外侧静脉以及前中央静脉，后者通过桥臂静脉与岩静脉沟通。在血管造影前后位上，当双侧充盈时，这些血管显示为倒 V 形。在侧位上，桥臂静脉分支可以被看作是向下向前的通道，汇入岩静脉。

这组的其他静脉是那些小脑前面的和四脑室外侧隐窝的静脉，两者都引流入岩静脉。侧隐窝的静脉接受几个分支，特别是来自小脑绒球和扁桃体。它首先向下向前走行，然后转向上到达岩静脉，有时因为典型的走行，在前后位和侧位造影很容易被辨认。小脑半球前静脉包含上下半球的静脉，主要引流入大水平裂（小脑前静脉），也收集外侧桥延静脉，汇入岩静脉。

9.2.3 天幕后组

最重要的静脉是下蚓静脉。它是由扁桃体后的上下支汇合而成，位于小脑扁桃体后方。下蚓静脉是成对的静脉，向后上走行在小脑蚓体沟的旁正中下方，进入直窦或横窦，有时，先经过很短的一段天幕窦。在侧位造影上，可以通过离开枕骨不同距离的典型的走行来辨认这支血管。前后位上，它在正中-旁正中位置。小脑半球后部的静脉通过天幕内的静脉通道直接或间接回流入横窦（Huang 等，1969；salamon 和 huang，1976；Oka 等，1985）。

9.3 硬脑膜窦

头颅静脉窦是位于硬脑膜内的静脉通道,封闭在外层(骨膜层)和内层(硬膜层)之间。硬膜窦的内壁有内皮细胞,但是没有肌肉组织。窦内没有瓣膜,但经常有纤维小梁跨越硬膜窦。蛛网膜颗粒有时非常大,突入到窦内,特别是上矢状窦的顶部,也可能在直窦及横窦。硬膜窦收集大脑深、浅静脉血流,也通过脑膜静脉引流脑膜的静脉血,脑膜静脉和相应的动脉伴行。硬膜窦也和板障静脉沟通,也通过导静脉和颅外静脉系统沟通(参见 10.7 和 10.8 节)。主要通过双侧颈静脉回流。

9.3.1 上矢状窦

上矢状窦在前面起自大脑镰和颅盖骨内层硬膜层的接合处。在这个水平,上矢状窦与鼻腔和面静脉沟通。它沿中线向后延续,贴着颅盖骨,形成典型的向上凸面曲线,终止于窦汇。上矢状窦很小,有时前部缺如,尽管在中后部口径会逐渐增大。可能存在一些变异(Hacker,1974)。它可能回流入一侧的横窦,通常是右侧(图9.1,图9.4和图9.5)。有些案例中,一侧横窦可能发育不良。上矢状窦可以在接近窦汇处分成独立几段,各自汇入同侧横窦或者某段很特殊地汇入枕窦(图9.16b)。可能存在一个小的水平静脉通道连接更远端的两段,要不,远端上矢状窦和窦汇组成一个复杂的小静脉通道网络注入横窦。这些特征在脑血管造影上能被很好地辨认出,特别是前后位(图9.4,图9.6和图9.16a)。上矢状窦在儿童期发育不好,特点是由几个不规则的通道而不是单个硬膜窦。在儿童晚期会发育成最终形态(Harwood-Nash,1974)。

在造影时,通常还有一些没有被认出但应该考虑的解剖学特点。上矢状窦能通过大脑镰内有时很大的静脉通道与下矢状窦沟通(Oka 等,1985)。接近上矢状窦处有扩大的静脉袋称为陷窝与窦沟通。这些是静脉空间,经常在额后部及顶部的硬膜内。陷窝引流脑膜的静脉,但通常情况下与皮层静脉没有沟通,皮层静脉通过陷窝下方到达上矢状窦,尽管一些皮层静脉可能与陷窝在上矢状窦有共同开口。经常有蛛网膜颗粒突入隐窝。

最后应该记住,上矢状窦的血流是层流,因此,在颈动脉血管造影上,它可以显得很小,因为其他部分血流靠对侧颈动脉系统供应。

9.3.2 下矢状窦

下矢状窦(ISS)是一个较小的通道,走行于大脑镰的下游离缘。它自胼胝体前部上方大脑镰的前中部发出。下矢状窦在向后的行程中变大,终止于镰幕交界的尖端,汇入 Galen 静脉。下矢状窦在造影时,并不能经常看到,见图9.8。

9.3.3 直窦

直窦由下矢状窦和 Galen 静脉汇合而成。偶尔基底静脉也会直接汇入。直窦位于中线,是大脑镰和小脑幕的汇合处;通常情况下它是一个通道,但有时可能是两个或三个,向后向下走行,到达窦汇或进入一侧横窦。偶尔也会接受小脑幕内的静脉通道。因为直窦引流大脑半球的血也引流后颅窝的血,当一支颈动脉或椎动脉造影时,它可能仅仅部分充盈, 显示为静脉窦很小的假象(图9.1,图9.3,图9.4,图9.6,图9.11至图9.13和图9.15)。正常人群中,罕见直窦和镰状窦沟通,镰状窦是走行在大脑镰内的胚胎型, 把 Galen 静脉或直窦连接到上矢状窦。可能存在与下矢状窦的沟通。镰状窦正常情况下会消失,但是,有时会与直窦同时存在或取代直窦(Cai 等,2009;Ryu,2010),它可能是单一的,也可能由几支静脉通道组成(图9.16c),有时可能是广泛的静脉网,这些静

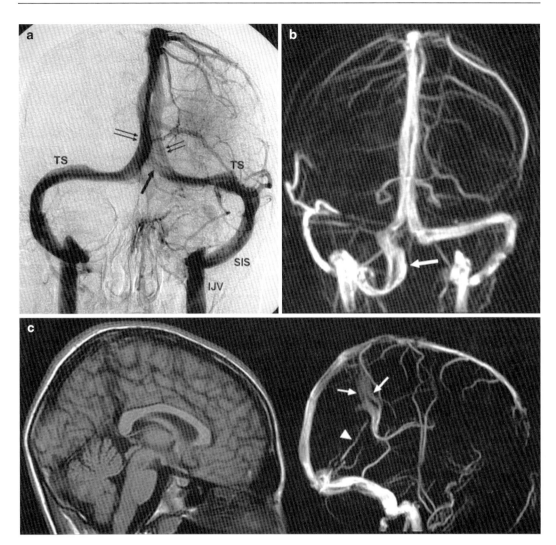

图 9.16　(a) 颈动脉造影,前后位,静脉晚期。SSS(双箭头) 在窦汇分为两个通道,分别引流入左右 TS。一个补充的硬膜通道(箭头) 连接两个窦。(b) MR 血管成像,静脉期。SSS 异常引流。SSS 在后部呈双干。一个引流入左横窦,另一个进入发育良好的枕窦(箭头),延续向右侧 IJV。近端横窦发育不良。(c) 一个年轻患者的 MR T1 加权像(中间矢状面) 和 MR 血管成像。偶然发现一个大的不止一个通道的镰状窦(箭头)。有一个小的直窦(三角箭头)(图片来源:Drs. Gozzoli G. and Boghi A, Neuroradiology—Cuneo)。

脉网并不一定与上矢状窦沟通 (Tubbs 等,2007a)。镰状窦可以在获得性直窦闭塞的情况下出现,特别是 Galen 静脉畸形的时候(参见 12.8 节)。

9.3.4 枕窦,边缘窦

枕窦是个小通道,特殊情况会很大,起自窦汇走行于中线,在后上部末尾与窦汇连通。它向前延续至枕骨大孔的后缘,继续走行进入乙状窦或颈静脉,引流入这些静脉通道。在 Galen 静脉畸形时,它常可发育很好(见第 12.8 节)。一般来说,它会和边缘窦沟通,边缘窦是双侧绕行枕骨大孔的小静脉通道。边缘窦在前方连接斜坡静脉丛和颈静脉球,在前下方连接前内椎静脉丛(McDougall 等,1997)(图 9.4,图 9.16b 和图 9.17)。

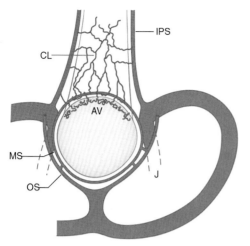

MS	边缘窦,以及与 CL、AV 和 OS 的连接
OS	枕窦,引流入颈静脉球
IPS	岩下窦
J	颈内静脉
CL	斜坡静脉丛
AV	硬膜外椎前静脉丛

图 9.17　边缘窦和枕窦及其属支。边缘窦 (MS)环绕枕大孔,前上方与斜坡静脉丛(CL)相连,前下方与硬膜外椎前静脉丛(AV)相连,后方与枕窦(OS)相连。后者往前引流进入颈静脉球或乙状窦。岩下窦(IPS)连接斜坡静脉丛,再连接硬膜外椎前静脉丛(AV)和颈内静脉(J)。

9.3.5 横窦

　　横窦也叫侧窦,在天幕与颅骨的硬膜连接处,包在两层天幕之间。横窦在枕内隆突起自窦汇,向外侧走,并沿枕骨鳞部的凹槽稍向前行。然后转向下方内侧,离开小脑幕,变成乙状窦。两侧横窦通常不对称(图 9.1,图 9.4 和图 9.5),右侧通常较大。较大的一侧横窦,接受主要的 SSS 血流,SSS 引流大脑半球的上部;较小的一侧横窦接受下矢状窦,引流深部结构。如一些作者指出(Oka 等1985),这种静脉引流的特点可以解释,病变累及一侧或另一侧发育不对称的横窦,症状不同。横窦的近端可能发育不良(图 9.4 和图 9.16b)(Kaplan 等,1973;Hacker,1974),远端常常有 Labbé 静脉注入。像直窦一样,

许多病例只有在颈动脉和椎动脉都造影才能得到横窦的精确形态(图 9.1,图 9.4 至图9.6,图 9.13,图 9.14 和图 9.16a)。

9.3.6 乙状窦

　　乙状窦是横窦的直接延续。乙状窦在颞骨岩部的下部向下向内侧弯曲,到达颈静脉孔,结束在颈内静脉。颈静脉的第一段(颈静脉球)在颞骨的圆形窝处、内听道下方,向上突出。颈静脉球通常在右侧更大,因为同侧的横窦、乙状窦更大(Hacker,1974;Katsuta等,1997)(图 9.13,图 9.14 和图 9.16)。

9.3.7 岩上窦

　　岩上窦(SPS)是个小静脉通道,位于小脑幕在岩骨上缘的附着处。它向外延伸,与横窦连接,并汇入乙状窦;向内侧,进入海绵窦后部。岩上窦最重要的属支是岩静脉(图9.11 至图 9.14,图 9.19 至图 9.21)。

9.3.8 岩下窦

　　岩下窦(IPS)位于颞骨岩部和斜坡之间的凹内。它起自海绵窦后部,向下稍向外汇入颈静脉。许多报道已经关注了颈静脉孔附近的解剖,特别是岩下窦汇入颈静脉的关系(Shiu 等,1968;Miller 等,1993;Gailloud 等,1997;Benndorf 和 Campi,2002;Calzolari,2002;Mitsuhashi 等,2007)。这些研究显示,岩下窦通常是个单一通道,偶尔是由一组静脉丛组成。它多数是汇入颈静脉球,但是也可能延续至颅外,在颅底下方 3~4cm 汇入颈静脉。岩下窦偶尔引流入髁前汇,进而引流入髁前静脉,因此与颈静脉没有沟通。最后,在极少数病例中,岩下窦可以缺如。在颈动脉或椎动脉选择性造影时,岩下窦可以辨认出(图 9.4,图 9.5,图 9.17 至图9.23)。

　　所有这些研究都是很有用的;然而,对于 Katsuta、Arnautovic、San Millan Ruiz 等基

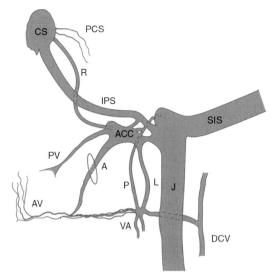

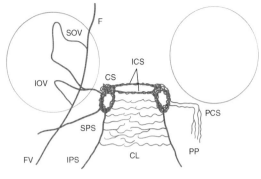

ICS　海绵窦内吻合　　　CL　斜坡静脉丛
CS　海绵窦　　　　　　SOV　眼上静脉
PS　海绵旁窦　　　　　IOV　眼下静脉
PP　翼丛　　　　　　　FV　面静脉
SPS　岩上窦　　　　　　F　额静脉
IPS　岩下窦

图 9.19 海绵窦及其属支,前后位。

ACC　髁前汇
A　　髁前静脉流经舌下通道到达 AV
L　　髁外侧静脉把 ACC 连接到 VA
P　　髁后静脉由 VA 和 DCV 连接到颈静脉球
IPS　岩下窦
CS　海绵窦
PCS　海绵旁窦
R　　Rektorzik 丛
J　　颈内静脉
SIS　乙状窦
AV　硬膜外椎前静脉丛及一些与斜坡静脉丛的
　　连接
VA　椎动脉静脉丛
PV　椎前静脉丛
DCV　颈深静脉

图 9.18 颅颈区静脉引流特别注意髁前汇及其连接,前后位。髁前汇(ACC),髁前静脉流经舌下通道到达 AV(A),髁外侧静脉连接 ACC 到 VA(L),髁后静脉把颈静脉球与 VA 和 DCV(P)连接。岩下窦(IPS)、海绵窦(CS)、海绵旁窦(PCS)、Rektorzik 丛(R)、颈内静脉(J)、乙状窦(SIS)、硬膜外椎前静脉丛及一些与斜坡静脉丛(AV)的连接,椎动脉静脉丛(VA),椎前静脉丛(PV),颈深静脉(DCV)(Modified from San Millar Ruiz)。

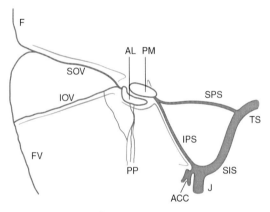

PP　　　　翼丛
AL–PM　　前外–后内段 海绵窦
SPS　　　岩上窦
IPS　　　岩下窦
SOV　　　眼上静脉
IOV　　　眼下静脉
FV　　　　面静脉
F　　　　额静脉
ACC　　　髁前汇
J　　　　颈内静脉
TS　　　横窦
SIS　　　乙状窦

图 9.20 侧位海绵窦及其属支。

于解剖和磁共振影像检查的研究中详细定义的这个区域的静脉, 他们并没有全面描述。这些作者描述了几乎恒定表现的静脉袋叫作髁前汇(ACC),尽管 Trolard 在 1868 年就描述过。它位于颅外,颈静脉内侧,舌下神经管前方, 岩下窦与颈静脉球连接处的尾

侧。ACC 由几个静脉通道的融合形成:前侧、外侧、后侧髁静脉与岩下窦和颈静脉球的小吻合。也存在与椎前静脉丛和颈内动脉静脉

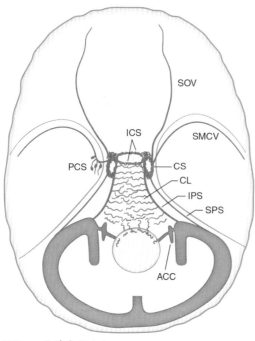

ICS　　海绵窦间吻合
CS　　　海绵窦
PCS　　海绵旁窦
SPS　　岩上窦
IPS　　岩下窦
CL　　　斜坡静脉丛
SMCV　大脑浅中静脉在右侧引流入 CS 在左侧引流入 PCS
SOV　　眼上静脉
ACC　　髁前汇

图 9.21　海绵窦及其属支的上面观。

丛的连接,也叫佩特罗静脉丛(Rektorzik venous plexus)或岩-枕静脉丛(图 9.18 至图 9.21)。

　　髁前静脉通过舌下神经管,到达前内侧椎静脉丛(AV)。这是个硬膜外的静脉网,连接向头侧的斜坡静脉丛及边缘窦,向外侧与环绕寰椎水平的椎动脉的静脉丛沟通(Arnautovic 等,1997)。椎动脉静脉丛的水平部分也向后外侧与深部颈静脉沟通,它继续进入颈部与环绕通过横突孔的椎动脉静脉丛沟通。髁外侧静脉把 ACC 连接到椎动脉静脉丛,更远与前内侧椎静脉丛连接。髁后静脉通过髁后孔,位于枕髁后方。它把颈

静脉球往内侧连接椎静脉并往后方连接颈深静脉。髁后静脉也与髁前汇连接。岩-枕静脉丛沿着岩-枕裂走向颅外,连接髁前汇到颈静脉丛和海绵窦。

　　所有这些和髁前汇有沟通的静脉通道并不是均等发育的,或不都存在。此外,在动脉期或者静脉期造影上,一些连通仅仅在超选择造影上能看到。然而,意识到这些静脉回路的存在是很重要的,因为这些知识对于涉及这些区域的检查有用。确实,岩下窦在海绵窦采血标本诊断垂体腺瘤是一个重要通道,对海绵窦瘘的血管内治疗也很有用。关于这点,在岩下窦的插管过程中应该注意,导管经常会误入髁静脉的一支特别是髁前汇。进一步地,了解这个区域存在的多变的通道对于颅颈交界区硬脑膜动静脉瘘(参见 13.7.6 节)和这个区域的椎动脉直接瘘的诊断及血管内治疗是必要的(见第14 章)。

　　最后,正如之前和最近的研究(Epstein 等,1970b;Eckenhoff,1970;Braun 和 Tournade,1977;Arnautovic 等,1997;Valdueza 等,2000;San Millan Ruiz 等,2002),应该注意通过这些连接,大脑的静脉引流是可变的。仰卧位直接回流入颈内静脉,或者坐直时,回流入髁前静脉和椎动脉的静脉丛,在颈内静脉回流障碍时,是一个可能的侧支路径。

9.3.9 蝶顶窦

　　蝶顶窦(SpS)也叫 Breschet 窦(Breschet,1829),在蝶骨小翼下表面往内侧走行。它引流入海绵窦或海绵旁窦。它也会沿着中颅窝走行,向后引流入横窦。它回收大脑中浅静脉、有时回收脑膜中静脉,以及位于颞极的颞静脉(Tubbs 等,2007b)。

9.3.10 海绵窦

　　常被称为海绵窦(CS)的静脉窦是一

对靠近蝶骨体两侧的结构（图 9.18 至图 9.21）。它起自两侧硬膜的折叠处并分成两层：内侧（骨膜层），紧贴在蝶骨的骨膜面，外层，形成中颅窝的内侧壁。外层也形成窦的顶部，继续向内侧进入鞍隔，它从眶上裂向前延续至岩尖部后部。事实上，如 2.3 节所描述的一样，它不是个典型的静脉窦，而是一个容纳血管和神经的空间（颈内动脉和静脉），被称为海绵窦腔隙（Taptas，1982）。

至于静脉组成，根据 Parkinson（1973）（1982）、Taptas（1982）、Parkinson 和 West（1982）等的解剖学研究，海绵窦被认为是由几支小静脉组成的网络而形成的静脉丛。每簇静脉丛通过前后的走行于鞍隔硬膜内的小通道相互沟通，这些小通道环绕垂体形成所谓的冠状窦。

颈内动脉的存在导致海绵窦两个静脉隔间的形成，一个前外侧，一个后内侧。这两个隔间之间相互有沟通，并和几个输入输出的静脉相连。

前方，静脉丛通过眶上裂接受上下眼静脉。外侧，有大脑浅中静脉加入，后者也可以汇入海绵间窦（PCS）。海绵间窦的特点是，一小丛静脉穿过颅底的孔进入翼丛。海绵窦和海绵间窦之间有许多连通。在某些情况下，该大脑中浅静脉可以进入所谓的外侧海绵窦，这是一个小静脉空间，San Millan Ruiz 等（1999）和 Gailloud 等（2000）描述过，其位于海绵窦的外侧壁内。外侧海绵窦可以连到海绵窦丛，可以双向引流或直接进入翼丛，或通过蝶顶窦向后方引流到横窦。在脑血管造影前后位，它可能被认为是海绵窦外侧的薄层静脉结构（图 9.5）。另一个侧属支是大脑中深静脉，正常引流入基底静脉，但偶尔也会通过钩回静脉进入海绵窦或海绵间窦。

后内侧隔间与岩上窦、岩下窦和一个沿斜坡向下至枕骨大孔的硬膜静脉网沟通（Hanafee 等，1965；Doyon 等，1974）。斜坡静脉丛在尾侧与前椎静脉丛相连，在后外侧与边缘窦连通。桥静脉可以把海绵窦的后内侧静脉丛与斜坡静脉网和脑桥静脉与大脑脚的静脉连起来（Matsushima 等，1983；Kiyosue 等，2008）（图 9.10，图 9.13 至图 9.15）。

我们通常是在颈动脉或椎动脉造影的静脉期辨认叫作海绵窦的静脉丛，或者通过岩下窦或面静脉和眼静脉的超选择造影来对其进行研究（图 9.4，图 9.5，图 9.7，图 9.10，图 9.22 和图 9.23）。

9.3.11 眼上静脉

眼上静脉（SOV）在靠近鼻腔顶部，眼眶上内侧角，由上部属支、额颞叶静脉的延续，和下部属支、内眦静脉（面静脉）延续的融合点起始（图 9.19 至图 9.21）。它向后侧、外侧走行，首先出肌圆锥，然后进入圆锥，进一步沿上直肌的下表面向外侧走行。

在它的行程中，在上面与眼动脉及视神经交叉。这个静脉最终走向内、下方，再次离开肌圆锥，通过眶上裂，进入海绵窦的前外侧隔间（Hanafee 等，1965/1968；Lombardi 和 Passerini，1967；Doyon 等，1974）。可能在某些情况下，不是流入海绵窦而是流入海绵旁窦。这可以解释一些类型的瘘充盈眼上静脉而不牵涉到海绵窦（Theron 等，1975；Bradac 等，1981b）（也见 13.7 节第 2 点）。

9.3.12 眼下静脉

眼下静脉（IOV）是支小静脉，有时被一个细小的静脉通道网替代。它在肌圆锥内、下直肌的上面向后走行。眼下静脉直接汇入或者通过眼上静脉汇入海绵窦。向前方，连通面静脉；向后方，经过眶下裂的细小静脉吻合，与翼静脉丛相沟通。

眼上静脉与眼下静脉都进入海绵窦，通过与面静脉、额静脉、翼静脉丛的沟通，引流眶内结构（眼球、肌肉、脂肪、泪腺）和颅面结

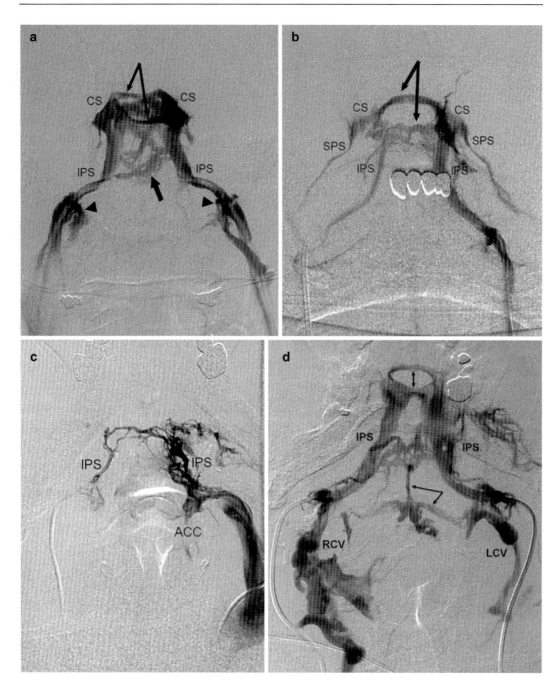

图 9.22　选择性岩下窦导管造影。(a)导管在双侧 IPS。海绵窦(CS)。双侧海绵窦之间的连接(冠状窦,带角箭头)。斜坡静脉丛(箭头)。髁前汇(三角箭头)。外侧髁静脉也充盈,左侧显示更清晰。(b)左侧 IPS 注入(对比剂)右侧也逆行注入显影 IPS。海绵窦(CS),岩上窦(SPS)。两侧海绵窦之间的连接(带角箭头)。(c)IPS 注射显示它由一个静脉网组成。部分逆行注射使对侧 IPS 显影。髁前汇(ACC)。(d)双侧 IPS 选择性导管造影。导管放在 IPS 的远端。通过左侧导管注射对比剂。逆向充盈左侧髁外侧静脉(LCV)。通过 ACC 使连接斜坡静脉丛(带角箭头)的 AV 显影。海绵窦间连接(箭头)。逆向充盈的右侧 IPS,右侧髁外侧静脉(RCV)远端连接椎动脉静脉丛。

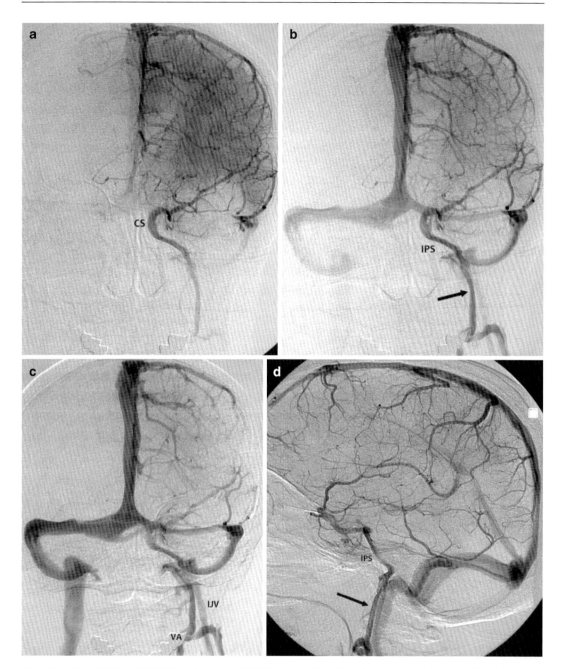

图 9.23 颈动脉造影：静脉期前后位。(a,b)海绵窦(CS)引流入岩下窦(IPS)。在晚期影像可见后者好像有小的连接到颈静脉球(c)。然而，主要的引流方向是一个与 IJV 不连的静脉通道(箭头)，考虑到它的行程，它好像是一个髁静脉，可能在外侧向尾侧引流入椎动脉静脉丛(VA)，然后连接到颈深静脉的远侧部分。(d)侧位，标志相同。

构。这也解释了眼静脉特别是眼上静脉,经常在颈外动脉造影的静脉期显示出来(Tornow 和 Piscol,1971;Hacker 和 Porrero,1969;Bradac 等,1974)。

眼上静脉是治疗涉及海绵窦静脉丛瘘的重要通路。特别在岩下窦不能插入导管(血栓堵塞、异常引流),或者静脉在眼上脉直接优势引流,这时可以通过面静脉、额静脉、颞浅静脉到达眼上静脉 (Agid 等,2004;Kirsch 等,2006;Kato 等,2007)。

(赵同源 蔡栋阳 译 薛绛宇 闫峰 校)

第 10 章

颅外静脉引流

10.1 眶静脉

眶静脉由原始上颌静脉和眶上静脉发展而来,是原始硬膜丛的前部或原始头窦分支(也见于 10.9 节),这种胚胎学演变的结果是眼上、下静脉向后引流至海绵窦。眶静脉前方与面静脉、额静脉相交通。与翼丛也相连(参见第 9 章"眼上、下静脉"部分)(图 10.1)。

10.2 面静脉

面前静脉与角静脉共同起自鼻眶角,并与眼静脉吻合。面静脉沿面部往下、往后斜行,越过下颌之后马上与后下腭静脉汇合;它们共同形成面总静脉,在舌骨水平汇入颈内静脉(Osborn)。

面前静脉接受眶、唇、面部皮肤、肌肉以及颏-颏下区的属支汇流。偶然,舌静脉与甲状腺上静脉也加入面前静脉,而不是分别回流入颈内静脉。面静脉在后方通过面深静脉与翼丛连接。

10.3 下颌后静脉

下颌后静脉,又名面后静脉,在下颌颈

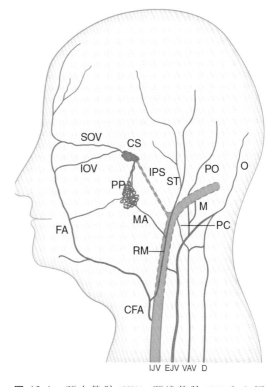

图 10.1 颈内静脉(IJV);颞浅静脉(ST)和上颌静脉(MA)汇入下颌后静脉(RM)。翼丛(PP);面静脉(FA);面总静脉(CFA)由 RM 和 FA 汇合而成,进入 IJV。耳后静脉(PO);颞浅静脉(ST);枕静脉(O);PO 和 O 汇入颈外静脉(EJV)。乳突静脉(M);下颌后突静脉(PC);部分枕静脉和椎动脉的静脉丛(VAV)通过与颈深静脉(D)的一些连接引流入该静脉。上-下眼静脉(SOV-IOV),前方接连面静脉和额静脉,后方连接海绵窦(CS)。岩下窦(IPS)。

的下方由上颌静脉与颞浅静脉汇合而成。上颌静脉引流翼静脉丛。后者是一个静脉网,位于翼状肌内,接收来自鼻口区和咀嚼区的数个静脉的回流。翼状静脉丛通过面深静脉与面前静脉相连,也与颅内海绵间窦窦-海绵窦相连。颞浅静脉引流颞区。

下颌后静脉与颈外动脉、面神经一起穿过腮腺,穿行过程中颈外动脉位于其后内侧,而面神经位于其外侧(图2.1)。下颌后静脉加入面前静脉后,一起形成面总静脉,进入颈内静脉。

10.4 耳后静脉和枕静脉

耳后静脉后行抵达耳廓,与枕静脉相连,在颚角下方共同加入颈外静脉(EJV)。这两个静脉引流耳廓和枕区头皮、肌肉的静脉血。EJV也接受下颌后静脉的吻合支,走行在颈阔肌及其浅筋膜之间的浅面,在颈内静脉(IJV)附近的外侧,终止于头臂静脉。

10.5 颈深静脉

走行在颈深部肌肉之间,并引流它们。颈深静脉有时可以很粗大(Pernkopf,1980;San Milan Ruiz等,2002)。它引流枕静脉,并与后突静脉、椎静脉的静脉丛相连(图9.18)。在远端,该静脉也可以作为独立的结构,或者先加入椎动脉静脉丛,而后进入头臂静脉。

10.6 椎动脉的静脉丛

由缠绕椎动脉的静脉网形成,在横突孔内伴随椎动脉穿过该孔。在椎动脉水平段,静脉丛在内侧与椎前硬膜外丛相连,在后外侧与颈深静脉相连。其他有连接髁后静脉、髁外静脉,以及间接连接到ACC、IJV和SiS(也参见9.3.8节)。远端和颈深静脉一起终

止于头臂静脉(图9.18)。

10.7 导引静脉

这些静脉穿过颅骨穹隆,把颅内硬膜窦与颅外静脉连接起来。位置不恒定,它们可以根据相关的硬膜窦分类。

1.与上矢状窦(SSS)有关的导引静脉:1支导引静脉可以把穿过盲孔的鼻腔静脉与SSS连接。另1支导引静脉可以在顶区把SSS与头皮静脉连接。

2.与窦汇和(或)横窦(TS)和乙状窦(SiS)有关的导引静脉:常见的为乳突静脉和髁后静脉。乳突静脉穿过乳突孔,把耳后静脉或枕静脉连接到横窦,髁后静脉起自乙状窦或颈静脉球,与椎动脉旁静脉丛相连。在这一组中,也包括髁前静脉,穿过髁孔,连接髁前汇(ACC)到硬膜外前椎静脉丛(图9.18)。一个罕见的连接可以出现在横窦-窦汇与枕静脉之间。

3.与海绵窦(CS)相连的导引静脉:一个小吻合,经过海绵间窦连接海绵窦和翼丛。一个少见的连接是岩枕窦,连接CS和ACC。

10.8 板障静脉

这些静脉行走在板障内,与头皮静脉、硬膜窦、脑膜静脉相连,硬膜静脉与相应的硬膜动脉伴行,最大的硬膜静脉与脑膜中动脉相伴。正常血管造影不能辨认板障、头皮和硬膜静脉,但在病理状态下可见,比如头皮、颅骨病变、静脉窦血栓形成,以及少数情况,如动静脉畸形和肿瘤。

10.9 颈内静脉

IJV是SiS下方的延续,从颈静脉孔的后部开始,在其起始部位形成一个小膨胀,

第 10 章

颅外静脉引流

10.1 眶静脉

眶静脉由原始上颌静脉和眶上静脉发展而来,是原始硬膜丛的前部或原始头窦分支(也见于 10.9 节),这种胚胎学演变的结果是眼上、下静脉向后引流至海绵窦。眶静脉前方与面静脉、额静脉相交通。与翼丛也相连(参见第 9 章"眼上、下静脉"部分)(图10.1)。

10.2 面静脉

面前静脉与角静脉共同起自鼻眶角,并与眼静脉吻合。面静脉沿面部往下、往后斜行,越过下颌之后马上与后下腭静脉汇合;它们共同形成面总静脉,在舌骨水平汇入颈内静脉(Osborn)。

面前静脉接受眶、唇、面部皮肤、肌肉以及颏-颏下区的属支汇流。偶然,舌静脉与甲状腺上静脉也加入面前静脉,而不是分别回流入颈内静脉。面静脉在后方通过面深静脉与翼丛连接。

10.3 下颌后静脉

下颌后静脉,又名面后静脉,在下颌颈

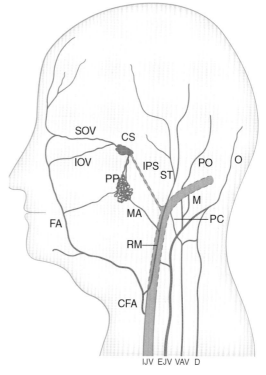

图 10.1 颈内静脉(IJV);颞浅静脉(ST)和上颌静脉(MA)汇入下颌后静脉(RM)。翼丛(PP);面静脉(FA);面总静脉(CFA)由 RM 和 FA 汇合而成,进入 IJV。耳后静脉(PO);颞浅静脉(ST);枕静脉(O);PO 和 O 汇入颈外静脉(EJV)。乳突静脉(M);下颌后突静脉(PC);部分枕静脉和椎动脉的静脉丛(VAV)通过与颈深静脉(D)的一些连接引流入该静脉。上-下眼静脉(SOV-IOV),前方接连面静脉和额静脉,后方连接海绵窦(CS)。岩下窦(IPS)。

121

的下方由上颌静脉与颞浅静脉汇合而成。上颌静脉引流翼静脉丛。后者是一个静脉网，位于翼状肌内，接收来自鼻口区和咀嚼区的数个静脉的回流。翼状静脉丛通过面深静脉与面前静脉相连，也与颅内海绵间窦窦–海绵窦相连。颞浅静脉引流颞区。

下颌后静脉与颈外动脉、面神经一起穿过腮腺，穿行过程中颈外动脉位于其后内侧，而面神经位于其外侧（图 2.1）。下颌后静脉加入面前静脉后，一起形成面总静脉，进入颈内静脉。

10.4 耳后静脉和枕静脉

耳后静脉后行抵达耳廓，与枕静脉相连，在颚角下方共同加入颈外静脉（EJV）。这两个静脉引流耳廓和枕区头皮、肌肉的静脉血。EJV 也接受下颌后静脉的吻合支，走行在颈阔肌及其浅筋膜之间的浅面，在颈内静脉（IJV）附近的外侧，终止于头臂静脉。

10.5 颈深静脉

走行在颈深部肌肉之间，并引流它们。颈深静脉有时可以很粗大（Pernkopf，1980；San Milan Ruiz 等，2002）。它引流枕静脉，并与后突静脉、椎静脉的静脉丛相连（图 9.18）。在远端，该静脉也可以作为独立的结构，或者先加入椎动脉静脉丛，而后进入头臂静脉。

10.6 椎动脉的静脉丛

由缠绕椎动脉的静脉网形成，在横突孔内伴随椎动脉穿过该孔。在椎动脉水平段，静脉丛在内侧与椎前硬膜外丛相连，在后外侧与颈深静脉相连。其他有连接髁后静脉、髁外静脉，以及间接连接到 ACC、IJV 和 SiS（也参见 9.3.8 节）。远端和颈深静脉一起终

止于头臂静脉（图 9.18）。

10.7 导引静脉

这些静脉穿过颅骨穹隆，把颅内硬膜窦与颅外静脉连接起来。位置不恒定，它们可以根据相关的硬膜窦分类。

1.与上矢状窦（SSS）有关的导引静脉：1支导引静脉可以把穿过盲孔的鼻腔静脉与 SSS 连接。另 1 支导引静脉可以在顶区把 SSS 与头皮静脉连接。

2.与窦汇和（或）横窦（TS）和乙状窦（SiS）有关的导引静脉：常见的为乳突静脉和髁后静脉。乳突静脉穿过乳突孔，把耳后静脉或枕静脉连接到横窦，髁后静脉起自乙状窦或颈静脉球，与椎动脉旁静脉丛相连。在这一组中，也包括髁前静脉，穿过髁孔，连接髁前汇（ACC）到硬膜外前椎静脉丛（图 9.18）。一个罕见的连接可以出现在横窦–窦汇与枕静脉之间。

3.与海绵窦（CS）相连的导引静脉：一个小吻合，经过海绵间窦连接海绵窦和翼丛。一个少见的连接是岩枕窦，连接 CS 和 ACC。

10.8 板障静脉

这些静脉行走在板障内，与头皮静脉、硬膜窦、脑膜静脉相连，硬膜静脉与相应的硬膜动脉伴行，最大的硬膜静脉与脑膜中动脉相伴。正常血管造影不能辨认板障、头皮和硬膜静脉，但在病理状态下可见，比如头皮、颅骨病变、静脉窦血栓形成，以及少数情况，如动静脉畸形和肿瘤。

10.9 颈内静脉

IJV 是 SiS 下方的延续，从颈静脉孔的后部开始，在其起始部位形成一个小膨胀，

称为颈静脉球。颅外段 IJV 在颈内动脉外侧行走在颈动脉间隙(图 2.1),然后终止于头臂静脉。后者左侧很短。IJV 经常不对称,一侧明显大于另一侧。

IJV 是脑实质的主要颅外静脉引流去处。在颅外的回流支中,最重要的是面总静脉。IJV 与岩下窦、髁静脉的连接,参见 9.3.8 节。

头臂静脉的行程及属支,经解剖和造影研究,都已经熟知。在常用的前后位,对 IJV 插入导管中,IJV 从头臂静脉干发起,在甲状腺下静脉(有时很粗大)外侧和椎静脉以及 EJV 的内侧。往头端,椎静脉经常收集作为属支的远端颈深静脉后,加入环绕椎动脉的椎静脉丛,然后椎静脉则位于 IJV 的内侧。

(蔡栋阳 薛绛宇 译 吉训明 校)

第 11 章

颅内动脉瘤

11.1 发病率

颅内动脉瘤确切的发病率目前尚不清楚,从尸检研究来看,其发病率大约在 5%(stehbebs,1972,1990)。

11.2 类型和位置

颅内动脉瘤最常见的是囊状类型(浆果样动脉瘤),多位于 willis 动脉环的分叉部。最常见的部位是颈内动脉(30%~35%),其中位于后交通动脉处的约占一半以上。发生于大脑前动脉部位的动脉瘤也比较常见(33%~34%),其次为大脑中动脉(20%)。后循环部位的动脉瘤相对较少见(10%),其中基底动脉动脉瘤约占一半(Locksley,1966a,b;Weir,1987;Nakstad 等,1988)。

多发颅内动脉瘤的发病率等为 20%~40%(Locksley,1966a,b;Nakstad 等,1988;Osborn,1999;Rinne 等,1994),女性比男性更常见。在那些易于出现多发动脉瘤的病患中,这些动脉瘤也并不总是被同时发现,而是常常在不同的年龄阶段依次出现,这也可解释文献中报道的"再发"动脉瘤有时出现在第一个动脉瘤诊断后的数年(Wermer 等,2005)。此外,多发动脉瘤的存在表明,至少在这些病例中我们需要处理的不仅仅是单个动脉瘤,而需要关注脑血管的病变是否有持续进展(Bruneau 等,2011)(图 11.14c-f)。

11.3 大体表现

囊状动脉瘤大小不同,研究发现,大部分颅内动脉瘤直径为 5~7mm,也有更小的和更大的;大于 25mm 的动脉瘤被称为巨大动脉瘤;囊状动脉瘤可以呈圆形或长方形;颅内动脉瘤的表面可能存在规则的或者不规则的小泡,在蛛网膜下隙出血的患者当中,这些小泡常提示出血点。病理研究表明,颅内动脉瘤的瘤颈部和瘤囊内弹力层以及中膜缺失。

11.4 发病机制

脑血管和颅内动脉瘤有一些特殊的结构特点。脑部动脉由 4 层构成,分别是外膜、中膜、内弹力层和内膜,不存在外弹力层;脑血管的壁较薄,位于外部支撑比较少的蛛网膜下隙。典型的颅内动脉瘤呈囊状,这和主动脉以及其他颅外血管动脉瘤多呈纺锤形完全不同(Stehbens,1990;Powell,1991)。20 世纪 30 年代早期,有些组织学研究

(Forbus,1930)表明,发生动脉瘤的血管壁存在先天性的中膜断裂,这些部位成为力学上的最薄弱部。随后的研究发现,在没有动脉瘤的正常人血管中,这些中膜断裂也很常见。今天普遍被接受的是动脉瘤是一种后天获得的血管内弹力膜和中膜退化性病变,并且动脉粥样硬化在这个过程中起了重要的作用(Glynn,1940;Carmichel,1950;Crompton,1966a,b;Stehbens,1959,1972,1989,1990)。其他研究(Pope 等,1984;Pope,1989;Ostergaard 和 Oxlund,1987;Chyatte 等,1990)也显示,动脉瘤患者脑血管中膜的 III 型胶原蛋白下降导致的网状纤维数量减少,而这可能是由于未被发现的结缔组织蛋白代谢障碍。这其中的部分患者可以被证实存在遗传性疾病(Chyatte 和 Mjerzejewski,1991)。

这些退行性改变导致血管壁变得的薄弱,再加上血流动力学因素,包括高血压、Willis 环变异以及动静脉畸形等,这些均在动脉瘤的形成过程中起到进一步的作用。动脉瘤合并脑血管畸形详见第 12 章。还有其他一些形成动脉瘤的不常见病理学因素,其中包括一些全身性的结缔组织疾病,比如肌纤维结构发育不良、Ehlers-Danlos 综合征、马方综合征、神经纤维瘤病、多囊肾以及主动脉缩窄。这些患者当中,高血压常常是一个辅助因素(Schwartz 和 Baronofsky,1960;Handa 等,1970a;Stehbens,1989;Osborn,1999;Benyounes 等,2011)。

颅内动脉瘤能发生在感染性疾病、动脉炎以及心房黏液瘤的患者当中。其他可以促进动脉瘤发生的因素,包括吸烟、酗酒和口服避孕药(Hillbom 和 Kaste,1982;Lindergard 等,1987;Juvela 等,1993)。一些家族中动脉瘤的发病率也较高(Edelsohn 等,1972;Hashimoto,1977;Crompton,1979;Norrgard 等,1987)。最后,颅内动脉瘤可能发生在外伤性病变当中,血管壁破坏形成

夹层或假性动脉瘤(Birley 和 Trotter,1928;Benoit 和 Wortzman,1973;Jacobson 等,1984;Bozzetto-Ambrosi 等,2006;De Andrade 等,2008;Nakstad 等,2008)。以前对颅脑损伤的患者,经常应用脑血管造影的检查方法去明确颅内损伤情况,因此,可以较容易发现创伤性颅内动脉瘤。现在的颅脑损伤是用 CT 来进行诊断,颅脑损伤诊断的准确性较以前提高了,但是会漏掉微小的颅内动脉瘤。据 Jussen 等人[16]的报告,对合并颅内出血的严重脑外伤患者推荐进行 CT 血管成像或者脑血管造影以排除血管病变,比如脑血管或硬膜血管的动脉瘤。自发性夹层动脉瘤详见第 16 章。

11.5 临床表现

颅内动脉瘤在成年人中很常见,女性较多见;儿童中罕见,其中男孩较常见些。临床上诊断颅内动脉瘤的 90% 表现为蛛网膜下隙出血(10 例蛛网膜下隙出血/年/100 000人)。CT 上的蛛网膜下隙出血以及脑室系统出血很容易被识别。出血可能会累及邻近的脑实质,特别是在大脑中动脉和大脑前动脉动脉瘤患者当中,而颅底附近的动脉瘤出血有时可见出血累及硬膜下腔。Symonds 医生在 1923-1924 年首先描述了蛛网膜下隙出血的典型症状,并且把它和颅内动脉瘤破裂联系起来。今天临床上典型的突发性头痛、颈强直、呕吐和突发的意识障碍(嗜睡、意识蒙胧和昏迷)的蛛网膜下隙出血病例很容易得到正确地识别和诊断。一些病例由于高颅内压,患者可以在数分钟或数小时内死亡。另一些患者因出血量少(预警性渗血),临床症状轻微而可能会被误诊,蛛网膜下隙出血也可能会被漏诊。严重的蛛网膜下隙出血可能会合并有肺部并发症、心脏功能紊乱,包括心律失常、肌钙蛋白升高、心肌梗死以及所谓的

"神经源性心肌顿抑"（Kono 等，1994；Urbaniak 等，2007；Frontera 等，2008）。所有的这些心脏并发症都可以导致脑梗死（Mayer 等，1999；Gaita 等，2002；Jain 等，2004；Lee 等，2006b）。后交通动脉瘤和基底动脉瘤的患者可表现为动眼神经麻痹等颅神经功能障碍，这个位置的大型动脉瘤也会可能引起三叉神经痛。而大型的前交通动脉瘤和颈-眼动脉瘤可以表现为视交叉和（或）视神经受压导致的视觉症状，以及第三脑室受压导致的脑积水。基底动脉和大脑中动脉瘤可以产生脑组织受压的症状。

海绵窦内动脉瘤可以表现为典型的海绵窦综合征。一些特殊病例，颅内动脉瘤可以表现为脑缺血症状，多发生在未破裂、部分血栓化的动脉瘤（Antunes 和 Correll，1976；Stewart 等，1980）。缺血是因为邻近动脉瘤的穿支血管受影响或者瘤腔内血栓脱落栓塞远端血管。随着 MR 和 CT 在临床上的逐渐普及，因为其他原因行 CT 或 MRI 检查而被偶然发现的无症状颅内动脉瘤越来越多，对这些动脉瘤的临床问题和治疗在 11.10 节进行讨论。

11.6 动脉瘤的位置

11.6.1 颈内动脉颅外段动脉瘤

这个位置的动脉瘤不常见（图 16.3），创伤是可能的病因之一。高龄患者中动脉粥样硬化可能是另一个原因。年轻患者当中，动脉瘤可能合并肌纤维发育不良或者是胶原病，例如 Ehlers-Danlos 综合征。在 Ehlers-Danlos 综合征中，夹层动脉瘤比较常见。

11.6.2 颈内动脉岩段动脉瘤

这种动脉瘤十分罕见。动脉粥样硬化、发育不良是可能的发病机制（图 11.1）。

11.6.3 颈内动脉床突旁动脉瘤

动脉瘤出现于前床突附近，可以将其分为 3 个亚组：海绵窦、眼动脉和垂体上动脉。海绵窦动脉瘤位于海绵窦内，硬膜外。海绵窦动脉瘤患者可以无症状，或者是瘤体较大时，表现为首先由 Jefferson 描述的海绵窦综合征。海绵窦综合征的症状涉及第 3、4、6 颅神经，部分患者可累及第 5 颅神经（图 11.2）。一般而言，这个位置的动脉瘤无蛛网膜下隙出血的风险，临床预后是良好的。如果要选择治疗（血管内颈内动脉闭塞、支架辅助弹簧圈栓塞或密网支架），那么，动脉瘤的大小、患者的症状、年龄均应该作为考虑因素。

动脉瘤可以在蝶窦和鼻腔中破裂，导致致命的鼻出血，但是这是极其罕见的（Linskey 等，1990）。有些海绵窦动脉瘤病例，即使非常小，也能向上延伸到达蛛网膜下隙，破裂后可以形成蛛网膜下隙出血。这种情况主要是由于硬膜环绕颈内动脉形成硬膜环，颈内动脉通过硬膜环变为硬膜内，并且硬膜环的内侧并不紧贴动脉，因此形成了一个小孔，通过这个小孔，海绵窦内动脉瘤或者硬膜环附近发生的动脉瘤可以延伸到硬膜内，这种动脉瘤称为颈动脉窝动脉瘤（图 11.3）。

眼动脉瘤起自颈内动脉眼段（见解剖），动脉瘤起源于眼动脉或者附近结构。它们直接向上，有时向内生长，常常瘤体很大（图 11.4 至图 11.6）。

垂体上动脉瘤十分罕见。它们起自垂体上动脉连接部，直接向下、向内朝向视交叉和蝶鞍生长，体积大时，可达鞍内（图 11.7）。

11.6.4 后交通段和脉络膜段动脉瘤

这类动脉瘤包括后交通动脉瘤和脉络膜前动脉瘤。后交通动脉瘤起自后交通动脉起始部；它们指向后方，可以压迫第 3 对颅

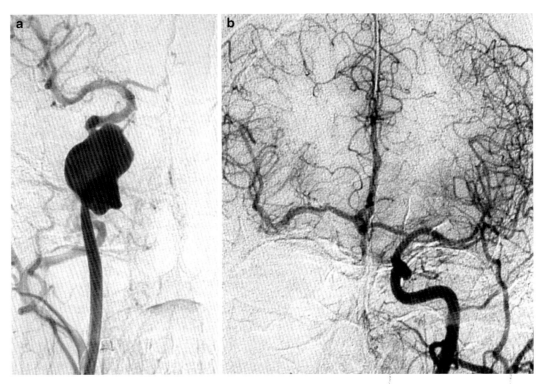

图 11.1 表现为展神经麻痹的右侧颈内动脉岩段巨大动脉瘤。(a)右侧颈动脉造影显示动脉瘤,通过颈内动脉闭塞来治疗。(b)左侧颈动脉造影显示良好的侧支循环并且未见动脉瘤显影。闭塞颈内动脉前,先进行了颈内动脉球囊闭塞试验,在动脉瘤对侧颈内动脉注入造影剂来检测 Willis 环有效性和闭塞侧的静脉期表现。检测结果显示,闭塞侧的静脉期延迟不超过 2s。

神经。后交通动脉瘤体积常较大,呈长型,且动脉瘤壁不规则(图 11.8a,b)。少见的类型是动脉瘤直接起自后交通动脉主干("真正"的后交通动脉瘤,图 11.8c,d)(He 等,2011)。这些"真正"的后交通动脉瘤病例的发病机制可能是夹层,常常是累及到丘脑前穿通动脉的夹层(Nakao 等,2004;Duncan 和 Terblanche,2005;Kocak 等,2013)。

脉络膜前动脉瘤,起自脉络膜前动脉的起始部或者是远端(图 11.9),它们多指向后外侧,常比后交通动脉瘤小。可变数量的穿支动脉起自颈内动脉脉络膜段,并在瘤颈周围出现拉伸。在血管内治疗当中,尽管从多个投影角度来观察,清晰地显示动脉瘤颈有时仍然很困难。另外,动脉瘤有时直接起源于脉络膜前动脉第一段。

11.6.5 颈内动脉分叉部动脉瘤

这是典型的颈内动脉 T 形分叉动脉瘤,类似于基底动脉顶端动脉瘤(Ingebrigtsen 等,2004;Van Rooij 等,2008)。它们相对罕见,并且从血管造影上很容易被识别。它们有时会很大,有时表现为宽颈动脉瘤。起自脉络膜段、大脑前动脉 A1 段和大脑中动脉 M1 段的穿支动脉,有时会动脉瘤颈和动脉瘤后壁被拉伸(图 11.10 和图 5.4 b)。

11.6.6 大脑前动脉瘤

此部位动脉瘤十分常见,主要起自大脑前动脉 A1 和 A2 之间的夹角。动脉瘤颈常比较宽,部分涉及邻近的 A1、A2 或前交通动脉。解剖部分中已经提及,这些动脉瘤经

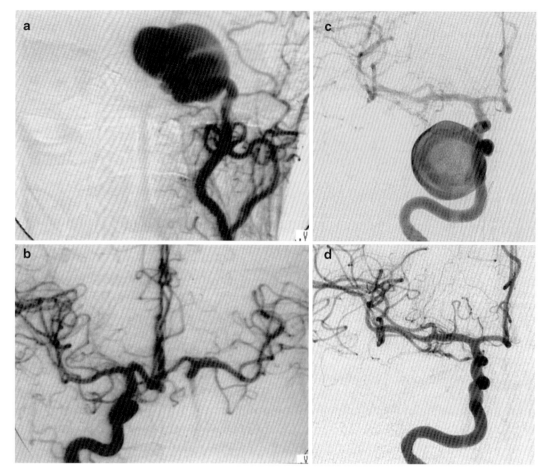

图 11.2　(a,b)表现为急性海绵窦综合征的颈内动脉海绵窦段巨大动脉瘤。(a)左侧颈动脉造影显示动脉瘤,而颅内分支血管没有造影剂进入。(b)右侧造影显示 Willis 环良好的侧支循环。球囊闭塞以后,描述如图 11.1,左侧颈内动脉被球囊闭塞。(c,d)另 1 例用血流导向装置(SILK)治疗后的表现为海绵窦综合征的颈内动脉海绵窦段巨大动脉瘤患者。术前(c)和术后(d)血管造影。

常与不规则的 Willis 环前部有关。此外,还有很多穿支动脉从大脑前动脉 A1 段和前交通动脉发出,在动脉瘤的治疗当中这些因素都应该被考虑到(图 4.4,图 4.8 至图 4.10,图 4.11a,图 4.12,图 4.14 和图 11.11)。经常可以发现动脉瘤起自 A1 段,在这种情况下可以假设动脉瘤起源于穿支动脉根部,这一点已被一项描述动脉瘤血管造影和手术发现的大型研究所证实(Suzuki 等,1992)。

胼周–胼缘动脉结合部位是大脑前动脉动脉瘤的另一个典型部位,尽管没有那么常见。依据结合部的位置不同,可分为以下几类,动脉瘤位于胼胝体膝部或远端,少见的是位于近端下方(图 4.13 和图 11.12)。夹层、真菌以及血流相关性大脑前动脉动脉瘤比较少见,它们可以出现在大脑前动脉的任意位置,通常在远端(图 11.13 和图 16.10)。

11.6.7 大脑中动脉瘤

这些动脉瘤大多起自 M1 的分叉部(图 11.14),但从动脉瘤颈部有时不易分辨出分支血管。在有些 M1 分叉较早(短 M1)的病例中,穿支动脉可能会离动脉瘤很近(图 5.4c-d,图 5.5a,e 和图 5.12)。尽管血管内治

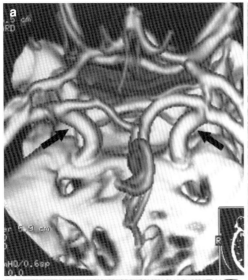

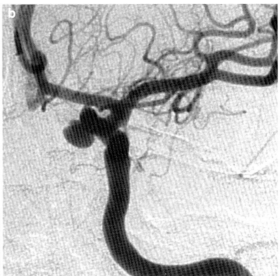

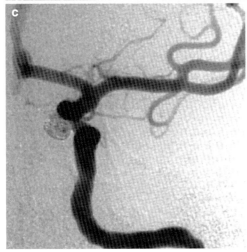

图 11.3　左侧小型颈动脉窝动脉瘤伴出血。CT造影 (a)没有显示动脉瘤,颈内动脉远端(箭头)。左侧颈动脉造影(b)显示动脉瘤,可能有一个小的硬膜下的对照造影(c)于弹簧圈治疗后。

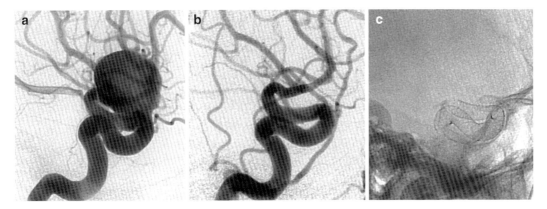

图 11.4　大型颈动脉眼动脉段动脉瘤伴随视力的进行性恶化。首先进行全脑血管造影评估动脉瘤和 Willis 环,随后进行血流导向支架置入使动脉瘤完全不显影。患者症状慢慢地改善。颈动脉造影侧位显示病变治疗前(a)、治疗后(b)。透视图像显示密网支架(c)。

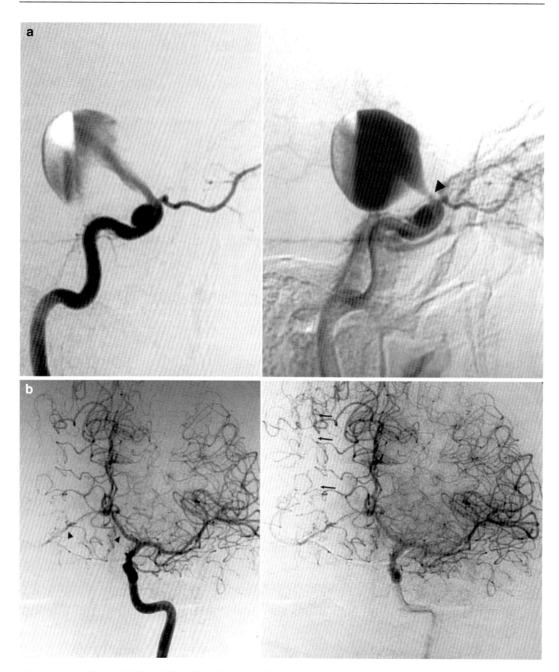

图 11.5　巨大颈内动脉眼动脉段动脉瘤伴随急性严重视力障碍。(a)右侧颈动脉造影的早期和晚期显示造影剂通过邻近眼动脉起始段(箭头)的细小瘤颈逐步向动脉瘤内注入。(b)左侧颈动脉造影,双侧 A1 段和部分大脑中动脉向上移位(箭头),通过软脑膜吻合与右侧大脑前动脉吻合(箭头)。(待续)

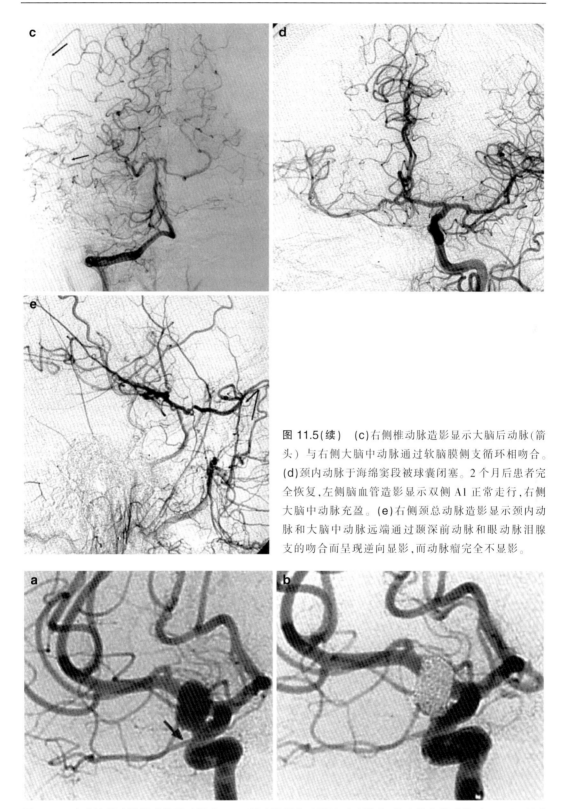

图 11.5(续)　(c)右侧椎动脉造影显示大脑后动脉(箭头)与右侧大脑中动脉通过软脑膜侧支循环相吻合。(d)颈内动脉于海绵窦段被球囊闭塞。2 个月后患者完全恢复,左侧脑血管造影显示双侧 A1 正常走行,右侧大脑中动脉充盈。(e)右侧颈总动脉造影显示颈内动脉和大脑中动脉远端通过颞深前动脉和眼动脉泪腺支的吻合而呈现逆向显影,而动脉瘤完全不显影。

图 11.6　破裂性颈动脉眼动脉段动脉瘤。(a)颈动脉斜位造影显示动脉瘤,箭头指向眼动脉开口。(b)颈动脉造影显示弹簧圈完全填塞动脉瘤。

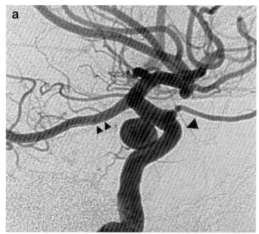

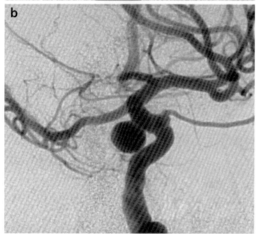

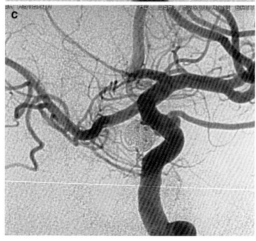

图 11.7　破裂性垂体上动脉动脉瘤。2 个不同的斜位(a,b)颈动脉造影视角可以更好地显示动脉瘤和动脉瘤颈。大脑后动脉(双箭头)、眼动脉(大箭头)。术后造影(c)显示弹簧圈填塞后的动脉瘤。

疗技术逐渐成熟,外科手术仍然是许多病例的选择。

远端动脉瘤(夹层、真菌、血流相关、非动脉粥样硬化血管病变或心脏疾病导致的)也可以发生,但是很少见(图 5.8,图 5.9,图 17.1,图 17.5,图 18.1 和图 18.4)。

11.6.8 后循环动脉瘤

在后循环颅内动脉瘤中,基底动脉瘤最常见,其典型位置是在基底动脉顶端。穿支动脉可以沿着动脉瘤囊被拉伸并表现出移位,但是因为其多起自大脑后动脉 P1 段,所以并没有直接的累及。当基底动脉瘤颈较宽时,累及到大脑后动脉 P1 近端,穿支血管也可能会累及(图 11.15,图 11.16 和图 11.17)。其他位置包括大脑后动脉和小脑上动脉起始部位之间的基底动脉远外侧 (图 11.18)。基底动脉干的动脉瘤也比较典型,常常出现在基底动脉顶端到小脑前下动脉之间,动脉瘤较大,呈夹层导致的梭形(图 11.26)。

小脑后下动脉瘤:小脑后下动脉是另一好发部位。这类动脉瘤有时不是位于椎动脉-小脑后下动脉连接部位,而是和连接部很邻近,位于 PICA 的近端(Mukonoweshuro 等,2003;Bradacand Bergui,2004;Mericle 等,2006;Cellerini 等,2008)(图 11.19 和图 11.20)。

小脑远端动脉瘤,非常罕见,在所有动脉瘤中发生率占比低于 1%(Lubicz 等,2003;Mitsos 等,2008)。大部分位于小脑后下动脉(图 11.21,图 11.22 和图 16.9 a,b)(Bradac 和 Bergui,2004;Mitsos 等,2008),其次是小脑上动脉、小脑前下动脉(Gacs 等,1983;Chaloupka 等,1996;Kurosu 等,2000;Leonardi 等,2001;Zager 等,2002;Menovsky 等,2002;Gonzales 等,2004;Peluso 等,2007;Mitsos 等,2008;Tokimura 等,2012)。不同于大多数起自动脉分叉处的动脉瘤,小脑远端动脉瘤常直接起源于血管弯曲处。小

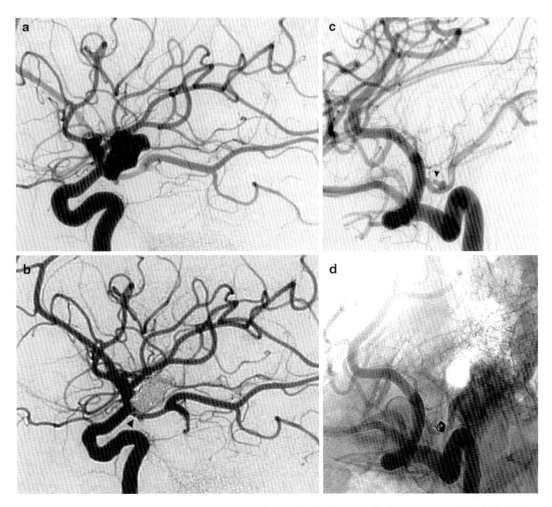

图 11.8 (a,b)大型不规则动脉瘤,瘤颈接近胚胎大脑后动脉的起始段,伴随 SAH。(a)颈动脉侧位造影显示动脉瘤形态不规则,动脉瘤的下部和胚胎大脑后动脉相重合。(b)颈动脉造影侧位显示动脉瘤被弹簧圈闭塞,大脑后动脉的起始更易辨认(箭头)。(c,d)颈动脉造影斜位相显示(c)小型不规则后交通动脉瘤(箭头)。(b)弹簧圈栓塞后的造影。

脑动脉,特别是小脑后下动脉,经常形成明显的弯曲,这些弯曲导致血流动力学切应力张力增加而促进动脉瘤的形成(Lewis 等,2002;Horiuchi 等,2003;Mitsos 等,2008)。

作为一种可能的发病机制,动脉夹层被越来越多的报道(Lefkowitz 等,1996;Yamamura 等,1999;Dinichert 等,2000;Tawk 等,2003;Bradac 和 Bergui,2004;Maimon 等,2006;Mitsos 等,2008;Cellerini 等,2008;Fukushima 等,2009)(也见第 16 章)。脑动

静脉畸形、硬脑膜动静脉瘘或血管网状细胞瘤相关的小脑血流相关性动脉瘤在我们的经验和其他几个作者的报道是一致的,都相对比较常见(Hudgins 等,1983;Kaech 等,1987;Guzman 和 Grady,1999;Kaptain 等,1999;Menovsky 等,2002;Lewis 等,2002;Peluso 等,2007)(图 12.13 至图 12.15 和图 12.16)。

由于延髓的穿支动脉起自近端,所以在涉及远端节段的小脑动脉瘤,可以通过闭塞载瘤动脉来治疗动脉瘤并且不会产

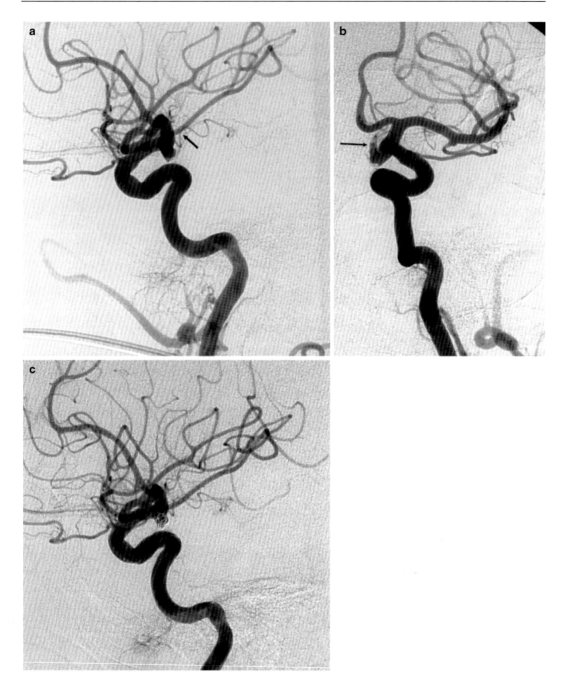

图 11.9 不规则的破裂动脉瘤,瘤颈接近于脉络膜前动脉的起始部位。(a)颈动脉侧位造影显示小型脉络膜前动脉(箭头)动脉瘤。(b)斜位更好地显示不规则的动脉瘤形态。(c)治疗后颈动脉侧位造影显示动脉瘤被弹簧圈闭塞。

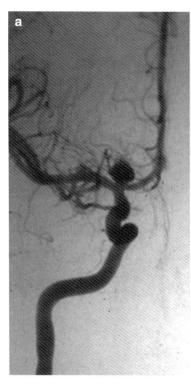
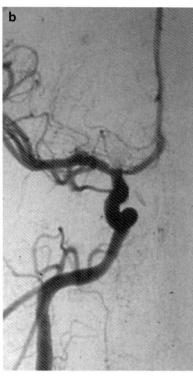

图 11.10 破裂性颈内动脉分叉部位远端动脉瘤。(a)颈内动脉造影后前位显示动脉瘤。(b)弹簧圈闭塞后的动脉瘤对照造影。

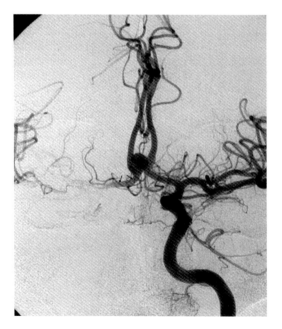

图 11.11 前交通动脉瘤。颈内动脉造影后前位,显示右侧 Heubner 返动脉显影良好,左侧 Heubner 返动脉因为血管分支的存在不能识别。

生临床症状。远端皮质支通过丰富的小脑动脉脑膜支相吻合形成侧支循环达到血运重建。

大脑后动脉瘤,这类动脉瘤位于大脑后动脉 p1-p2 段,比较罕见。更少见的是沿 P2 段和 p2-p3 段分布的动脉瘤,这些动脉瘤常常较大,有时呈梭形(Li 等,2007a,b)。这些动脉瘤的发病机制可能是夹层(图 11.23,图 11.24 和图 16.12)(Ciceri 等,2001;Zhao 等,2013),儿童动脉瘤更是如此(Laughlin 等,1997;Lasjaunias 等,2005;Vilela 和 Goulao,2006;Bradac 等,2008a)。无论对于介入治疗还是外科手术,动脉瘤和载瘤动脉闭塞有时都是无法避免的。在夹层动脉瘤的患者中,应该避免危险的血管再通。由于具有丰富的侧支循环,所以大脑后动脉瘤和载瘤动脉闭塞后颞叶和枕叶发生梗死的风险相对较低。起自 P1 段和 P2 段的动脉瘤如果累及供应中脑和丘脑的穿支血管,动脉闭塞后的缺血风险就比较大(Pia 和 Fontana,

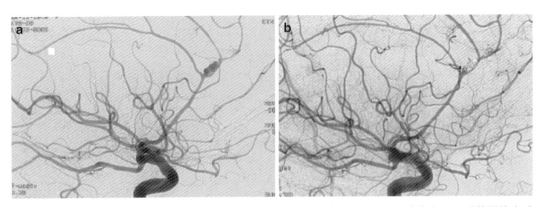

图 11.12　(a)侧位造影显示大脑前动脉远端典型的胼周动脉和胼缘动脉交界处动脉瘤。(b)弹簧圈栓塞后的造影。

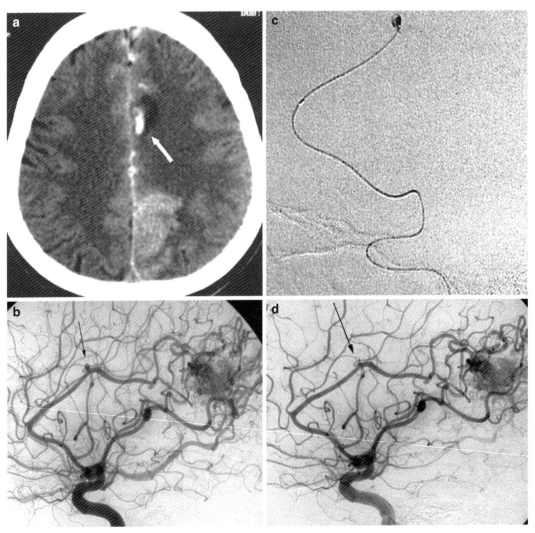

图 11.13　顶叶 AVM 患者,表现为少量纵裂池 SAH 和与 AVM 不相关的脑实质少量血肿。(a)CT 证实小的出血伴周围脑水肿(箭头)。(b)造影显示胼周动脉的血流相关性动脉瘤(箭头)。(c)选择性地插入微导管,用弹簧圈栓塞动脉瘤。(d)最后的造影显示动脉瘤完全栓塞(箭头)。

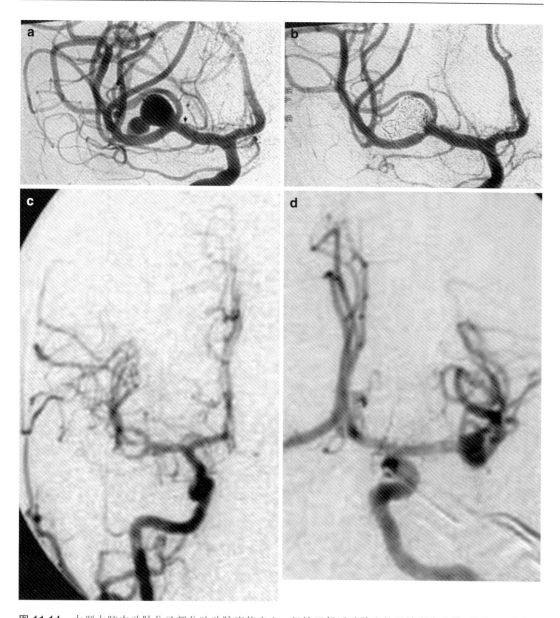

图 11.14 大型大脑中动脉分叉部分叶动脉瘤伴出血。起始于邻近动脉瘤的远端穿支血管(箭头)。治疗前造影(a),治疗后造影(b)。另一例年轻大脑中动脉瘤患者(c-f),左侧颈动脉造影可见导致 SAH 的破裂大脑中动脉瘤(d),行开颅夹闭。正常的右侧颈动脉造影(c);8 年后患者再次出现 SAH,左侧动脉瘤不显影(f),但右侧可见一个新动脉瘤(e)。(待续)

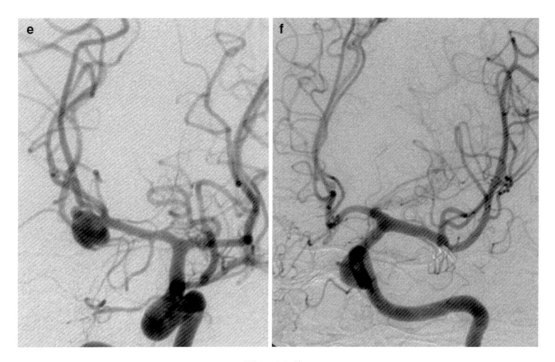

图 11.14(续)

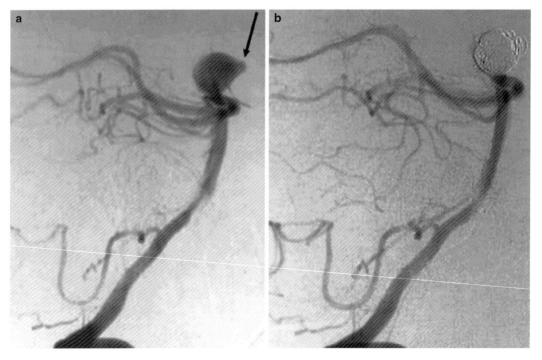

图 11.15　SAH 患者。椎动脉造影 (a) 显示基底动脉顶端动脉瘤并有一小泡(箭头),提示破裂的位置。弹簧圈栓塞治疗后的造影(b)。

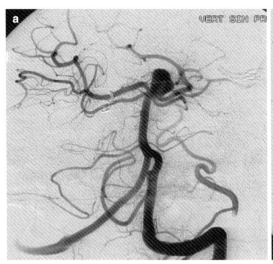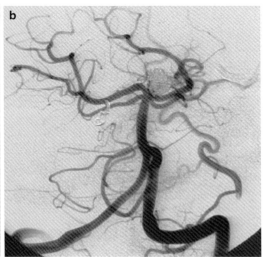

图 11.16　未破裂基底动脉顶端动脉瘤,瘤颈部分涉及 P1 段。此患者曾因破裂前交通动脉瘤接受治疗。(a)术前血管造影。(b)术后血管造影,支架辅助弹簧圈栓塞治疗。

1977;Sakata 等,1993;Ciceri 等,2001;Arat 等,2002;Hallacq 等,2002;Roh 等,2008)。由于穿支动脉的解剖变异,缺血性病变常常难以准确的预测 (详见解剖部分)。幸运的是,出现缺血的时候,患者的临床表现一般比较轻微,并且一般在几周内缓解。

11.7 夹层动脉瘤

在第 16 章当中将更详细地讨论夹层动脉瘤。夹层动脉瘤在后循环中更常见,典型部位是椎基底动脉、大脑后动脉和小脑动脉的远端也是常见部位。而夹层动脉瘤在前循环中不太常见,颈内动脉远端、大脑中动脉近端以及大脑前动脉是相对常见的位置,远端分支偶尔也会出现。另一个罕见部位是后交通动脉。

11.8 梭形和巨大动脉瘤

梭形动脉瘤在后循环(椎动脉和基底动脉)中很常见,但在前循环(床突以上的颈内动脉和大脑中动脉)中,相对来说不

太常见(图 11.25)。不同于瘤颈部容易识别的囊状动脉瘤,梭形动脉瘤是整个血管的扩张。梭形动脉瘤的发病机制是一种特殊类型的动脉粥样硬化,最初是血管内膜发生脂质沉积,然后内弹力膜破裂,中膜发生炎性物质浸润和纤维化,进而导致动脉的扩张和曲折,高血压也会加速这一进程。管腔直径的增加导致血流速度减慢和血管壁上的血栓形成,这造成进一步的血管病理变化,比如纤维化和血管硬化,从而使血管进一步扩张(Hegedus,1985;Echiverri 等,1989)。

梭形动脉瘤也可以发生在儿童和肌纤维发育不良所致的非动脉硬化的患者当中,比如马方综合征、Ehlers-Danlos 综合征、肌纤维发育不良和自发性夹层中很常见的 α–葡萄糖苷酶缺乏症 (Makos 等,1977)(也见第 16 章)。这些患者的预后经常很差,进行性的血管扩张会导致脑实质受压,也经常会发生累及穿支动脉的缺血。但出血不常见(Little 等,1981;Echiverri 等,1989;Pessin 等,1989),在些研究报道也提出脑出血并不罕见(Flemming 等,2004)。

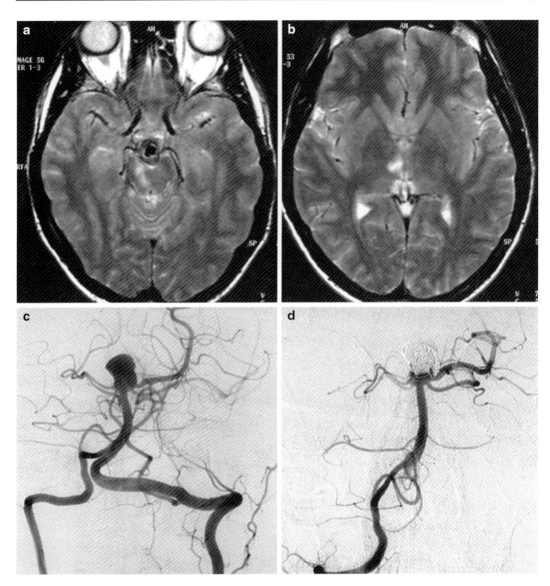

图 11.17 1 例表现为急性中脑–下丘脑综合征的 40 岁男性。磁共振显示(a,b)右侧中脑和下丘脑内侧可见缺血性病变，对应的是起始于 P1 的穿支血管受累。大型基底动脉顶端动脉瘤，可能因为血栓形成闭塞了同侧 P1(c)；一周后，患者接受血管内治疗并康复(d)。

巨大动脉瘤(图 11.1，图 11.2，图 11.4，图 11.5 和图 11.26)罕见，可以存在于前循环(海绵窦、颈内动脉床突上段、大脑前和大脑中动脉)和后循环(基底动脉和大脑后动脉)。它们在血管壁薄弱和血流冲击的作用下形成并逐渐生长，有时，这种生长是滋养血管破裂造成壁内出血的结果。出血和继发血栓可以导致血管壁撕裂，成为动脉瘤形成

的触发因子，并促进血管壁内血肿的进一步扩大(Schubiger 等，1987；Nagahiro 等，1995；Katayama 等，1991；Kaneko 等，2001；Krings 等，2007)。这可以解释为什么有时造影时动脉瘤完全不显示，但是动脉瘤仍旧可以继续扩张。另一些部分血栓化的动脉瘤病例中，出血可以发生于动脉瘤血栓邻近位置。考虑到这些，理想的治疗应该是外科的完整切

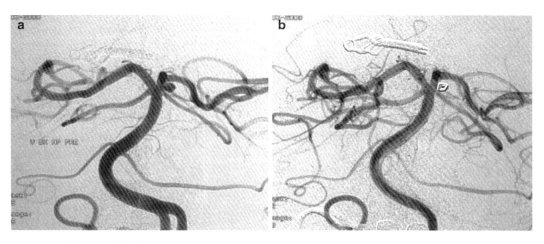

图 11.18　前交通动脉瘤术后患者。左侧大脑后动脉和小脑上动脉连接处新发现一个动脉瘤。椎动脉术前造影(a),弹簧圈栓塞术后造影(b)。

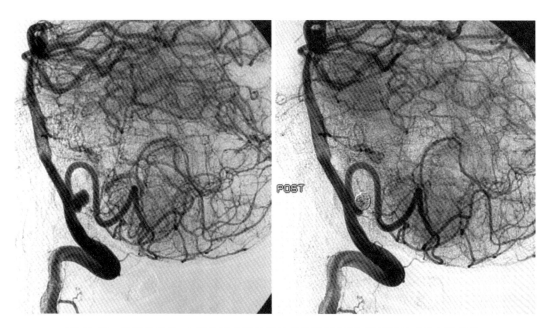

图 11.19　典型椎动脉–小脑后下动脉连接处动脉瘤伴 SAH,弹簧圈治疗前和治疗后。

除。然而,并不是每个病例都有这种可能,而且伴随着高风险。

11.9 诊断和治疗

对于蛛网膜下隙出血患者,CT 血管成像是一个很有用的诊断方法。然而,CT 血管成像阴性结果不能除外动脉瘤的存在,特别

是颅底附近的小动脉瘤容易漏诊。MR 血管成像可以作为特殊人群动脉瘤的筛查工具,比如多囊肾患者和家族性动脉瘤患者。MR 血管成像一般不用于蛛网膜下隙出血的急性期。每当诊断不确定或者考虑血管内治疗时,血管造影仍然是金标准。

1991 年,Guglielmi 可解脱弹簧圈的引入,开创了颅内动脉瘤血管内治疗的新时

代。从那时起，弹簧圈和微导管质量的进步、选择性病例中新技术的应用，以及最近引入的支架辅助弹簧圈和血流导向装置逐渐扩大了血管内治疗的适应证，并改善了治疗结果（Moret 等，1997；Boccardi 等，1998；Molineux 等，2002；Murayama 等，2003a；Henkes 等 2004；Bradac 等，2005，2007；Gallas 等，2005；Park 等，2005；Kurre 和 Berkefeld，2008；Wanke 和 Forsting，2008；Loumiotis 等，2012；Berge 等，2012；Pierot 等，2012）。

巨大动脉瘤和梭形动脉瘤的治疗仍然有很多问题。针对这些，可以应用不同的血管内治疗策略：使用弹簧圈和球囊技术闭塞载瘤动脉（Van der Schaaf 等，2002；Lin 等，2007；Clarençon 等，2011；Matouk 等，2012），这项技术经常被用于颈内动脉床突旁动脉瘤并取得良好的结果，前提条件是临床上行血管闭塞试验患者表现出良好的耐受性，这说明 Willis 环具有良好的侧支循环。尽管不断地引进新设备和新技术，但是这个技术仍然是这类动脉瘤最有效的治疗选择。闭塞一侧椎动脉，对侧椎动脉可以保证后循环供血的巨大或梭形动脉瘤患者中，同样的技术也很有用。除此之外，在软脑膜侧支循环良好时，也可以采用这种方法；如果代偿不理想，可以用脑血管搭桥手术取代载瘤动脉闭塞（VanRoij 和 Sluzewski，2009）。支架的引入，配合弹簧圈和血流导向装置，开创了这类疾病治疗的新方法（Yang 等，2007；Lubicz 等，2008；Liebig 和 Henkes，2008；Gall 等，2009；Chapot 等，2009；Fiorella 等，2009b；Szikora 等，2010；Deutschmann 等，2012）（见第 16.6 节的夹层动脉瘤的治疗部分）。毫无疑问，血流导向装置在某些动脉瘤的治疗过程中是很有用的，但是类似于最近研究所述，目前仍有许多问题没解决（Bing 等，2013；Roszelle 等，2013），比如如何保证合适的支架孔隙率，即一方面拦截进入动脉瘤

的血流，另一方面允许血流进入邻近的穿支血管。

整体而言，血管内治疗的引入、新材料的逐渐改进以及手术经验的进步和积累提高了动脉瘤患者的治疗和预后。然而，我们离理想的血管内治疗还有很长的路，并且应该注意选择合适的患者（Van Rooij，2012 c），在特定的情况下，选择合适的器材。动脉瘤的发病机制仍然不明确，仍有相当比例的患者即使积极治疗仍然预后不佳。特别是对于大型、巨大型和梭形动脉瘤，尽管从表面上看技术是很成功的，但这些患者仍然可能具有一些不可预测和非常糟糕的结果（Kulcsar 等，2011；Velat 等，2011；Chow 等，2012；Cruz 等，2012；Leung 等，2012；Fargen 等，2012；Brinjikji 等，2013；Chalouhi 等，2013）。

11.10 未破裂动脉瘤

现代的诊断方法发现了大量未破裂动脉瘤，这些未破裂动脉瘤是否需要治疗成为一个重要的问题。动脉瘤破裂可能给患者带来临床上灾难性的后果，现在开颅手术和血管内治疗技术的提高意味着未破裂动脉瘤可以得到治疗而且效果不错，同时手术并发症发生率较低（Roy 等，2001；Henkes 等，2004；Bradac 等，2007）。

《柳叶刀》上刊登的一篇关于未破裂动脉瘤的国际性研究显示，一些因素可以影响未破裂动脉瘤的治疗决策（2003）。根据这项研究，直径为 7mm 以下动脉瘤的破裂风险较小，并且风险随着直径的增大而增加。这类动脉瘤的治疗策略似乎和临床上的经验相矛盾，因为大多数发生蛛网膜下隙出血的动脉瘤患者其动脉瘤都相对较小。然而，现在，普遍认为当动脉瘤处于进展的急性期时，那么，出血的风险特别高，并且这个时候通常动脉瘤相对较小（Wiebers

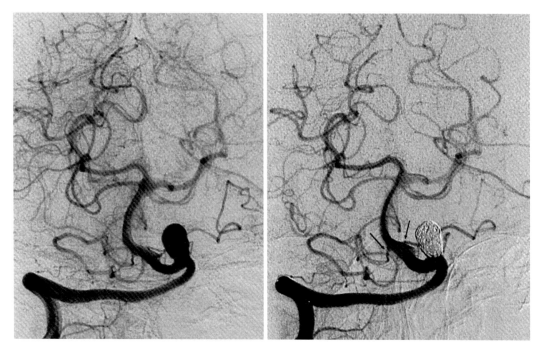

图 11.20　1 例大型未破裂动脉瘤的年轻患者。右侧椎动脉发育良好,左侧椎动脉发育不全。动脉瘤位于椎动脉和发育不良的左侧小脑后下动脉连接处,双侧小脑前下动脉发育良好(AICA;箭头),供应双侧小脑后下动脉的血流范围。右侧椎动脉造影显示弹簧圈治疗前和治疗后。

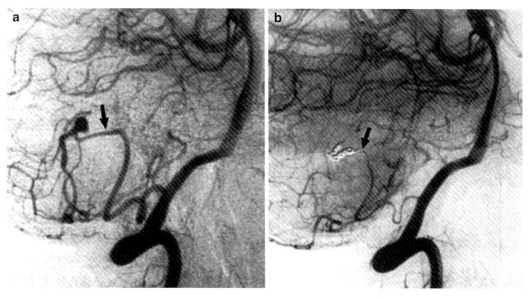

图 11.21　小脑后下动脉扁桃体上段动脉瘤伴出血。(a)椎动脉造影显示动脉瘤。小脑扁桃体上段(箭头)。(b)小脑后下动脉扁桃体后段扩张。

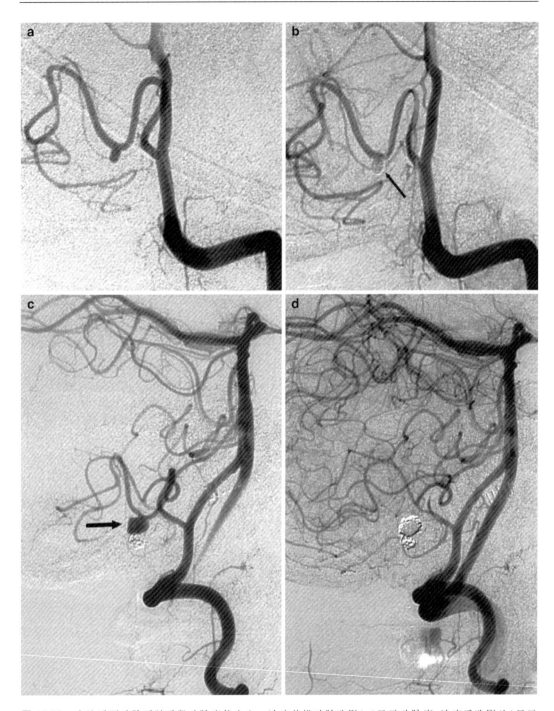

图 11.22　小脑后下动脉延髓后段动脉瘤伴出血。治疗前椎动脉造影(a)显示动脉瘤,治疗后造影(b)显示弹簧圈闭塞(箭头)。2个月后,患者因为新的出血重新住院。造影(c)显示动脉瘤重新生长(箭头),可能起因于夹层,同时实施了动脉瘤和载瘤动脉闭塞(d),患者完全康复。

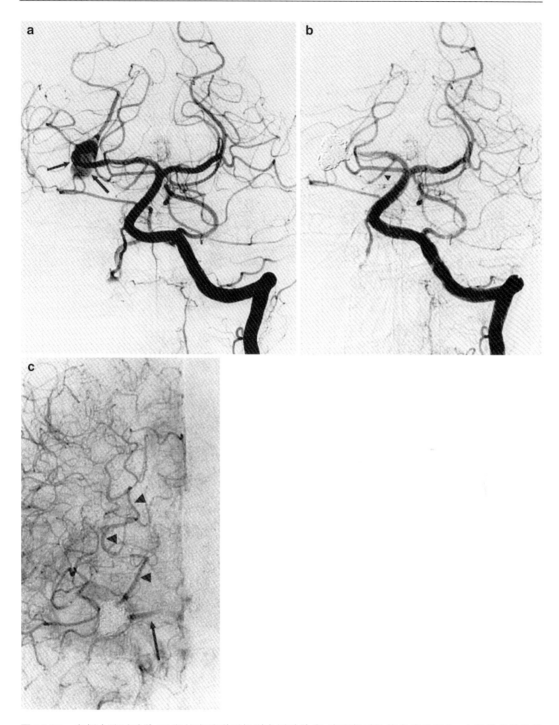

图 11.23　右侧大脑后动脉 P2 段的未破裂不规则夹层动脉瘤，表现暂时性偏身感觉麻木。左侧椎动脉造影（a）显示动脉瘤（箭头），治疗后造影（b）显示动脉瘤闭塞，大脑后动脉 P2 段显影。后交通动脉（箭头）。颈动脉造影（c）显示造影剂通过 MCA 和 PCA 之间的软脑膜吻合自大脑后动脉返流至动脉瘤（三角箭头），同时有造影剂通过后交通动脉自 P2 近端（箭头）注入。术后，患者耐受良好，尽管磁共振上可见丘脑膝状体动脉受累导致的丘脑外侧一个小缺血性病变。

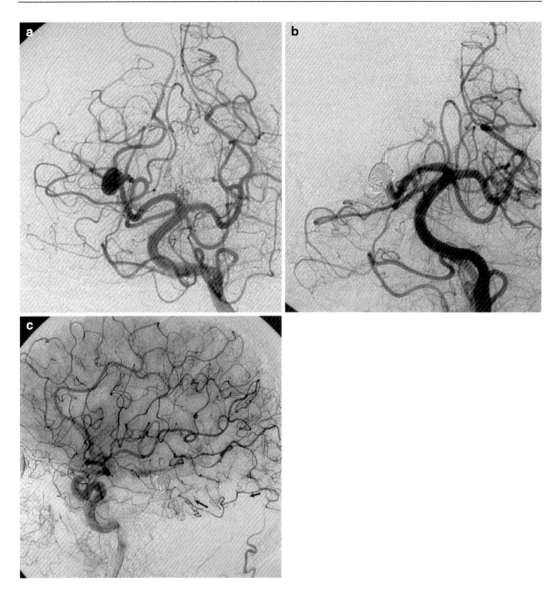

图 11.24 1 例动脉瘤颈不明确的年轻未破裂动脉瘤患者。(a)左侧椎动脉造影显示动脉瘤位于右侧大脑后动脉 P2 段。(b)动脉瘤和载瘤动脉闭塞后的血管造影。(c)颈动脉造影,大脑后动脉远端分支(箭头)反流,通过 MCA 分支的软脑膜吻合开放。

等,1987)。如果动脉瘤这个时期不破裂,那么动脉瘤的瘤壁就会强化,同时出血的风险会逐步降低。一些未破裂动脉瘤可以逐渐生长并且血管壁会发生变化,从而使出血的风险增加。

不考虑动脉瘤的直径,后循环动脉瘤和已有动脉瘤破裂的多发动脉瘤患者发生动脉瘤破裂的风险较大。为了澄清这一事实,

如同动脉瘤瘤周研究一样,有关动脉瘤的形态研究也在进一步实施当中,包括不规则形态、多叶、有囊泡。有研究(Rüfenacht,2005)认为,动脉瘤的形状可以促进动脉瘤的破裂。另一个因素是动脉瘤壁内压力和血流的传递,据报道壁内压力在分叉部动脉瘤比侧壁动脉瘤更高(Sorteberg 和 Farhoudi,2006)。3D 血管造影的后处理分析显示,动脉瘤内

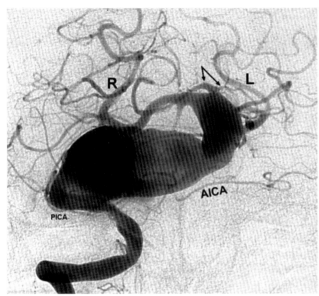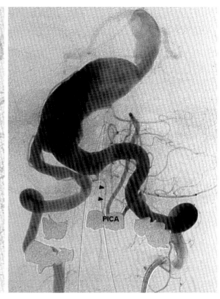

图 11.25 基底动脉巨大梭形动脉瘤,因脑干受压出现进行性四肢瘫痪。左侧和右侧椎动脉造影:左侧和右侧大脑后动脉显示良好(左和右),右侧小脑上动脉显影良好(成角箭头),左侧非常细小。小脑前下动脉在左侧,左侧小脑后下动脉发育良好,右侧小脑后下动脉纤细。箭头示脊髓前动脉。左侧椎动脉用球囊闭塞,近端至小脑后下动脉,减少了动脉瘤的血流,患者得到临床部分改善,但一个月以后,出现致命性的蛛网膜下隙出血。

的血流影响可能依赖于动脉瘤的位置(Cebral 等,2005)、几何形状,特别是当动脉瘤有一个和载瘤动脉平行的主轴时(Szikora 等,2008)。

尽管有这些重要的发现,目前对未破裂动脉瘤的预防性治疗仍然没有一致的意见(Raymond 等,2008),决策仍然取决于所属医疗团队的经验和态度,取决于患者了解疾病病理后的情绪性反应。

11.11 蛛网膜下隙出血造影阴性的患者

有 15%~20%的蛛网膜下隙出血患者在血管造影上未发现动脉瘤。一些患者,特别是中脑周围出血的患者,蛛网膜下隙出血经常不是由于动脉瘤破裂引起(Rinkel 等,1991)。在其他病例中,动脉瘤可能是出血后形成了血栓,因此,造影不能显示出来,即使在后期造影复查仍不能显示。血管痉挛和大血肿也可以暂时隐藏稍后被证实的动脉瘤。然而,在特别罕见的病例中,没有血管痉挛和大血肿,急性期动脉瘤在血管造影中仍然不可见,但是 1 或 2 周后,可以重新发现。据报道,第一次造影阴性的病例中有 10%~19%是这种情况(Bradac 等,1997;Urbach 等,1998;Alves 等,2005)(图 11.27)。这种现象的原因目前还不清楚,动脉瘤发生临时性血栓可能出现这种情况。其他蛛网膜下隙出血造影阴性病例可能是出血的责任动脉发生血管夹层,因此,在血管造影中不能显现。随后,这种情况又导致动脉瘤的发生,这可能就是发生了所谓的颈内动脉后壁的血泡样动脉瘤。

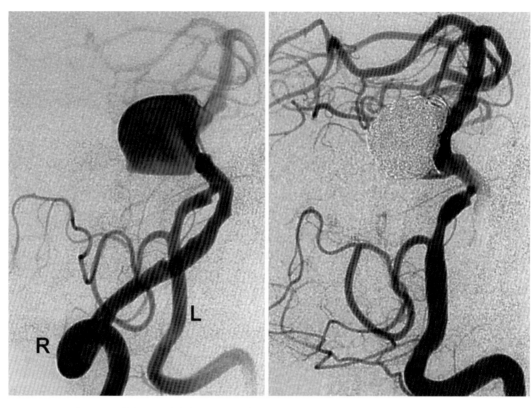

图 11.26 巨大基底动脉中段动脉瘤伴随脑干综合征,老年患者,可能是夹层动脉瘤。血管造影显示,因为动脉粥样硬化引起的椎动脉和基底动脉血管壁严重不规则。动脉瘤行球囊辅助(重塑技术)弹簧圈栓塞治疗,分别示左侧和右侧椎动脉(左和右)治疗前和治疗后,临床症状改善。

11.12 血管痉挛

这是蛛网膜下隙出血常见的并发症,发生率高达 70%。血管痉挛的患者当中,症状性缺血约占 35%(Wintermark 等,2006;Komotar 等,2007;Hanggi 等,2008)。症状性缺血可以发生在每一例蛛网膜下隙出血,但是年轻患者和 CT 上可见严重出血的患者中出现血管痉挛的可能性更高。

诊断:所有的蛛网膜下隙出血患者应该在蛛网膜下隙出血之后的数天严密监测血管痉挛。每天应用经颅多普勒超声进行监测,当 TCD 显示血流速度增加(超过 120~130 cm/s),特别是短期内发生这种情况,那么,随后第 3 或第 4 天时候就使用 CT 和灌注 CT。临床上每一例恶化的患者如果通过 CT 排除再出血或者脑积水,那么这就能成为血管痉挛的间接征象。所有的病例都需要行血管造影检查,随后血管内治疗可以确认血管痉挛。

治疗:内科治疗包括预防性的尼莫地平,口服或者静脉给药均可,取决于特定患者的风险等级。尼莫地平是钙离子拮抗剂,通过减少平滑肌的收缩和降低血管内皮及血小板释放血管活性因子而发挥作用(Pickard 等,1987)。在许多中心,这些治疗和受监测的高血压、高血容量以及血液稀释治疗(三高治疗)一起使用。对于血管造影确认的血管痉挛,最常用的治疗是向一侧或者是双侧颈内动脉注射尼莫地平,每根血管用药范围为 1~2mg(图 11.28)。选择性地注射

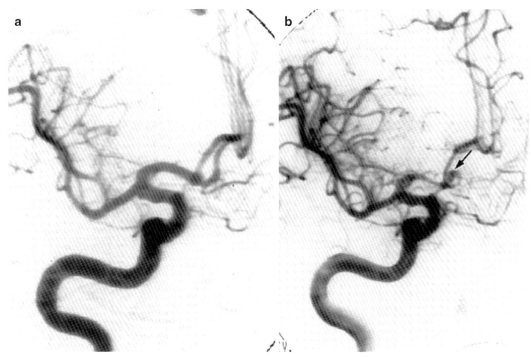

图 11.27 1 例中年女性表现为 SAH,但全脑血管造影未见血管畸形,2 周后出现第二次 SAH。血管造影显示动脉瘤。(a)第一次右侧颈动脉造影。(b)重复血管造影显示示前交通动脉瘤(箭头),右侧大脑前动脉 A1 段和 A2 段轻度血管痉挛。

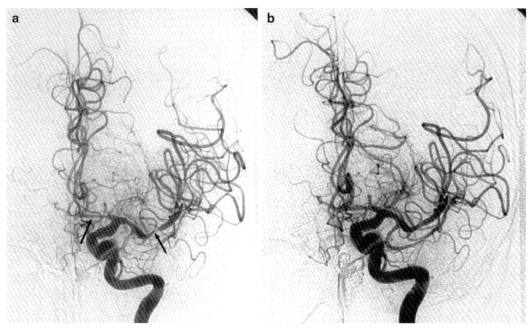

图 11.28 1 例中年患者,由于小脑后下动脉瘤弹簧圈栓塞后破裂出血出现严重的 SAH。患者早期没有症状,几天后由于前循环血管的严重痉挛出现恶化。左侧颈动脉造影(a)显示 A1 段和 M2 段严重的血管痉挛(箭头),同时 M1 段出现轻度的血管痉挛,右侧的情形类似。通过在患者颈内动脉注射尼莫地平进行治疗,左侧血管造影证实结果良好(b),右侧情况类似。

到 A1-M1 段或者是椎基底动脉，在某些病例中可以很有用，有 60%~70% 的病例可以获得部分或者完全的缓解(Boker 等,1985;Bracard 等,1999;Biondi 等,2004;Bandeira 等,2007;Hanggi 等,2008)。这种血管痉挛的缓解可能是暂时的,所以随后几天需要进行下一步或者另外的治疗(Biondi 等,2004)。对尼莫地平没有反应的患者,可以实施颈内动脉远端(A1-M1 段)球囊扩张术,现在血管内治疗材料的进步可以以较低风险实施这项治疗(Murayama 等,2003b;Abruzzo 等,2012)。

11.13 儿童动脉瘤

儿童颅内动脉瘤罕见,它们和成人动脉瘤的发病位置、机制和临床表现均不相同。儿童中男孩更常见,而在成人中女性更多见,这可以显示性别对颅内动脉瘤发病的影响(Ostergaard 和 Voldby,1983;Laughlin 等,1997;Proust 等,2001;Lasjaunias 等,2005;

Huang 等,2005)。有报道显示,儿童动脉瘤最常见部位是颈内动脉的海绵窦段和颈动脉分叉部位 (Heiskanen,1989;Laughlin 等,1997;Proust 等,2001;Huang 等,2005)。基底动脉瘤和大脑后动脉瘤也相对常见(Meyer 等,1989;Huang 等,2005;Aryan 等,2006;Vaid 等,2008;Lu 等,2009;Gandolfo,2012)。儿童颅内动脉瘤常很大,临床症状经常不是由于出血而是由于占位效应(Lasjaunias 等,2005;Lu 等,2009)。和成人不同, 儿童动脉瘤患者的常见原因是外伤(Yazbak 等,1995;Ventureyra 和 Higgins,1994)。其他原因包括感染、胶原蛋白病、血红蛋白病以及家族性动脉瘤等(Ostergaard 和 Voldby,1983;Roche 等,1988;Meyer 等,1989;Pasqualin 等,1986)。最近的研究发现,自发性夹层是儿童动脉瘤的另一个重要病因(Laughlin 等,1997;Massimi 等,2003;Lasjaunias 等,2005;Vilela 和 Goulao,2006;Bradac 等,2008a;Gandolfo,2012)(图 16.12 和图 16.13)。

(卢旺盛 秦舒森 译 李传辉 吉训明 校)

第 **12** 章

中枢神经系统动静脉畸形

12.1 引言

据报道,Rokitansky 是第一个描述这种病理(中枢神经系统动静脉畸形)的人,称其为"软脑膜上的血管性脑瘤"(Rokitansky, 1846)。Virchow(1862–1863)首次把肿瘤与脑血管瘤区分开来,确认其为先天发育所致的脑血管畸形。之后 Cushing、Bailey(1928)和 Dandy(1928)建议用动静脉畸形概念,认为它是胚胎期血管发育时的错误所导致的异常。然而,Zülch(1957)和 Russell(1959)指出动静脉畸形和肿瘤的鉴别诊断有一定困难。McCormick(1966)在病理学上将本病明确描述为先天性畸形,同时还对其进行了分型定义,经修改后沿用至今。

12.2 分型

- AVM 动静脉畸形。
- Galen 静脉瘤。
- 海绵状血管瘤。
- 毛细血管畸形(微血管扩张)。
- 进展性静脉畸形(DVA),静脉畸形。
- 过渡型。
- 先天性遗传性综合征中的血管畸形。
- Rendu-Osler 综合征。

- Sturge-Weber 综合征。
- Wyburn-Mason 综合征。
- Klippel-Trenaunay-Weber 综合征。

12.3 动静脉畸形

12.3.1 病理和发病机理

脑动静脉畸形的发病机制目前尚不清楚,一般认为它是先天性畸形。脑血管胚胎发育可分为 2 个阶段:血管发生和血管再生。在血管发生过程中,血管母细胞分化成内皮细胞并组成基础血管丛;随后的血管再生中,基础血管丛重塑最终形成脑血管(Streeter,1918;Risau 和 Flamme,1995;Risau,1997)。导致血管畸形的异常血管发生的原因尚不明确,包含很多可能因素,其中血管内皮生长因子(VEGFR1–VEGFR2)及其受体(FLt–1;Flk–1)被认为对脑血管正常发育起重要作用。这些因子的缺乏、突变或高水平表达可能会导致血管异常发育和动静脉畸形形成(Shalaby 等,1995;Fong 等,1995;Sonstein 等,1996;Uranishi 等,2001;Hashimoto 等,2001)。

基于脑动静脉胚胎发育进程,一些专家(Mullan 等,1996a,b;Mullan 等,1996a,b)认为,动静脉畸形在孕 3 月前就已经存在。在

151

一些病例中，可以观察到动静脉畸形在出生时比较小，后来慢慢地长大。

在另一些曾经行 MRI 的病例中，并未发现脑内动静脉畸形，却在之后的检查中发现。在其中某些患者中，动静脉畸形发生在有病理学改变的大脑内，而血管异常(Schmit 等，1996；Song 等，2007)、移位(Stevens 等，2009)和放射外科影响(Rodriguez-Arias 等，2000)均可造成大脑病理学改变。在另一些患者中，脑实质则完全正常(Gonzalez 等，2005；Bulsara 等，2002)。这些结果差异引起了对脑内动静脉畸形先天性发生的质疑，因为至少在部分病例中，动静脉畸形似乎是由各种非特异性脑损伤引起的继发性病变。

脑动静脉畸形的主要血管构造特点是血管畸形团缺少中间毛细血管，而动静脉直接沟通，导致的血流增加引起血管变化。血管畸形团主要由扩张的动脉和静脉组织组成。在一些血管内，仍可见血管壁，特点是动脉内出现平滑肌细胞和弹力膜组成的血管中层，静脉内平滑肌细胞缺失。而另一些动脉主要表现为成纤维细胞、平滑肌细胞增生以及结缔组织增生引起的血管壁增厚，同时也存在部分血管壁变薄，此部位有形成动脉瘤可能。在静脉中发生的变化更显著，即形成所谓动脉化静脉，主要特点是血管壁增厚，这是由成纤维细胞而非肌细胞增生引起。而受累支配区域的脑实质因缺血或既往出血可表现出胶质增生、含铁血黄素沉着、钙化，周边脑实质表现正常或发生类似变化(Challa 等，1995；Kalimo 等，1997；Brocheriou 和 Capron，2004)。

12.3.2 发病率

动静脉畸形发病率并不完全清楚，尸检报告发病率为 0.15%~0.8%(McCormick，1984；Jellinger，1986)。多发病变发生率为 1%~10%(Perret 和 Nischioka，1966；Rodesch

等，1988；Willinsky 等，1990)，多发病变发病率在儿童更高，是成人发病率的两倍 (Rodesch 等，1988；Lasjaunias，1997)。

12.3.3 临床表现

5%~10%的动静脉畸形并没有症状，而是 CT 或者 MRI 检查时偶然发现的。40%~50%的患者表现为颅内出血，30%的患者表现为癫痫，10%的患者表现为神经功能障碍 (Perini 等，1995；Stapf 等，2002；Hofmeister 等，2000；Valavanis 等，2004)。成人脑内动静脉畸形发生率是颅内动脉瘤的十分之一(Berenstein 和 Lasjaunias，1992；Valavanis 等，2004)。动静脉畸形最主要的风险是出血，年发生率是 2%~4%，年死亡率为 1%，严重出血发病率为 1.7%(Graf 等，1983；Crawford 等，1986；Ondra 等，1990；Mast 等，1997)。首次出血后再出血风险在第一年是较高的，之后缓慢下降最后达到最初的风险水平。同时出血是儿童最常见的首发症状 (Berenstein 和 Lasjaunias，1992；Rodesch 等，1995；Lasjaunias，1997)。动静脉畸形自发性闭塞(Sukoff 等，1972；Levine 等，1973；Mabe 和 Furuse，1977；Pascual-Castroviejo 等，1977；Sartor，1978；Nehls 和 Pittman，1982；Omojola 等，1982；Wakai 等，1983；Pasqualin 等，1985；Barker 和 Anslow，1990；Ezura 和 Kagawa，1992；Hamada 和 Yonekawa，1994；Abdulrauf 等，1999)或若干年后再通(Mizutani 等，1995)的病例均有报道，对这些患者建议进行长期随访。

12.3.4 定位

大部分(85%)动静脉畸形位于幕上，只有 15%位于幕下(Perret 和 Nischioka，1966；Yaşargyl，1999)。幕上病变可进一步划分：新大脑皮层(包括额叶、顶叶、颞叶、枕叶、胼胝体)以及旧皮层，包括边缘和旁边缘系统(杏仁核、海马回、海马旁回、隔回、扣带回和岛叶动静脉畸形);动静脉畸形也可发生在脑沟、脑回,或者同时在沟回,病变可局限在表层,或向深层扩展,侵犯脑室、基底核、丘脑。动静脉畸形侵及深部结构或脑室较为罕见,常发生于儿童(Berenstein 和 Lasjaunias,1992)。

幕下动静脉畸形可分成如下几种:累及小脑(半球、蚓部),位于上、下凸面或位于其前表面上。深部结构的病变可为原发病灶或源于浅表病变的延伸。原发于脑干和四脑室的动静脉畸形病变均罕见(Garcia Monaco 等,1990;Liu 等,2003)。

12.3.5 诊断

MRI,包括功能成像,可以提供动静脉畸形所在及其延伸结构的信息,并进一步显示受累和未受累大脑半球发生的功能变化(Alkadhi 等,2000)。而血管造影有助于明确血管畸形的结构,这包括颈内动脉、颈外动脉、椎动脉的选择性血管造影法,以及显示供血动脉、引流静脉及血管畸形团的超选择性血管造影术。

12.3.5.1　供血动脉

供血动脉可以单个或者多个血管,表现为迂曲和扩张,源于一个或者多个血管。皮层分支参与表浅动静脉畸形的供血(图12.1,图 12.2,图 12.4,图 12.6 和图 12.12);穿支动脉(深部及髓内动脉)和脉络膜动脉也参与供血,向深部延伸的大型皮层动静脉畸形可原发或继发地累及深部结构和脑室(图 12.3a~e,图 12.7 和图 12.9)。

每根供血动脉均终止于畸形团,这些血管畸形团通过多种结合方式,由一个或者多个分支血管与一个或多个静脉通道连接而成(Houdart 等,1993),这种结合被定义为血管畸形团的血管丛(图 12.1 和图 12.2)。这些供血血管虽然属于动静脉畸形的分支,但其末梢仍然向正常脑组织供血。虽然供血血

管实际上走行的更远,但在血管造影中往往显示它们终止于血管畸形团。其原因是由于畸形团的盗血现象,供血动脉远侧部分并不总是能清晰地辨认出来。在一些病例中,血管畸形团附近粗大的过路供血动脉会发出一些分支至畸形团,主干则进一步延伸进入正常脑组织中(图 12.5a 和图 12.6),这些都需要通过超选择性血管造影检查来仔细证实,因为栓塞这些供血动脉可能会带来正常脑组织缺血的风险(Berenstein 和 Lasjaunias,1992;Valavanis,1996;Chaloupka 和 Huddle,1998;Pierot 等,2004;Valavanis 等,2004)。

非直接供血动脉有时可通过开放性软脑膜吻合到达血管畸形团(图 12.5b,c)。当造影显示向动静脉畸形供血的重要分支动脉完全终止于血管畸形团且没有分支到达远端正常脑组织,这时,其血供就间接依靠侧支循环。这些侧支会延伸至动静脉畸形,并向远侧部分供血(Berenstein 和 Lasjaunias,1992;Chaloupka 和 Huddle,1998;Valavanis 等,2004)。

据报道,大约 30% 的病例有脑膜分支参与(Newton 和 Cronquist,1969;Rodesch 和 Terbrugge,1993)。这种情况见于硬脑膜动脉和软脑膜分支动脉的吻合,这些动脉参与了动静脉畸形的血管构成。鉴于此,扩张的脑膜动脉分支可能会引起头痛。此外,在一些选择性病例中,微导管可经脑膜动脉分支插入到达动静脉畸形的血管畸形团内,并通过注射栓塞剂治疗。

有趣的是,受累的脑动脉和颈外动脉分支一样,供血动脉和引流静脉因为血流出入量增大而明显增粗,而当血管畸形清除后,血管直径可恢复正常,这是血管在适应不同血供环境时的特殊结构改变。

12.3.5.2　动脉瘤

动脉瘤可出现在离血管畸形团较远的

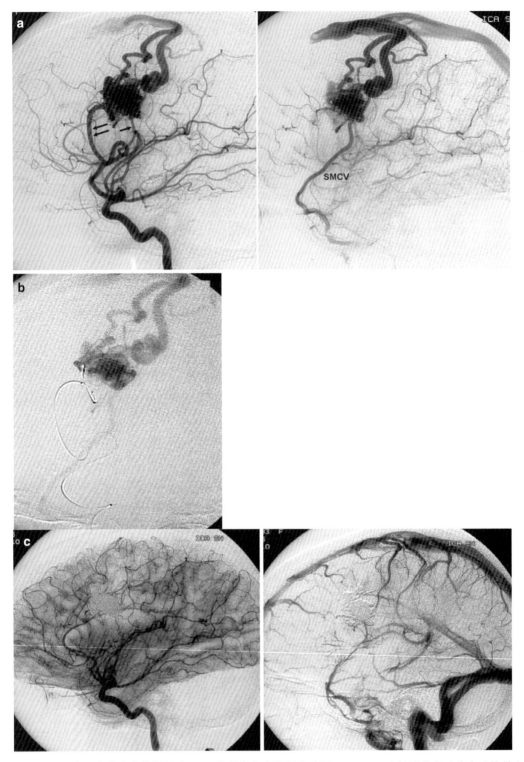

图 12.1　图示为具有癫痫症状侧额叶 AVM 的早期和晚期侧位造影。(a)AVM 由扩张的岛叶分支动脉供血(双箭头),之后出现第二根较小供血动脉(箭头)。向上矢状窦引流的皮层静脉,前面部分出现部分反流,且向下引流入大脑中浅静脉(SMCV)。(b)在 Onyx 胶栓塞之前进行超选择性插管。(c)侧方造影,AVM 完全栓塞 2 个月后的动静脉状态,显示动脉和静脉引流均恢复正常。

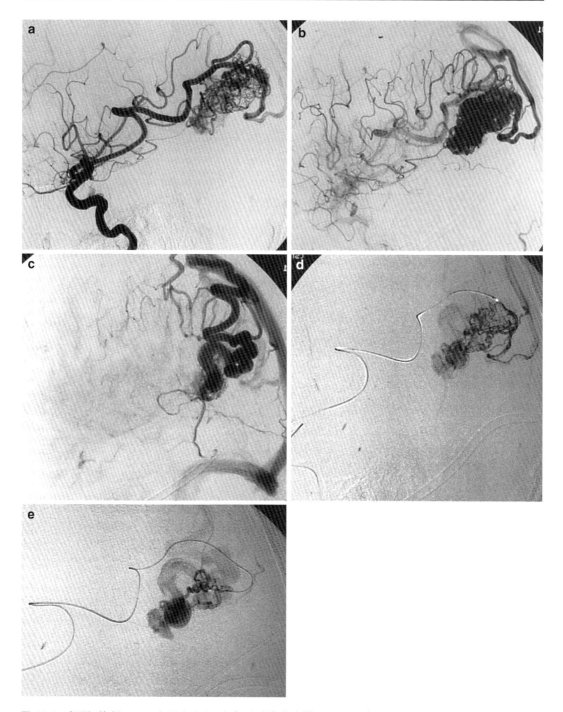

图 12.2　侧颞-枕部 AVM,表现为出血,由角回动脉分支供血。颈动脉造影,侧面观,动脉期(a)和静脉期(b,c)。这里有一个和相应间隔相关的异常静脉引流,这些在超选性检查中均可明确见到(d,e)。在血管畸形团的外周附近,可见一个孤立性动静脉短路(d)。

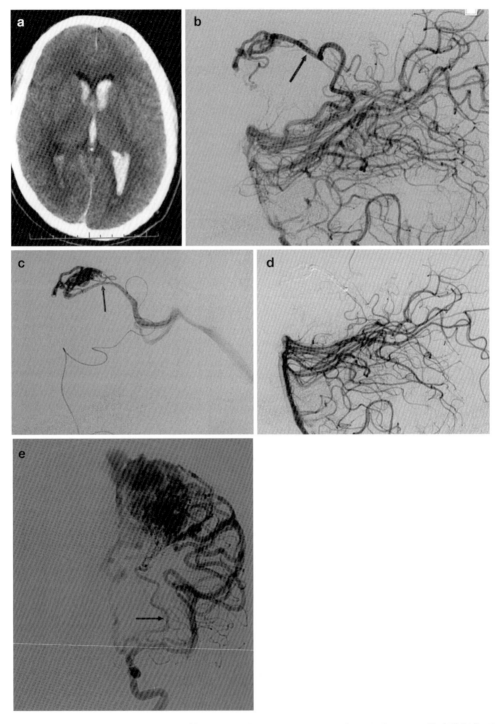

图 12.3　(a~d)年轻的 AVM 患者表现为第三脑室和侧脑室出血。(a)CT 提示脑出血。(b)椎动脉侧位观：造影示扩张的脉络膜后内侧动脉(箭头)为第三脑室顶部 AVM 的供血动脉。(c)选择性造影检查显示 AVM 血管畸形团和回流至 Galen 静脉和直窦的大脑内静脉(箭头)。(d)NBCA 胶栓塞 AVM 后的对比造影。(e)另外一个顶叶 AVM 病例，由明显增粗的源于 M1 段的穿支动脉供血(箭头)，该穿支动脉与远端皮层分支有共同起源。

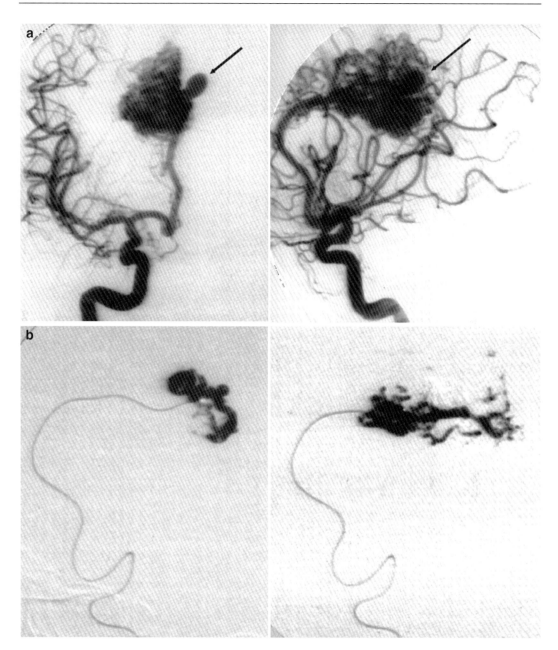

图 12.4　显示出血性 AVM 累及胼胝体和扣带回。(a)颈内动脉造影(前后位,晚期显影)显示致密血管畸形团由胼周动脉供血,在血管畸形团中后部,可见增粗血管(箭头),无法确定这是血管畸形团内动脉瘤还是假性动脉瘤。(b)在 NBCA 胶栓塞之前,对胼周动脉分支进行两次选择性造影,以确定血管畸形团和动脉瘤。(待续)

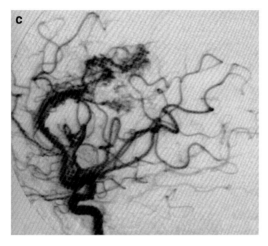

图 12.4(续) (c)治疗后行对照造影。患者耐受性好,在 1 个月后,再进行外科手术治疗,并取得良好效果。

一处或多处动脉上,这是由于血流增加造成的(血流相关性或压力性动脉瘤)。当动静脉畸形去除后,动脉瘤常常会消失,但并非总能消失(Berenstein 和 Lasjaunias,1992;Valavanis 和 Yaşargil,1998)。这些动脉瘤会引起蛛网膜下隙或脑实质出血(Stapf 等,2006)。动脉瘤的发生率会随着患者年龄的增长而增加(Berenstein 和 Lasjaunias,1992),这意味着动脉瘤的发生不仅与动静脉畸形相关的高血流量相关,也是长期动静脉短路的结果(Valavanis,1996)。根据我们的经验,大部分动脉瘤发生于老年患者,常见于基底动脉区域(图 11.13,图 12.13,图 12.14 和图 12.16)而较少发生于与动静脉畸形无关的动脉分支上,这些少见动脉瘤可能和 11.4 节描述的其他动脉瘤具有相同的发病机制。

其他小动脉瘤位于血管畸形团内(巢内动脉瘤)或附近,需要专门的选择性造影证实。它们很常见,并被认为与很多出血病例有直接关系(Willinsky 等,1988;Marks 等,1992;Turjman 等,1994;Pollock 等,1996;Redekop 等,1998;Bradac 等,2001;Pierot 等,

2004;Valavanis 等,2004)(图 12.4,图 12.6,图 12.7 和图 12.11)。

另一个值得注意的类型是假性动脉瘤,多发生在动静脉畸形破裂处,在近期破裂的临床患者中可发现此类动脉瘤(Valavanis 等,2004)。假性动脉瘤缺乏真正的血管壁,主要由部分吸收后的血肿腔组成,可以通过新近出血边缘位置和不规则形态等特征经血管造影检查发现(Berenstein 和 Lasjaunias,1992;Garcia Monaco 等,1993;Valavanis,1996;Valavanis 等,2004)(图 12.9)。

12.3.5.3　其他变化

供血动脉的其他变化之一为狭窄,通常由于血管壁内部变化造成,其特点是内膜增生、间质细胞增生、血管外膜的毛细血管增生(图 12.11)。另一种变化是颅底部烟雾病模式,这可能是血流动力学应力变化的结果(Mawad 等,1984;Berenstein 和 Lasjaunias,1992)。

12.3.5.4　静脉回流

回流类型通常由动静脉畸形的部位决定,因此是可以预测的。异常回流往往由于既往血管变异或静脉闭塞、狭窄之后形成侧支循环而造成,这可能是静脉尝试降低血管畸团内高压的适应性表现。

静脉回流通常包括表浅、深部或者兼而有之,可由一根或者多根静脉通路组成(图 12.1,图 12.2,图 12.6,图 12.8,图 12.9 和图 12.12)。在后述的病例中,静脉回流可显影于每支相应供血动脉注射显影后。在有些病例中,通过注射显影不同的供血动脉,可以识别相同的静脉回流。而如果包含多个回流通道,称为多间隔动静脉畸形;如果只有一个引流静脉,则称为单间隔动静脉畸形(Yaşargil,1987;Berenstein 和 Lasjaunias,1992;Valavanis 等,2004)。在这种情况下,人们通常认为,只有当单

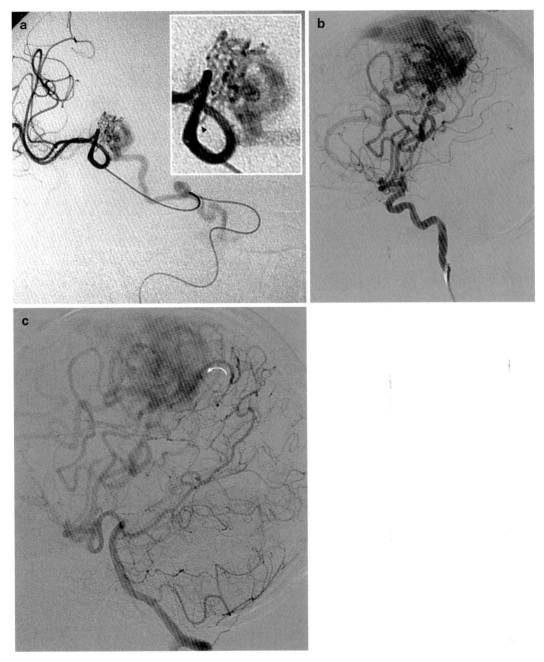

图 12.5　(a)"过路供血动脉"病例。颞部岛叶 AVM,由大脑中动脉分支远端起源的小分支动脉(三角箭头)供血。(b,c)由大脑前动脉和大脑中动脉分支供血的大型顶叶 AVM。(b)颈动脉造影。(c)椎动脉造影。大脑后动脉的远端分支通过大脑后动脉和大脑中动脉间的软脑膜吻合口间接参与供血。其中一个分支（箭头)明显增粗。

根回流静脉早期分支成多根静脉时,才可见到多根回流静脉。

　动静脉畸形的回流静脉通常是扩张的。这些扩张有时很大,形成巨袋状,这可能是远端血管狭窄或者血栓堵塞所致。狭窄的原因可以不同,有可能是由血流增加

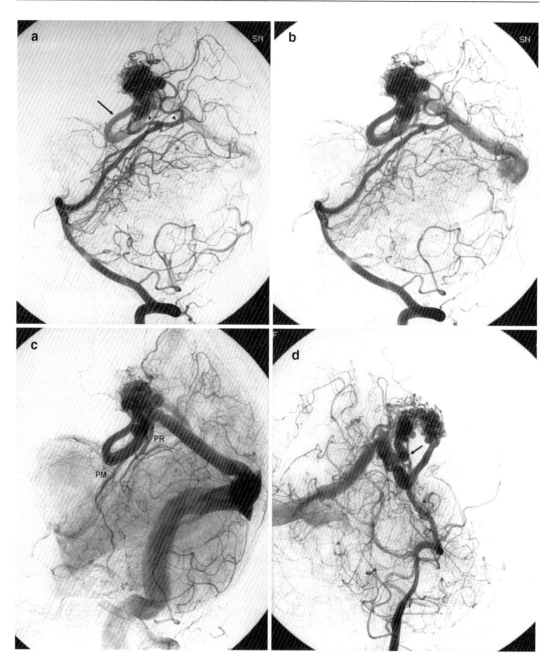

图 12.6   左侧枕叶扣带回区内侧深部血肿，急性期进行血肿清除术。病情好转后，(a) 椎动脉造影显示
AVM 的供血动脉源于左侧大脑后动脉 P4 段的两支动脉(箭头)，(b)引流至增粗的大脑内侧静脉(箭头)后，
进入 Galen 静脉和直窦。由于 Galen 静脉内高压，(c)在中央前静脉和中脑后静脉内可见反流。也可见直窦
的近端重叠。斜位造影(d)可见二级较小的引流静脉(箭头)，也引流入 Galen 静脉。(待续)

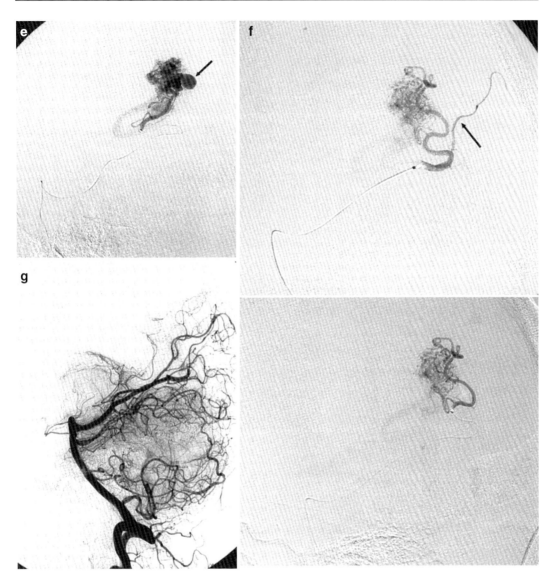

图 12.6(续)　对供应畸形团内动脉瘤(箭头)的分支血管(e)进行超选择性插管,对二级分支(f)进行微导管插管,远端为正常脑实质的分支动脉(箭头)。治疗后造影(g),对脐周动脉供血的 AVM 残余小病灶进行放射外科治疗。

和压力引起的一种反应性细胞壁增生,也有可能是回流静脉通过硬脑膜时出现狭窄,或者是受扩张静脉骨性结构压迫造成的狭窄。有时,这些袋状静脉也可能由假性动脉瘤引起。就像 12.3.5.2 章节描述的那样(图 12.9)。回流静脉的一些特点(单静脉、深静脉引流、狭窄、巨袋状)被认为是出血的潜在危险因素,或可能已经引起

过出血 (Vinuela 等,1985,1987;Berenstein 和 Lasjaunias,1992;Turjman 等,1995;Muller-Forell 和 Valavanis, 1996;Pierot 等,2004; Valavanis 等,2004)。

12.3.5.5　血管畸形团

血管畸形团大小不一,小的动静脉畸形往往更易破裂(图 12.10)(Graf 等,1983;

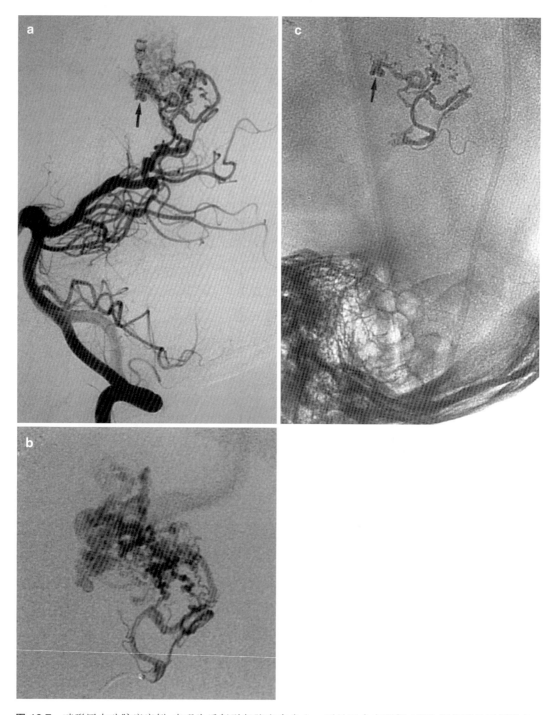

图 12.7 畸形团内动脉瘤病例,表现为反复引起脑室内出血。可见巨大右顶部 AVM,深部延伸至侧脑室。颈外动脉造影(a)在脉络膜后内动脉血管区域,可见含有畸形团内动脉瘤(箭头)的部分 AVM。(b)NBCA 胶栓塞前的选择性造影检查。(c)在血管畸形团和动脉瘤内注入 NBCA 胶。尽管仅行局部治疗,多年内未再发生出血。

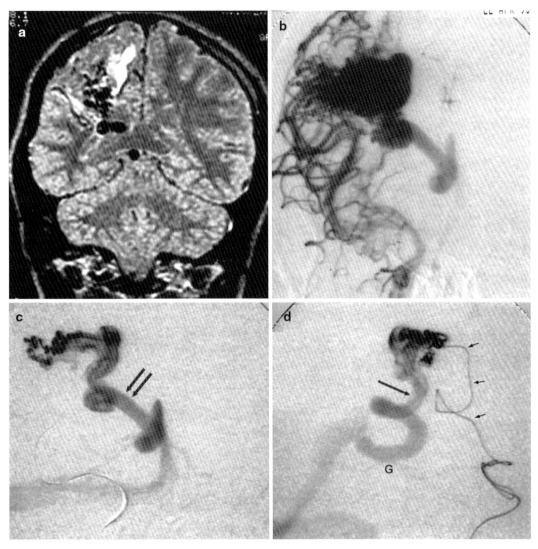

图 12.8 顶叶 AVM。(a)MRI 冠状面 T2 加权像可见病灶延伸至脑室,亦可见因既往脑出血而导致的胶质增生。(b)颈动脉造影,前后位可见致密血管畸形团和深部回流静脉。(c)AP 位选择性造影。通过增粗的髓内静脉引流,进一步回流至汇入大脑内静脉,再到 Galen 静脉(箭头)。(d)侧位造影,与(c)图对应。微导管(小箭头)。增粗的大脑内静脉(箭头)引流至 Galen 静脉(G)。

Pierot 等,2004),深部或者后颅窝动静脉畸形也容易破裂(图 12.3,图 12.6,图 12.7 和图 12.9)。一些作者(Garcia Monaco 等,1990;Berenstein 和 Lasjaunias,1992)报道颞部岛叶、胼胝体动静脉畸形有较高出血率(图 12.4)。血管畸形团可以表现为单间隔或多间隔(图 12.2)。有趣的是,随着血管内治疗经验的增加,不同间隔之间的连接血管可

以被识别出,因此缓慢注射栓塞剂通过它们可以完全渗入整个血管畸形团内。而多支供血的小分支动脉可能都起源于主要供血动脉。当向一支供血动脉小分支注射栓塞剂时,栓塞剂可逆行入其他供血动脉,进而累及主要供血动脉,治疗中应该立即识别避免这种情况。

前文我们已提及血管畸形团内动脉

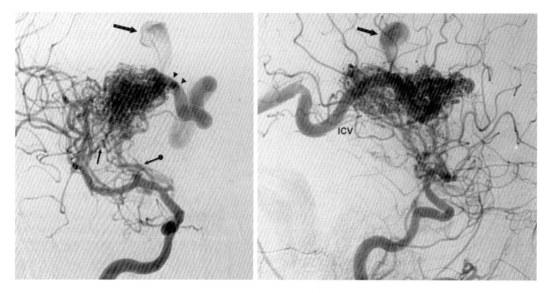

图 12.9 青年 AVM 病例,表现为基底节和白质出血。颈动脉造影,前后位和侧位片显示 AVM 由增粗的穿支动脉(带点箭头)和大脑中动脉(箭头)M2 段的几个分支供血。通过丘纹静脉(三角箭头)引流,进一步引流至大脑内静脉,另一个呈部分显影的静脉球(大箭头),可能是假性动脉瘤。该患者接受了手术治疗。

瘤。由于动静脉短路分流很大,导致瘘口很大,在造影中表现为静脉部分快速显影。瘘是动静脉畸形的独立特征或只是血管畸形团的组成部分(图 12.12)(Berenstein 和 Lasjaunias,1992;Chaloupka 和 Huddle,1998;Valavanis 等,2004),瘘在儿童患者更常见(Rodesch 等,1995;Lasjaunias,1997)。

血管畸形团的边界可以是清晰的(紧凑型血管畸形)(图 12.1,图 12.2 图和 12.4),或没有明显边界(分散型血管畸形)(图 12.11)。在后一种情况下,供血动脉较多,无明显扩张血管,无明确的主体部分;静脉也只是中度扩张,血流较慢。而当血管畸形很大时,常涉及多个脑叶,此时血管内治疗与外科手术治疗一样,很难达到治愈的效果(Yaşargyl,1987;Berenstein 和 Lasjaunias,1992)。

位于功能区的脑动静脉畸形往往预示着并发症风险增高,一些研究者认为,即使功能重要性不一,大脑的所有区域都具有功

能。这提示我们当进行血管内治疗时,栓塞剂应该严格控制注射在动静脉畸形的血管畸形团内,从而避免损害正常脑实质,降低并发症风险。

12.3.5.6 血管畸形团周围变化

在多例血管畸形团周围,可以看到包含细小血管的丰富血管网,通常是动静脉畸形团附属组织扩张引起的。一些作者认为,这些新生血管的发生,即血管生成,与周围组织的慢性缺血性反应有关(Berenstein 和 Lasjaunias,1992;Valavanis 等,2004)。

12.3.6 治疗

对动静脉畸形的位置、大小、形态学、血流动力学的认识提高,结合不断发展的病理生理学理论和技术革新(外科、血管内治疗和放疗),采用各种综合性治疗手段,如今很多患者已有很大治愈可能性,并具有较低致残率和致死率(Spetzler 和 Martin,

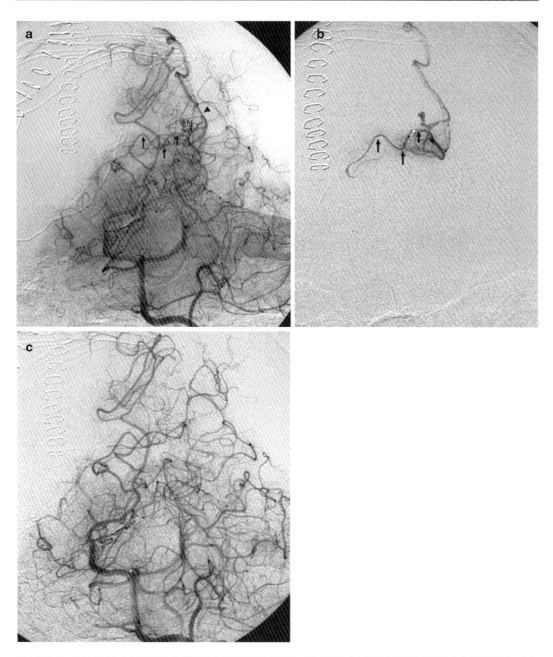

图 12.10 枕叶内侧小型 AVM 病例。椎动脉造影斜位示(a)供血动脉(箭头)源于大脑后动脉的 P4 段。小血管畸形团(N),单一的引流静脉(三角箭头)。(b)NBCA 胶栓塞前超选性检查。(c)治疗后对照造影。

1986;Berenstein 和 Lasjaunias,1992;Colombo 等,1994;Valavanis,1996;Debrun 等,1997; Valavanis 和 Yaşargil,1998;Valavanis 等, 2004;Beltramello 等,2005;Picard 等,2005; Vinuela 等,2005;Raymond 等,2005;Nagaraja

等,2006;Panagiotopoulos 等,2009;Grzyska 和 Fieler,2009;Katsaridis 等,2008;Pierot 等, 2009;Krings 等,2010;Saatci 等,2011;Van Rooij 等,2012a,b)。采用血管内治疗手段, 小型或者中等大小的动静脉畸形,可以实现

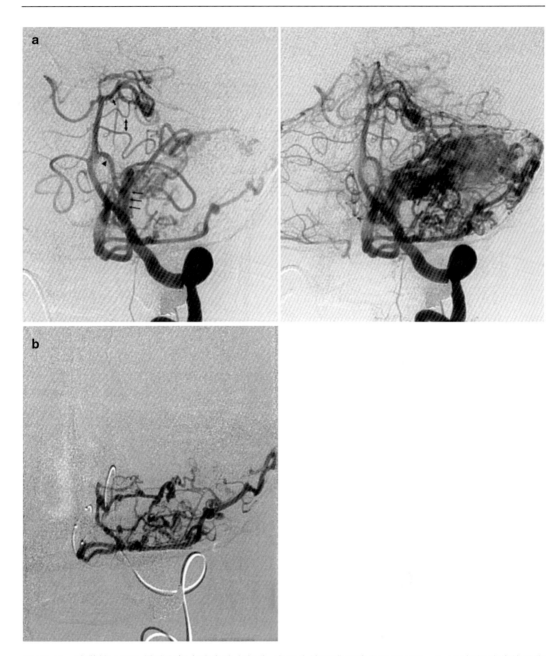

图 12.11 弥散性 AVM,累及左侧大脑半球大部分,表现为蛛网膜下隙出血(SAH)。(a)左侧椎动脉前后位造影(早期和晚期)显示,AVM 由小脑后下动脉(三箭头)分支、小脑前下动脉(三角箭头)、小脑上动脉(小箭头)供血,脑桥外侧动脉(双向箭头)明显扩张,可能也参与供血。血管畸形团内和供血分支动脉上可见血管壁上不规则的多个动脉瘤。(b)小脑后下动脉的选择性造影可显示多发动脉瘤。

完全闭塞;而对大型或者深部动静脉畸形,栓塞可以直接消除动脉瘤(血流相关性、巢内或假性动脉瘤),或可以部分缩小血管畸形体积以便于之后的手术切除或放射外科治疗。

目前,对于无症状或者症状很少的动静脉畸形是否采用侵入性或非侵入性的治疗仍存在争议。患者年龄、动静脉畸形位置、畸

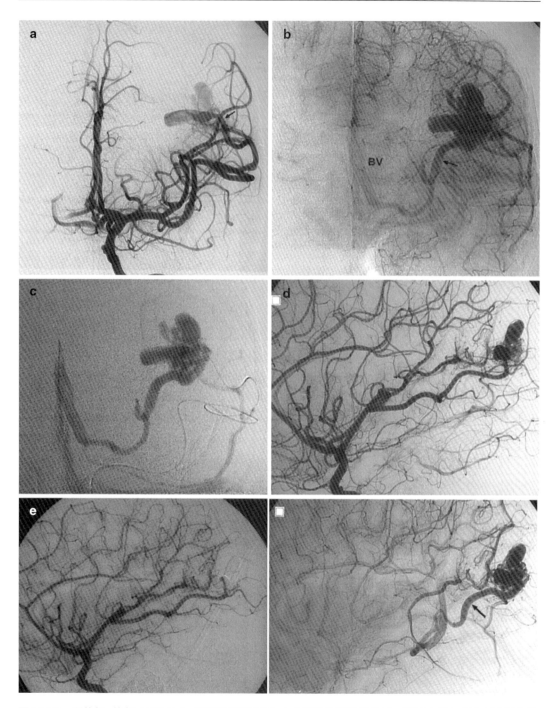

图 12.12 颞外侧–枕部 AVM 患儿，表现出癫痫症状。(a)前后位颈动脉造影，AVM 主要包括角回动脉和静脉之间瘘口(箭头)，特点是与邻近扩张静脉之间连接的静脉瘤，未见典型的血管畸形团。(b)造影晚期，可见皮层和深部引流静脉。后者通过扩张的侧枝静脉(箭头)引流至远端基底静脉。(c)超选择性造影清晰地显示瘘口分流和深部静脉引流。(d)颈动脉造影，侧面观早期和晚期可见供血动脉和包含房外侧静脉(箭头)的静脉引流。(e)颈动脉造影侧面观，NBCA 胶栓塞后；与血管畸形团相应的显微结构仍可辨认出来。这个病灶后来进行了放疗。

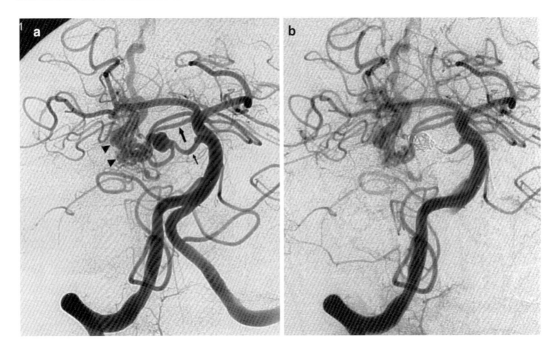

图 12.13　右侧桥小脑角区严重蛛网膜下隙出血(SAH)的老年患者。椎动脉造影(a)提示桥小脑角区小型 AVM(三角箭头),由双侧小脑上动脉(大箭头)和增粗的脑桥外侧动脉(小箭头)供血。后者可见血流依赖性动脉瘤。它可能引起了 SAH,急诊对此进行了弹簧圈栓塞治疗(b),对其起源供血动脉进行了栓塞。昏迷患者恢复良好。

形范围,以及预估的治疗难度都会对治疗方案的选择产生影响。尽管存在争议,当累及的血管结构增加出血风险时,我们建议慎重考虑(Stapf 等,2006)。此外,其他的作者也这样建议(Achrol 等,2006)。一些观点认为,炎性细胞因子在动静脉畸形出血的发病机理中起一定作用。

　　目前,对这个非常复杂的病理过程仍需要进一步的研究。对动静脉畸形患者进行侵入性治疗和非侵入性治疗评估的多中心随机试验目前也在进行中 (Fiehler 和 Stapf: Aruba,2008;Mohr 等,2010)。

12.4　海绵状血管瘤

12.4.1　病理

　　海绵状血管瘤表现为局限性包块,由没

有侵犯脑实质的扩张血管组成,血管壁为显微组织包绕的单层血管内皮,一些血管可出现栓塞。既往出血产生的含铁血黄素常出现在血管畸形内或畸形周围,还可出现钙化。海绵状血管瘤可因内部出血而增长。

12.4.2　发病率

　　基于 MRI 影像和尸体解剖研究,海绵状血管瘤的整体人群发病率为 0.4%~0.9% (McCormick,1984;Otten 等,1989;Robinson 等,1991;Maraire 和 Awad,1995)。海绵状血管瘤可单发,可多发;家族性病例早已报道,多见于拉丁裔美国家族中(Rigamonti 和 Brown,1994;Zambranski 等,1994;Gunnel 等,1996)。在此族群中,该病为常染色体遗传 (Gunnel 等,1996)。海绵状血管瘤常被认为是先天性的。然而,也可见新发病灶,尤其在家族性病例中(Pozzati 等,1996;Tekkoek 和

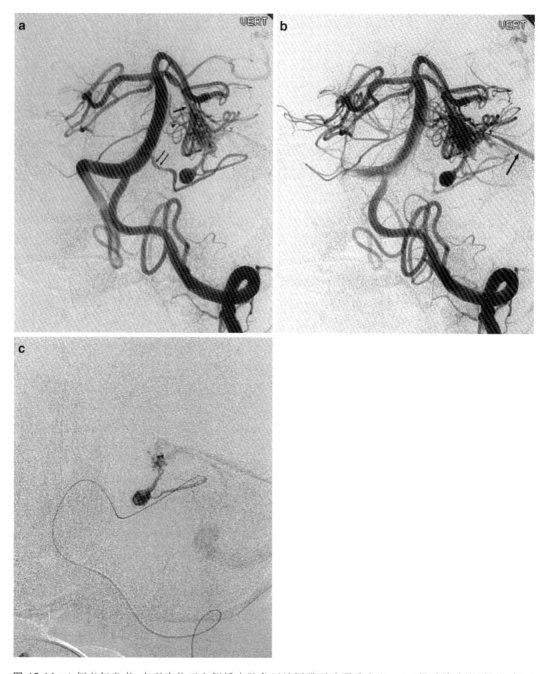

图 12.14 1 例老年患者,表现为位于左侧桥小脑角区蛛网膜下隙严重出血。(a)椎动脉造影(斜位)提示 AVM 由小脑上动脉分支(大箭头)供血,脑桥外侧动脉(箭头)也参与供血,还有来自小脑前下动脉(三角箭头)的供血。在这个动脉上,可见血流相关性动脉瘤。(b)晚期显影,可见岩上窦参与静脉引流。(c)在对动脉瘤和远端小脑前下动脉进行弹簧圈栓塞前,对小脑前下动脉进行选择性造影研究。患者栓后康复,AVM 后来进行了手术治疗。

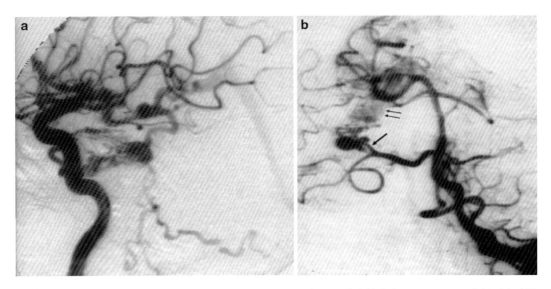

图 12.15 蛛网膜下隙出血老年患者。全脑血管造影显示右侧硬脑膜动静脉瘘(DAVF)。(a)右侧颈内动脉造影，侧位显示由小脑下动脉的海绵状分支供血的瘘口典型特征。(b)椎动脉造影，后前位显示在右侧可见发育良好的小脑前下动脉通过其头侧分支动脉(多箭头)参与硬脑膜动静脉瘘(箭头)的部分供血。供血动脉上可见一个血流相关性动脉瘤。

Ventureyra，1996；Porter 等，1997；Brunereau 等，2000；Massa-Micon 等，2000)。一些病例中，可见与脑发育性静脉异常(DVA)相关的血管血流动力学变化引起海绵状血管瘤。此外，静脉环境变化的病理条件下可引起新发海绵状血管瘤(Gunnel 等，1996)。Desal 等(2005)报道了 1 例可能有多个继发因素的海绵状血管瘤，因素包括在听神经瘤外科手术中偶尔发现 DVA，2 年后对横窦新发硬脑膜动静脉瘘进行外科手术，以及血栓性静脉炎导致散在性血管闭塞。其他作者 (Janz 等，1998；Ha 等，2013)描述过一些具有硬脑膜动静脉瘘(DAVF)的海绵状血管瘤病例，多见于静脉逆流的患者。

12.4.3 定位

海绵状血管瘤可发生于大脑或者脊髓。它们多位于皮层下白质和灰白质交界处，也可位于脑实质外(Meyer 等，1990；Sepehrnia 等，1990)，尤其常见于海绵窦，女性多见。

12.4.4 诊断和临床相关

在 CT 上海绵状血管瘤表现为圆形、高密度的包块，有时会有钙化。在 MRI 上表现为低 TI 信号高 T2 信号影，信号不均匀。大型海绵状血管瘤常表现为巨大圆形空腔。T2加权像和磁敏感成像(SWI)的普及有助于诊断(Haacke 等，2009；Coriasco 等，2013)。通过 SWI 技术，海绵状血管瘤可因为静脉血管内去氧血红蛋白和出血之后产生的含铁血黄素导致信号缺失表现(图 12.17a，b)。增强 CT 和 MRI 表现具有典型影像表现(Rigamonti 等，1987)，而血管造影结果常为阴性。在海绵窦内的海绵状血管瘤，诊断上很难与脑膜瘤相鉴别(Bradac 等，1987)。

海绵状血管瘤常常不表现出典型症状，临床上可表现为癫痫、脑出血、脑实质受压损害表现。其与 DVA 的联系，也见 12.6 节内容。

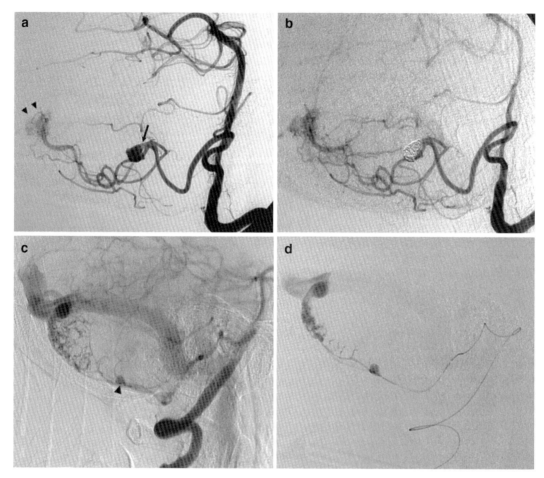

图 12.16 (a,b)严重蛛网膜下腔出血老年患者。(a)椎动脉造影可见小脑后下动脉远端分支供血的小脑小型 AVM(三角多箭头)。在小脑后下动脉的扁桃体处可见血流相关性动脉瘤(箭头)。该动脉瘤用弹簧圈栓塞(b)。患者持续昏迷,直至死亡。(c-g)另 1 例是后颅凹出现严重蛛网膜下隙出血的老年患者。血管造影显示小脑蚓部 AVM 部分由小脑动脉的远端分支供应。在动静脉畸形供血动脉上,可见血流相关性动脉瘤。这些动脉瘤可引起蛛网膜下隙出血,并需进行紧急治疗。本例 AVM 后来进行了手术治疗。(c,d)右侧椎动脉。发育良好的小脑前下动脉取代小脑后下动脉,参与动静脉畸形供血。在选择性造影中,一个分支动脉上可见动脉瘤(三角箭头)。(待续)

12.5 毛细血管畸形

毛细血管畸形与海绵状血管瘤类似。与后者不同的是,毛细血管畸形的血管之间存在脑实质。根据尸检报告,其发病率为 0.1%~0.15%(McCormick,1984;Jellinger,1986)。它们常常与海绵状血管畸形合并出现,一些作者认为,两者在病理表现为同一病种(Rigamonti 等,1991;Chaloupka 和 Huddle,1998)。

毛细血管畸形在脑实质和脊髓的任何地方均可出现,脑桥或者基底节较常见。影像特征与海绵状血管畸形类似。SWI 可发现 T1、T2 加权像不能显示的微小病灶(Elkoussy 等,2012)(图 12.17c,f)。

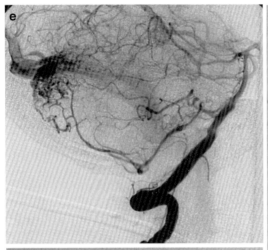

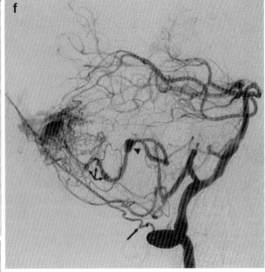

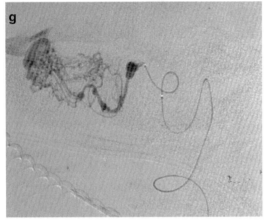

图 12.16(续) (e)Onyx 胶栓塞后进行对比造影。(f,g)左侧椎动脉造影。在粗大小脑后下动脉的小脑扁桃体和小脑蚓部分支上可见相似的多个动脉瘤(三角箭头和三箭头)。在 Onyx 胶栓塞前进行选择性造影,这些动脉瘤可更好地显示出来。正常的脑膜后动脉(箭头)。

12.6 发育性静脉异常(DVA)

12.6.1 病理

　　发育性静脉异常也被称为静脉瘤,多位于大脑半球白质内,几支髓质静脉合成一根独立的回流静脉,再向浅表引流至某一个窦、室管膜下或基底静脉。另一个常见位置是小脑半球白质,在这里髓质静脉通常合成 Galen 或岩静脉(Saito 和 Kobayashi,1981)。此病被认为是局部髓质静脉异常发育的结果。

12.6.2 发病率

　　发育性静脉异常曾被报道为尸检中最常见的血管畸形(Sarwar 和 McCormick,1978;McCormick,1984),发病率为 2.6%。如今人们认为它并不是血管畸形(Saito 和 Kobayashi,1981;Lasjaunias 等,1986a)。

12.6.3 诊断和临床相关问题

　　发育性静脉异常增强扫描,在 T1 表现为增强的静脉管腔信号,T2 和 SWI 为低信

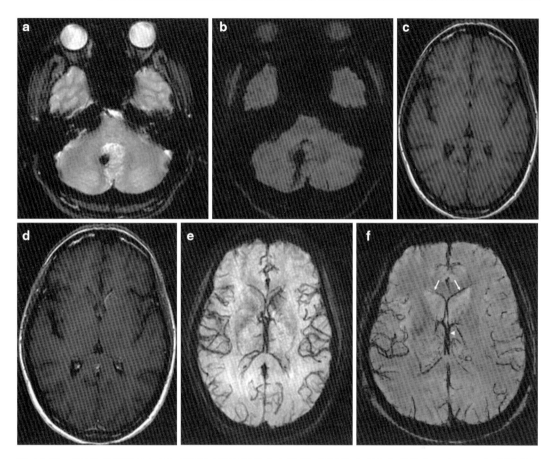

图 12.17　用 T2 梯度回波(a)和 SWI(b)研究海绵状血管瘤,病灶均表现为信号缺失。在 SWI 上可得到与 DWI 对应的证明。(c-f)使用或不用对比剂或结合 SWI,用 T1 加权像研究可疑性毛细血管扩张。(d)研究显示血管畸形特征的对比增强,并可见一圆形线性结构,在 SWI 上投射在尾状核上。与隔静脉连接(e)。MR SWI 序列的正常解剖研究。(f)图中的一些切面显示双侧隔静脉(三角箭头),这些静脉从额角外侧行至内侧角。这些静脉沿着透明隔返回来,加入小脑下静脉(箭头)。

号(图 12.17a,b)。在血管造影中,典型的发育性静脉异常,在毛细血管-静脉期,可以识别出来,此期内几个毛细血管汇聚至较大血管(图 12.18a-e)。

　　大部分发育性静脉异常没有症状,某些情况下可引起出血,而出血原因常被认为与海绵状血管瘤有关（Ostertun 和 Solymosi,1993；Forsting 和 Wanke,2006）。罕见情况下,主要回流血管形成血栓可导致出血性

缺血（Ostertun 和 Solymosi,1993；Field 和 Russell,1995）(图 20.5)。而有一些发育性静脉异常不完全符合上述典型表现, 这些病变大致表现为发育性静脉异常和动静脉畸形之间的过渡形式（Awad,1993；Mullan 等,1996a,b；Bergui 和 Bradac,1997；Komiyama 等,1999；Im 等,2008；Oran 等,2009）,在造影中,一些未扩张的供血动脉与发育性静脉异常特征的静脉相吻合,早期可显影(图

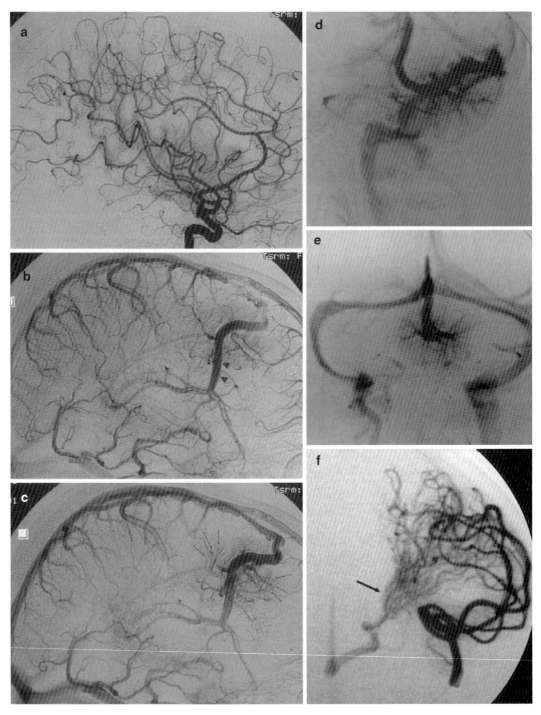

图 12.18　(a-e)发育型静脉畸形(DVA)。颈动脉造影,(a)正常动脉期;(b,c)在静脉晚期可见一个巨大额叶皮层静脉(三角多箭头),引流部分颞叶区域。这个区域的所有髓静脉都汇聚于此,进一步引流至上矢状窦。另 1 例患者的椎动脉造影静脉期,侧位(d)和后前位(e)可见一个增粗的中央前静脉,双侧大脑半球的大部分髓质静脉汇聚于此。(f)混合血管瘤,颈动脉造影后前位,大脑中动脉的选择性造影。可见病变结构(箭头),包含 1 支通过与大脑中动脉髓质分支连接的髓静脉,该静脉早期显影。所有静脉汇聚至增粗的中央静脉,然后继续进入 Galen 静脉。

12.18f）。

12.7 中枢神经系统血管畸形：部分定义明确的先天性或遗传性综合征

12.7.1 Rendu–Osler 综合征（遗传性出血性微血管扩张）

Rendu-Osler 综合征是一种家族性神经性皮肤病，表现为皮肤和口鼻腔、胃肠道黏膜毛细血管扩张。而肺部和肝脏可出现动静脉血管瘤和瘘，在中枢神经系统表现为不同类型的血管畸形，最常见表现为多发小动静脉畸形（Chaloupka 和 Huddle，1998；Berenstein 和 Lasjaunias，1992；Garcia-Monaco 等，1995）。口鼻腔血管畸形常引起严重出血（图 3.18）。

12.7.2 Sturge–Weber 综合征（斯特奇–韦伯综征）

Sturge-Weber 综合征是一种家族性神经疾病，特点是三叉神经分布区的面部血管痣（主要位于第一支）、视网膜血管瘤和软脑膜多发血管瘤。

12.7.2.1　病理

病理主要表现为位于软脑膜和蛛网膜之间的薄壁毛细血管和小静脉。由于特别缺乏皮层静脉，它会导致血流淤滞或进行性皮层缺氧，继而出现脑萎缩乃至部分钙化。

目前，大家认为发病的主要原因是回流静脉发育障碍，包括皮层静脉和浅表末梢髓质静脉。回流途径经侧支循环而改变方向，往往是通过室管膜和脉络丛中的深部髓质静脉引流。

12.7.2.2　诊断

营养不良和钙化的皮质部分可以通过

CT 和 MRI 明确，增强成像可以通过静脉循环成像显示血管瘤结构（Smirniotopoulos 和 Murphy，1992；Osborn，1999；Chaloupka 和 Huddle，1998）。而在造影中可凭借回流静脉方向转向深静脉系统揭示皮层静脉消失或缺乏。

12.7.3 Wyburn-Mason 综合征

Wyburn-Mason 综合征是一种非常罕见的神经性皮肤病，以三叉神经分布区域的面部皮肤痣和广泛的高流量动静脉畸形为特点，累及视觉通路，如视网膜、视神经、视束、中脑和枕叶（Chaloupka 和 Huddle，1998）。有些作者为这个综合征提出专门术语——单侧视网膜血管畸形（Theron 等，1974）。该病的少见变种为双侧颅内血管畸形（Patel 和 Gupta，1990）。CT 和 MRI 可用于诊断，血管造影可作为局部血管内治疗评估的必要检查。

12.7.4 Klippel-Trenaunay-Weber 综合征

这个综合征很少见，特点是偏侧肢体肥大，皮肤痣，血管畸形，和（或）有时伴有患肢高流量 AVM。血管畸形也累及脑及其他器官。CT 和 MRI 可发现病灶；血管造影检查为是否血管内治疗的评判标准。

12.8 累及 Galen 静脉的动静脉瘘

真实发病率尚不清楚，据估计不超过 1/1 000 000。Jaeger 等首次于 1937 年描述了 Galen 静脉瘤，近些年我们将此类血管畸形进一步细分出来。

Galen 动脉瘤样静脉畸形。目前，大部分作者（Raybaud 等，1989；Berenstein 和 Lasjaunias，1992；Mickle 和 Quisling，1994；Burrows 等，1996；Brunelle，1997；Lasjaunias，1997；Chaloupka 和 Huddle，1998）认为，该

畸形是一种在胚胎时期发病,累及前脑正中静脉血管畸形。与 Raybaud 等人(1989)的放射解剖学研究一致的是,前脑静脉将脑深部结构和脉络丛引流至大脑镰旁窦。该静脉在胚胎 6~11 周时消失,由 Galen 静脉代替。在脑内静脉发育中,Galen 静脉起源于前脑静脉尾部残余部分。Galen 静脉汇入直窦(SS)。前脑静脉退化不全导致直窦发育不良,静脉回流常转至一直存在的大脑镰旁窦。而导致异常动静脉瘘的原因至今不明,有人认为,可能与胚胎发育异常有关,包括脉络膜动脉的发育,它与前脑静脉存在处于同一胚胎期,是当时发育活动活跃的动脉结构,此时容易出现发育不良。

诊断和治疗。CT 和 MRI 易于发现这种畸形。选择性和超选性血管造影检查对进一步明确此病必不可少。但对此类患者进行造影检查存在一些技术问题,其中包括股动脉途径和是否需要造影剂限量的问题;因此,将造影时间推迟到 5~6 月龄比较慎重和合理。但如果病情很快恶化,特别是发生心衰,造影检查和血管内治疗应提前进行。进行栓塞治疗后病情会缓解(Lasjaunias,1997;Bhattacharaya 和 Thammaroj,2003;McSweeney 等,2010;Khullar 等,2010)。然而,有报道(Brevis-Nunez 等,2013)称栓塞后心脏功能正常患者,可继发严重心肌功能障碍,类似于蛛网膜下腔出血患者的情况(见第 11.5 节)。造成这种情况的原因还不完全清楚。有人认为,治疗后短期内脑水肿会加重(Brevis-Nunez 等,2013)。

血管造影(图 12.19 和图 12.20)能够识别两型短路:①脉络膜型,特点是很多与前脑静脉形成短路的供血动脉常位于前脑表面;②壁型,由 1 或 2 根供血动脉在前脑静

脉的侧面和下方连接,供血动脉可为单侧或双侧,最常见的参与动脉是与胼周动脉远端伴行的脉络膜后动脉。在胚胎期,胼周动脉的后部分支沿胼胝体压部走行,并向前延伸至脉络膜组织,与脉络膜后内动脉相吻合。这种连接在正常情况下不存在,但可见于 Galen 畸形静脉(Raybaud 等,1989),并组成所谓的边缘弓。丘脑和丘脑后动脉也可能和前脉络膜动脉一起参与;有时来自大脑中动脉(MCA)的末梢分支及其穿支作为次级供血动脉也参与脉络膜前动脉供血。

静脉引流至扩张的前脑静脉,可呈环形或迂曲延长,在矢状面上呈现出最大分布。至少 50% 的病例中静脉进一步引流至大脑镰状窦(Raybaud 等,1989),大脑镰状窦是一个走行在大脑镰内的胚胎期管道,后上方直连上矢状窦(SSS)。罕见的情况下,正常直窦可与大脑镰状窦连接;大部分病例中,直窦发育不全,或不存在,或畸形,同时存在粗大的枕窦。以硬膜窦发育不全或栓塞为特点的其他异常情况往往常见,特别是横窦(TS)和乙状窦异常。颈静脉也可能缺如,这些静脉变化可促进硬脑膜异常分流的发展。有报道,存在两个大脑镰旁窦(大脑镰环),一个直接通向上矢状窦(SSS),另一个将上矢状窦与窦汇或横窦连接起来(Raybaud 等,1989)。

Galen 静脉扩张。多见于老年人,Galen 大静脉扩张同时 AVM 向该静脉引流。静脉扩张常常与引流静脉(包括矢状窦 SS 或窦汇)的堵塞有关。造影中常可见到正常脑内静脉结构(深部或表浅的)的反流,而正常情况下不会出现,此点可用于鉴别诊断出 Galen 畸形中(Lasjaunias,1997)。

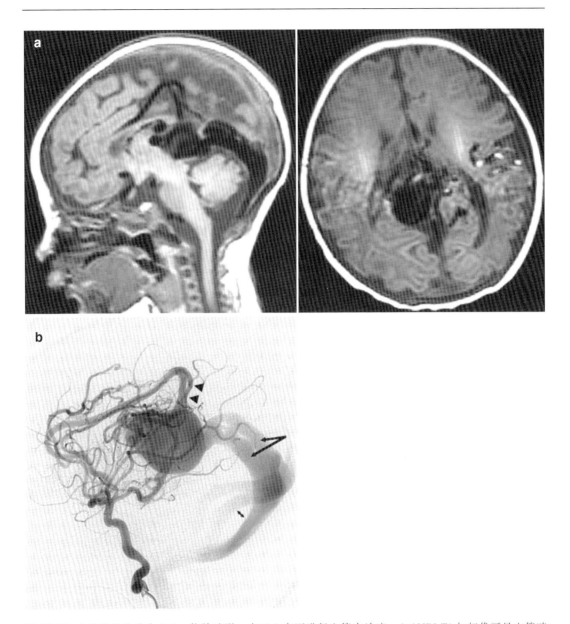

图 12.19 3 月龄患儿诊为 Galen 静脉畸形，由于心衰而进行血管内治疗。(a)MRI T1 加权像可见血管畸形。(b)右侧颈动脉造影侧位片，可见增粗的前脑静脉，它引流至扩张的、开窗的(带角箭头)直窦。 血管畸形由胼周动脉(三角箭头)和小脑后动脉的脉络膜后动脉供血。前部和后部系统汇聚形成所谓的边缘弓。双箭头提示进一步引流至横窦和增粗的枕窦。(待续)

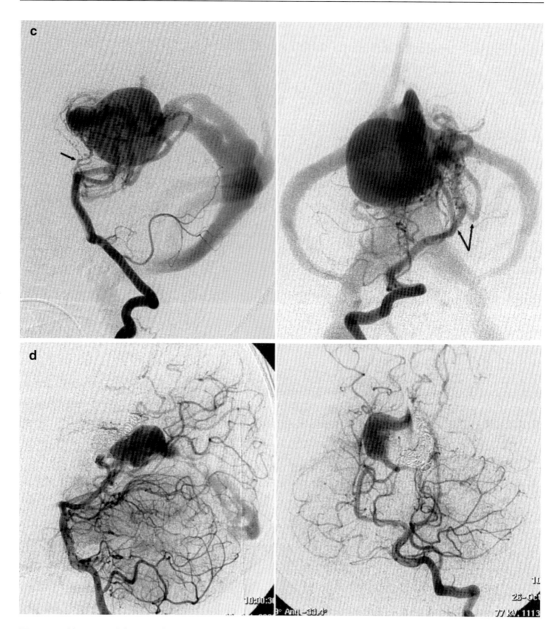

图 12.19(续)　(c)右侧椎动脉造影,前后位和侧位显示供血动脉来源于左侧大脑后动脉、丘脑后穿通动脉(箭头)、脉络膜动脉的内侧和外侧(带角箭头)。(d)选择性插管后,将弹簧圈放入靠近瘘口的脉络膜动脉,这减少了血流汇入,同时明显改善症状。(待续)

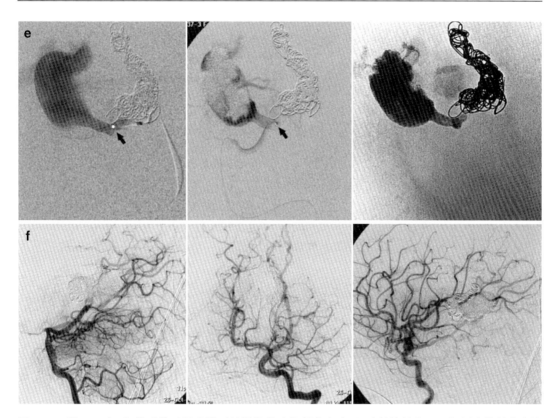

图 12.19(续) 2 年后,椎动脉对照造影可见异常分流仍部分存在,经选择性插管(e)后,用胶将其完全栓塞。对小的残存供血动脉进行选择性插管,箭头示导管末端。非减影图像显示弹簧圈和胶进入血管畸形内。(f)椎动脉和左侧颈动脉最后对照造影。

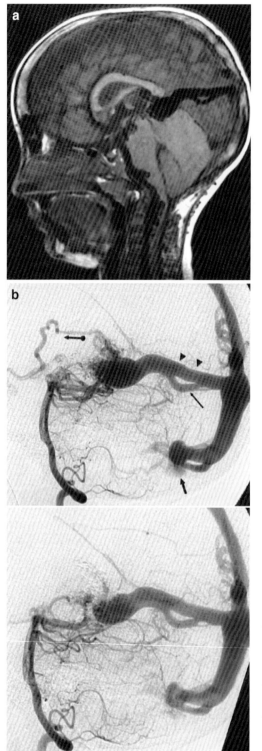

图 12.20 5 岁患儿的 Galen 静脉畸形。(a)MRI T1 加权像显示血管畸形静脉引流至大脑镰旁窦。(b)椎动脉造影侧位。上图可见供血动脉,其中有丘脑后穿通动脉和脉络膜后动脉,增粗的前脑静脉引流至大脑镰旁窦(三角箭头)和开窗(小箭头)。部分改变走行的引流静脉(带点箭头),先是直行,然后可能进一步引流至前桥延静脉和软脊膜静脉,这在 MRI 也可以见到。横窦(大箭头)可见堵塞。下图可见供血动脉部分堵塞,经选择性插管和注胶后,短路减少。

(吕彦锋 任文庆 译 陈凡 吉训明 校)

第 13 章

硬脑膜动静脉瘘

既往有作者对硬脑膜动静脉瘘(DAVF)做过一些零星的个案报道(Verbiest,1951；Obrador 和 Urquiza,1952)。到 20 世纪 60 年代末,尤其在有了选择性和高选择性血管造影研究后,才对该病的病理有了进一步认识和准确的描述(Hayes,1963；Laine 等,1963；Newton 等,1968；Newton 和 Hoyt,1970；Djindjian 等,1968,1973)。

13.1 发病率

DAVF 占所有颅内血管畸形的 10%～15%。男女均可发病,但在 DAVF 的一些类型中某一性别会占优势。该病多见于中老年人,年轻人和儿童也有发病。

13.2 病理和发病机制

DAVF 是在硬脑膜动脉和静脉窦之间存在的分流,由动脉直接或由皮质或其他窦静脉间接分流到静脉窦。DAVF 是一种获得性疾病(Houser 等,1979；Chaudary 等,1982),但其具体的发病机制仍存在争议。一些学者(Houser 等,1979；Mironov,1995)相信 DAVF 由事先的静脉窦血栓形成导致。当管腔再通时,正常情况下存在于窦壁内的微小动静脉分流,可能会扩大并向窦内

开放(Kerber 和 Newton,1973)。然而,考虑到静脉窦血栓形成并不一定伴有 DAVF,而 DAVF 也不总是与静脉窦血栓形成有关,其他一些学者(Chaloupka 和 Huddle,1998；Chaloupka 等,1999)提议其主要原因是窦壁内血管再生。血管再生导致动静脉间的异常连接,最终形成 DAVF。事实上,在 DAVF 患者手术切除标本的组织学研究中,异常动静脉连接已经得到证实(Nishijima 等,1992；Hamada 等,1997)。窦壁中微瘘的病因尚不明确。一些学者通过动物模型研究显示,与没有高血压的动物相比,在具有诱导所致高血压的动物,静脉的高压导致 DAVF 的概率更高(Terada 等,1994；Lawton 等,1997)。就此而言,在脑动静脉畸形的血管闭塞后,静脉段血流的改变加之窦内可能的血栓形成,以及静脉高压至少是新发硬脑膜动静脉瘘的原因之一(Paramasivan 等,2013)。DAVF 患者硬脑膜切除标本和大鼠模型的其他研究(Uranishi 等,1999；Shin 等,2007a)表明有促血管生成的生长因子存在,其参与瘘的形成。还有学者(Klisch 等,2005)检测了 DAVF 患者血液中的血管内皮生长因子(VEGF)和血管生成受体(TIE-2)的浓度。它们在血管内治疗前增高,在治疗后减低。

比较难以解释的是,位于硬膜内的

DAVF,其接近某个窦,但并不直接注入该窦。其引流的特点是经过或长或短的软膜静脉,进入一个或近或远的窦。有学者认为(Djindjian 和 Merland,1978),这是非特异性血栓性静脉炎累及了软脑膜静脉的结果。

13.3 临床意义

许多 DAVF 患者没有症状或呈良性病程。而其他 DAVF 患者,表现出侵袭性病程,其特征为颅神经麻痹、脑缺血、脑出血和认知障碍。在这种情况下,已经也越来越明了的是,静脉引流方式在临床症状和 DAVF 进展中起重要作用(Lasjaunias 等,1986b;Halbach 等,1988;Awad 等,1990;Awad,1993;Barnwell 等,1991;Lasjaunias 和 Rodesch,1993;Cognard 等,1995;Davies 等,1996)。

13.4 部位

DAVF 可以发生在任何地方。横窦–乙状窦最常受累,其次是海绵窦和上矢状窦。不常见的部位是蝶窦(前颅窝)和小脑幕,以及位于枕骨大孔区累及不同静脉通道的DAVF。

13.5 诊断

DAVF 在上述这些部位形成,累及已经存在的血管结构(硬脑膜分支、硬脑膜窦、软脑膜静脉)。与动静脉瘘相应的部位和类型,可以预测到典型的可以重复出现的形式。然而,应该注意的是,供应硬脑膜的动脉和受累区域的静脉引流有许多变异。而且,这些变异可以因窦内血栓而改变,所以同一位置的瘘有不同的造影结果就不奇怪了。

包括对颈外动脉(ECA)、颈内动脉(ICA)和椎动脉(VA)完整的血管造影检查是诊断必不可少的。这能够提供关于所有受累的硬脑膜分支和静脉引流的信息,包括 DAVF 的位置和范围,尤其是静脉分流的类型,其能解释临床症状,并提供瘘的危险因素和预后方面的信息。而且,可以决定一个瘘是否需要治疗,如果需要治疗,是采取外科治疗还是血管内治疗。如果需要血管内治疗,需要确定最佳途径——动脉或静脉。

13.6 分类

Castaigne 等(1976 年)首次将直接引流到窦内的 DAVF 与经由皮质静脉介导引流的 DAVF 分开。1978 年,Djindjian 和 Merland 主要根据引流静脉的类型,对 DAVF 进行了首次分类。Cognard 等和 Borden 等于 1995 年进行了修订。DAVF 共有 5 种类型:

1. 由顺行血流直接引流入一个主窦。
2. ①直接引流入主窦, 在窦内有逆行血流,但不会逆行流入软脑膜静脉;软脑膜静脉通常引流到受影响的窦。②引流入窦,只反流到软脑膜静脉或伴有窦内反流。
3. 通过软脑膜静脉引流入窦。
4. 通过软脑膜静脉介导引流入窦,软脑膜静脉明显扩张。
5. 引流会涉及脊髓周围的静脉。

1 型一般有一个良性的过程。在 2 和 3 型中, 正常引流受损可以逐步导致静脉瘀血、脑缺血和(或)颅内压增高。在 3 和 4 型中, 因引流的软脑膜静脉破裂而频发出血。可以发生颅神经麻痹,特别是海绵窦内和靠近脑干的 DAVF。累及髓周静脉的引流可导致颈髓和脑干受累。

13.7 值得更详细考虑的情况

1. DAVF 最常累及横窦(TS)、乙状窦(SiS)(Halbach 等,1987;Awad,1993)。许多病例都属于 1 型,因此,有一个良性的过程。由于瘘靠近含听觉器官的岩骨,唯一的症状是出现血管杂音。某些病例血管杂音可以变得非常响亮,患者不能忍受而需要治疗。其中一些瘘可以发生变化(Piton 等,1984),并转变成 2 型,在颈静脉逐步形成大的反流,导致静脉瘀血。在窦的远端或近端形成血栓时,特别容易发生这种转变。其他少见的情况是,窦的近端和远端闭塞(孤立窦),患者的症状可能非常严重,其特征为认知障碍、癫痫样抽搐发作和由于静脉充血或出血导致的其他神经系统功能的损害(Naito 等,2001;Bradac 等,2002;Kiura 等,2007)。虽然供血动脉可以不同,但都累及单侧或双侧 ECA 的常见分支(枕动脉、咽升动脉、脑膜中动脉)。ICA 海绵窦段的脑膜分支和 VA 的脑膜分支也可以给瘘供血。经动脉或静脉途径的血管内治疗是通常选用的治疗方式(图 13.2 和图 13.3)。即使是血管内治疗已经成功应用于一些病例,但手术仍然是孤立窦治疗的常用方法(图 13.1)。这组 DAVF 也可以包括窦汇部位的病例(图 13.12)(参见小脑幕 DAVF 部分)。这些属于非常罕见瘘,通常属于 2 或 3 型。供血动脉是脑膜中动脉(MMA)和双侧枕叶动脉,ICA 海绵窦段的脑膜支以及单侧或双侧 VA 的脑膜支。小脑动脉的软脑膜支也可累及。窦汇经常发生血栓,并向单侧或双侧 TS 近端延伸,有时达到远端的上矢状窦(SSS)。首先在直窦和 Galen 静脉内,静脉回流流改道,然后在基底静脉和脑深部静脉内静脉回流流改道。大脑半球和小脑半球的静脉瘀血经常发生,颅内高压和出血经常出现。手术切除是一直沿用的治疗方法。血管内治疗,通过选择性导管到达向供血动脉,然后注射丙烯酸胶或 Onyx。而当至少一侧横窦通畅时,对许多病例可选择 SiS‑TS 的静脉途径放置弹簧圈,是另一种有效的和成功的治疗选择(Kirsch 等,2009;Macdonald 等,2010)。

在静脉途径的治疗中,需要特别考虑到一个特殊的问题,即窦的一些变化,这些改变越来越明确,即窦分隔为两个或多个腔的情况并不少见(Piske 等,2005)。而这些情况经常见于累及 TS 和 SIS 的瘘。发生这种情况的原因还不清楚。有人认为(Piske 等,2005),这可能与窦内部分血栓形成继而再通有关,形成具有两个或多个分隔的静脉腔。一个与主窦分隔但又有交通的副硬脑膜窦,但可以发展成为主要的静脉引流通道。应考虑到这些可能的型式,因为这对该区域瘘的血管内治疗中很重要(图 13.2 和图 13.3)。

2. 累及海绵窦(CS)的 DAVF 是第二类常见的动静脉瘘(Awad,1993;Cognard 等,1995),多见于女性。瘘可见于单侧或双侧。在单侧动静脉分流的情况下,可能会出现双边供血。供血动脉通常来自上颌内动脉远端(IMA)、APhA、MMA 和 ICA 海绵窦部,可以单侧或双侧。仅由 ECA 或 ICA 分支供血,则更为少见(图 13.4 和图 13.5)。静脉引流可以显示不同方式。事实上,正如我们在第 2.3 节和第 9.3.10 节中描述的那样,在海绵窦腔内走行的静脉网络,依据它们在窦内所处的位置,可以存在和发展成不同的连接。由于前部与眼上静脉(SOV)和眼下静脉(IOV)有连接,该部位的瘘将引流到这些静脉。应该知道,IOV 与翼丛相连。位于后部的动静脉瘘其特点是向岩下窦(IPS)和岩上窦(SPS)引流,相通,因为位于后部的瘘与这些静脉相通(Cheng 等,1999;Agid 等,2004)。当前、后两部分相互不交通或者联系通路很少时,可以出现上述情况。当其中一条通路(眼静脉或 IPS,图 13.4)被血栓闭塞时,引流通道将重新建立,会出现一个主引流通路。除此之外,前后两部分很可能有相互交通,所以两种分流模式并存。由于两侧 CS 间通过一个大的窦间通道相连,所以对侧窦也可以受累。

更为少见的是,通过软膜静脉和 CS 静

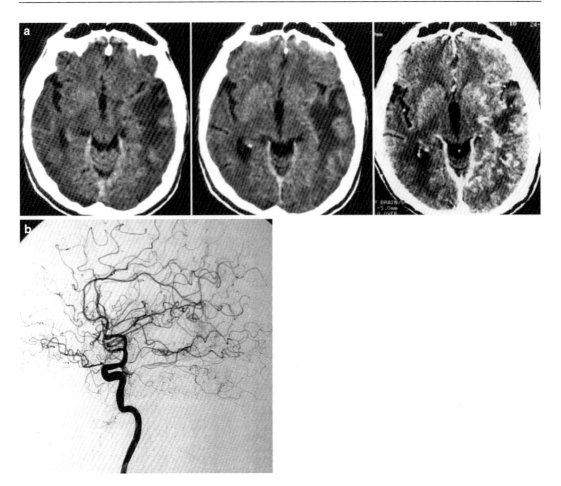

图 13.1   轻度失语和进行性认知障碍患者。CT 显示(a)，主要累及左颞区白质，有大量不规则增强，提示血管畸形。血管造影显示颈内动脉(ICA)正常(b)。颈外动脉(ECA)造影，证实有一个累及左横窦的硬脑膜动静脉瘘(DAVF)。窦近端和远端闭塞，颞叶皮质静脉有丰富的逆行血流，包括一个大静脉 Labbé 也显影。(待续)

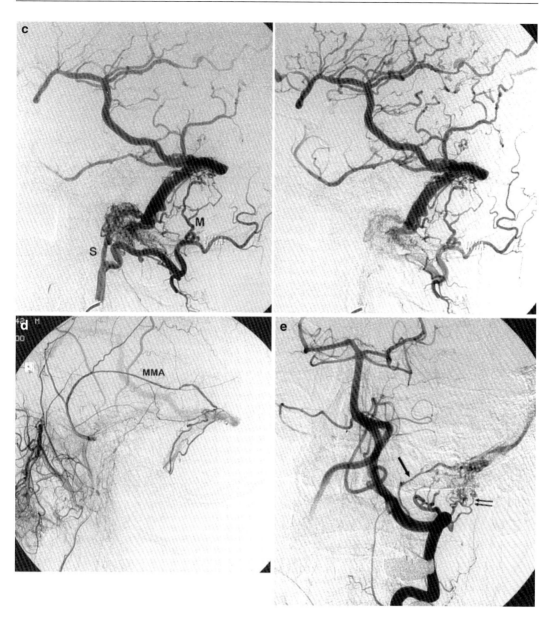

图 13.1(续)　主要供血动脉(c)是枕动脉及其茎突乳突支(S)和乳突支(M)、脑膜中动脉(MMA;图 d)。一部分供血来自脑膜后动脉(箭头)和左椎动脉 C1 段的分支(双箭头)(e)。(待续)

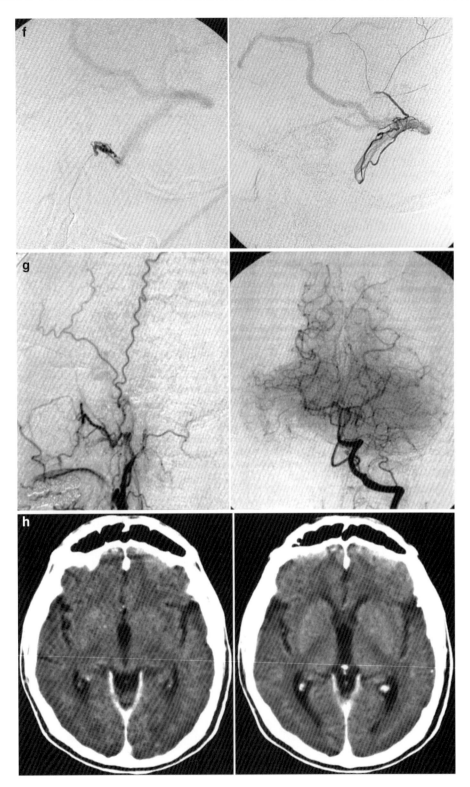

图 13.1(续) 选择性远端导管进入 MMA 和茎突乳突动脉(f),接着注射丙烯酸胶,随后在椎动脉供血支注射聚乙烯醇((PVA),完全闭塞该瘘。3 个月后,ICA、ECA 和椎动脉造影(g),确认 DAVF 已闭塞。CT 检查正常(h)患者完全康复。

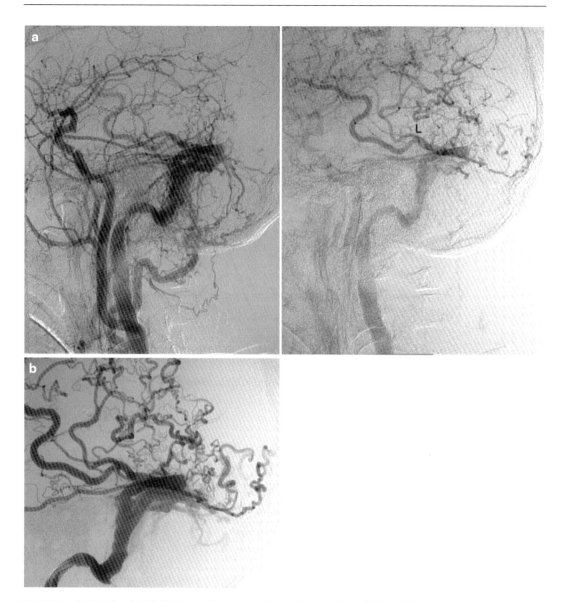

图 13.2　老年患者，有累及横窦(TS)的 DAVF，对 ECA 和 PVA 的几个供血分支进行了栓塞治疗。6 个月后，因相同的症状再次就诊，症状特点为高调血管杂音和头痛。颈内动脉造影(a)显示，经过近端栓堵的累及 TS 的瘘完全再通。颞静脉，包括 Labbé 大静脉(L)，有丰富的逆行血流。在 ECA 造影的静脉期(b)，显示有皮层静脉的逆流。还注意到有双窦。导管插入到乙状窦。用一微导管插入 TS 远端。(待续)

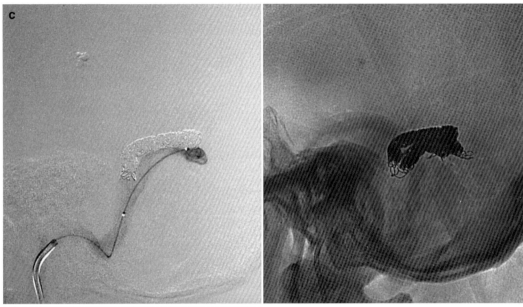

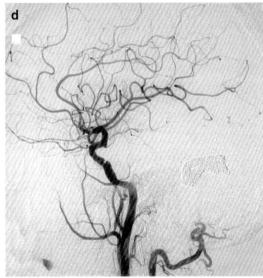

图 13.2(续)   首先在副窦的上段置入弹簧圈(c1),然后再在下段置入(c2)。对比造影,瘘完全闭塞(d)。

脉丛的几处连接(图 13.6),向软脑膜静脉逆流。可能受累的软脑膜静脉如下：

• 大脑中静脉的浅支和深支可以引流到海绵窦静脉丛和海绵旁窦(PCS),所以这些静脉可以被逆向充盈。需要指出的是,PCS 与翼丛相连。

• 大脑中深静脉受累后,基底静脉可以被逆向充盈。通常情况下,大脑中静脉深支是基底静脉的一个属支。CS 通过桥静脉与脑桥中脑静脉相连。后者与大脑脚静脉相交通,大脑脚静脉也是 BV 的一条属支。此外,血流注入岩上窦(SPS)使岩静脉受累,岩静脉与中脑外侧静脉连接,然后流入 BV 或中脑后静脉。

• 许多小脑静脉也可发生逆行血流,它们汇聚于岩静脉。

• 所有这些病理性静脉引流可以解释临床症状,包括眼球突出、球结膜水肿、神经

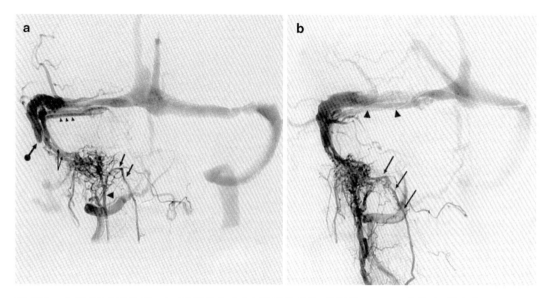

图 13.3 右侧 SiS 水平的瘘。(a)选择性的 APhA 造影前后位,扩张的 APhA(三角箭头)供应瘘。通过舌下支(箭头),与 VA 的神经根–脊膜支有一大的连接血管。静脉引流是通过两个硬脑膜静脉(成角箭头)汇聚到一个和 TS 主窦平行走行的硬脑膜窦(副窦,多箭头所示)。在副窦和 TS 主窦之间有通道,主窦远端似乎是完全闭塞(带点箭头)。在左侧 TS、SS 和 SSS 有逆流。(b)斜位:清晰显示 APhA 舌下支和 VA 神经根–脊膜支的吻合(箭)。微导管进入副硬脑膜窦(三角箭头),然后再进到远端的 2 条硬膜通道中,并放置弹簧圈栓堵瘘管。

麻痹及疼痛(Vinuela 等 , 1984;Cheng 等 , 1999)。也可能发生青光眼和视力受损,可能是视网膜中央静脉的引流障碍所致。所有这些临床症状都可以在原发性或继发性累及 CS 的 DAVF 中出现(参见第 13.7 章节的 5 和 6 部分和图 13.20)。某些病例因为颞区、基底节、脑干和小脑的出血或静脉瘀血,症状会变得更加严重(Takahashi 等 ,2001;Suh 等 , 2005;Kim 等 , 2006;Kiyosue 等 , 2008;Miyamoto 等 ,2009)。这些瘘的治疗方法通常是血管内治疗。根据形态和临床条件,可以选择静脉或动脉途径(图 13.4 至图 13.6)(Halbach 等 ,1989;Quinones 等 ,1997;Cheng 等 ,1999;Benndorf 等 ,1999,2001a;Agid 等 ,2004;Kirsch 等 ,2006;Kato 等 ,2007;Yung 等 ,2011;Yu 等 ,2011)。

有一种非常罕见的瘘,是出现在中颅窝并侵袭局部的静脉通路,而不是 CS。根据岩顶窦(SpS)、大脑中浅静脉(SMCV)和眼上静脉(SOV)的引流变异,可有不同的静脉特征,如第 9.1.1.2,9.3.9 和 9.3.11 章节中所述。如图 13.7a,b 所示。瘘侵袭到旁海绵窦,进而侵袭 SPS 和 SOV,临床症状与海绵窦瘘十分相似。这种瘘经常是创伤性的,有过几例文献报道(Pakarinnen,1965;Theron 等 ,1975;Bradac 等 ,1981b;Freckmann 等 ,1981;Unterhofer 等 ,2009;Shi 等 ,2013)。另一个病例见图 13.7c–e,这是一个自发性瘘,累及在中颅窝底走行的岩顶窦(SpS),延续为引流小脑幕的静脉,后者有血栓形成。存在向扩张的大脑中浅静脉的逆流。

3. SSS 的 DAVF 较少。可以是 1 型,2 型和 3 型也不少见(图 13.8 和图 13.9)。在 2 型中,静脉反流可以很广泛,并且涉及半球的大部分皮层静脉。在 3 型中,窦中的引流由扩张的皮层静脉介导,其经过相当长的、曲折的行程之后进入窦。ECA 的一些分支,

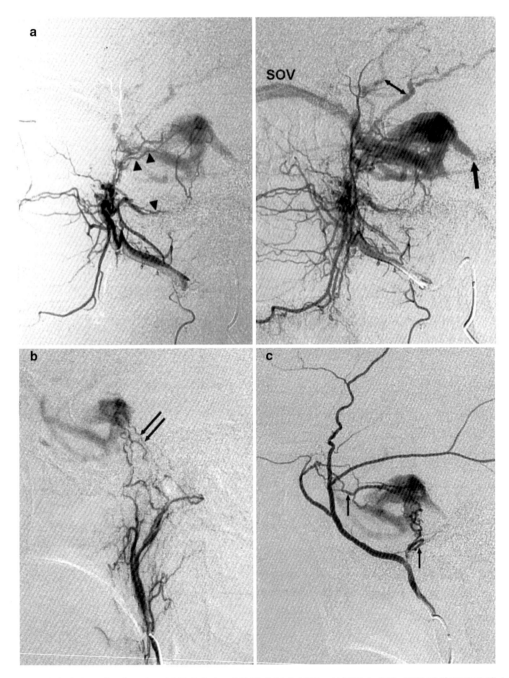

图 13.4 老年女性患者，表现为双侧眼球突出、球结膜水肿和复视。双侧颈内动脉、颈外动脉和椎动脉血管造影，在左侧海绵窦（CS）水平有硬脑膜动静脉瘘，由上颌内动脉（IMA）和咽升动脉的远端分支供血。（a）左侧 IMA 远端造影侧位像，显示受累的圆孔动脉（双三角箭头）和翼管动脉（vidian 动脉）（三角箭头）。部分注入岩下窦，在岩下窦有血栓形成（箭头），也有部分逆流到大脑中静脉（双向箭头）。（b）侧位血管造影，显示咽升动脉（APhA）通过其斜坡分支供血（双箭头）。（c）侧位血管造影，显示受累的 MMA，及其几个分支（箭头）。（待续）

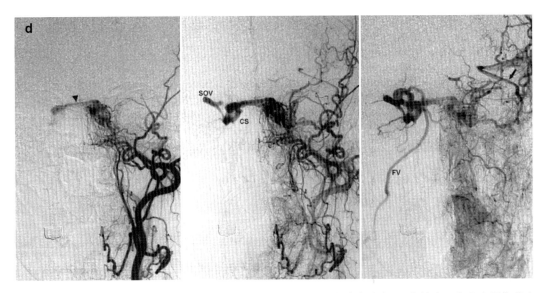

图 13.4(续)　(d)ECA 造影前后位,显示左侧海绵窦受累。通过海绵内吻合(三角箭头),注入右侧海绵窦(CS)的右眼上静脉(SOV),进而注入面静脉(FV)。没有注入左眼静脉,可能是有血栓形成。大脑中静脉(箭头)。用聚乙烯醇闭塞供血动脉,然后,应用低剂量的肝素治疗,临床症状得到改善。

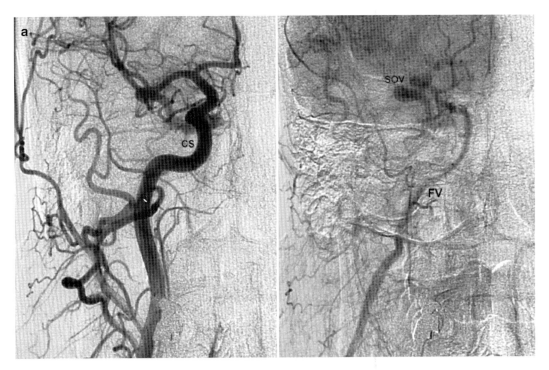

图 13.5　中年男性患者,突发眼球突出与复视,原因是在右侧海绵窦有一个海绵窦瘘,主要由双侧颈内动脉(ICA)的海绵窦分支供血,ECA 少量参与供血。前方引流到眼上静脉,然后到面静脉。通过这个静脉途径用弹簧圈将瘘闭塞。**(a)**右颈动脉血管造影前后位。海绵窦(CS),眼上静脉(SOV),面静脉(FV)。(待续)

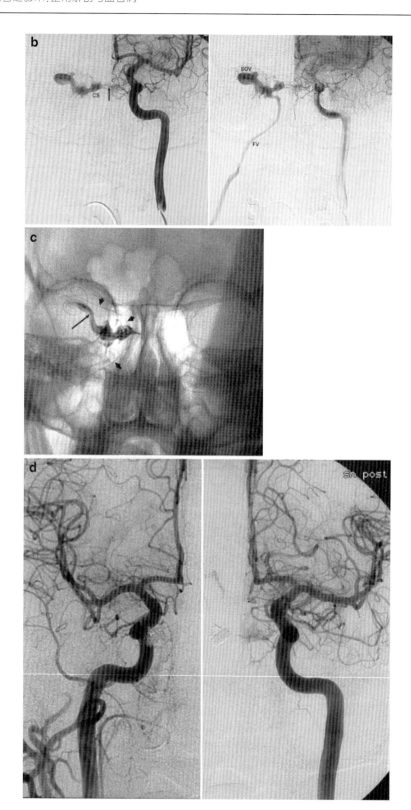

图 13.5(续)　(b)左颈动脉血管造影前后位。左侧 ICA 海绵窦支供应瘘(箭头)。右海绵窦(CS),右眼上静脉(SOV),面静脉(FV)。(c)在海绵窦附近,微导管(多箭头)选择性眼静脉注射造影剂。小箭头显示微导管远端。(d)治疗后的右、左颈动脉血管造影。

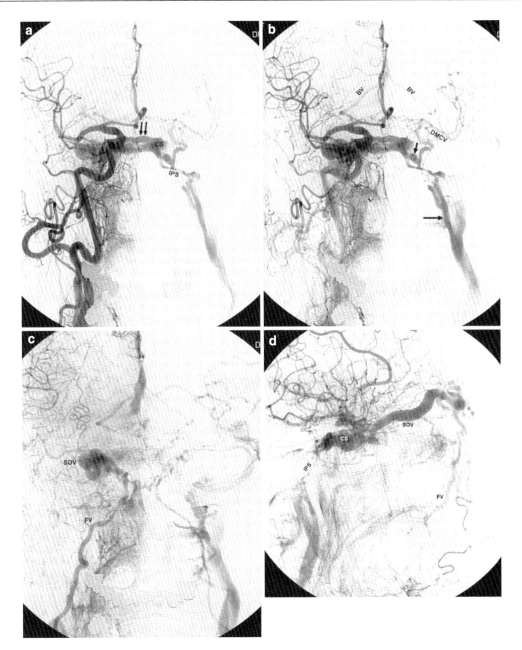

图 13.6　老年女性患者，有一大的 DAVF 累及右侧海绵窦 (CS)，表现为双侧眼球突出和复视。很典型，IMA、APhA 和 MMA 的几个分支，以及双侧 ICA 海绵窦支受累。患者已经做过 ECA 远端分支的闭塞手术，经过短期的临床改善，症状再次出现。右颈动脉血管造影前后位: (a)、(b) 及 (c)。右侧海绵窦即时充盈。通过海绵间窦大的吻合 (双箭头)，左侧海绵窦快速充盈，然后到岩下窦 (IPS) 和颈静脉。IPS 没有进入颈静脉球，而是进入更远端的颈静脉 (箭头)。左侧 CS 和旁海绵窦之间有较大的吻合 (短箭头)，以及大脑中深静脉 ((DMCV)，然后双侧基底静脉 (BV) 逆向充盈。在后期 (c)，眼静脉和右侧扩张的面静脉 (FV) 有明显的引流。右颈动脉血管造影侧位像 (d) 显示，扩张的眼上静脉 (SOV) 引流，然后到面静脉 (FV)。(待续)

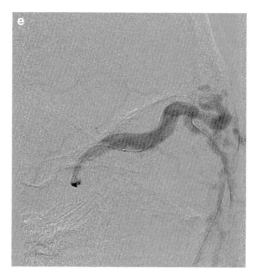

图 13.6(续) 对侧的 IPS 充盈。选择性右侧海绵窦插管(e),将微导管送到右颈静脉,然后到面静脉,最后到眼静脉。在右侧海绵窦放置弹簧圈,瘘几乎完全闭塞。

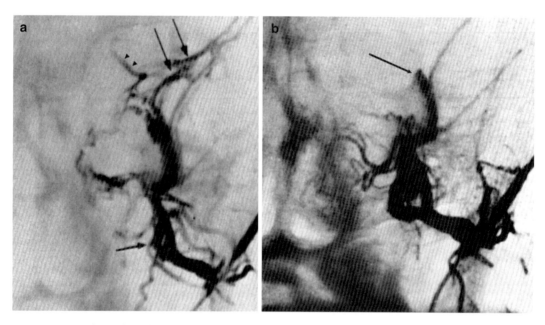

图 13.7 (a,b)瘘累及蝶顶窦。头部钝性伤几天后,出现临床典型的 CS 瘘综合征。ICA 血管造影正常。(a)选择性 MMA 造影(箭头)显示,在颅底有一静脉网延续到蝶顶窦(双箭头)和 SOV(三角箭头),未涉及 CS。(b)血管内治疗后使用 PVA 的造影。(待续)

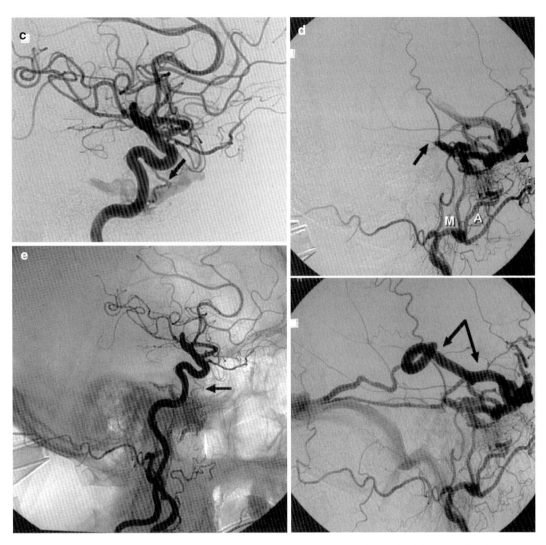

图 13.7(续)　(c-e)另一个中颅窝瘘伴有颞部血肿的患者。(c)ICA 血管造影侧位像,显示受累扩张的 ILT (箭头)。(d)ECA 血管造影侧位像,早期和晚期时相。该瘘由脑膜中动脉(M)、副脑膜动脉(A)和圆孔动脉 (三角箭头)供血。静脉间连接似乎主要涉及 SpS 在中颅窝底的行程中。可以想象,在该例患者,SpS 通过小 脑幕渠道流入 TS。有两个可识别,最大一个是闭塞的(箭头),引流是通过逆流注入 SMCV(带角箭头)。治疗 是将 Onyx 注入 MMM。有一个风险就是栓塞材料逆流到 ILT(下外侧干)和 ICA,在治疗过程中,进行 ICA 造 影剂注射。(e)治疗后的颈动脉常规造影,显示瘘闭塞,小 ILT(箭头)。

主要是 MMA,常常参与其中,通常是双侧。 颞浅动脉和枕动脉穿越颅骨的分支可以参 与。起源于眼动脉的脑膜前动脉和椎动脉的 脑膜支有时也作为供血血管,参与动静脉分 流。可以表现为癫痫样抽搐、出血和(或)颅 内高压的症状,如头痛和认知障碍(Halbach 等,1988;Riva 等,1991)。外科手术阻断分

流,或用丙烯酸胶选择性栓堵,可能是有效 的治疗方法(Collice 等,2000;Van Dijk 等, 2004;Rodesch 等,2009)。

4. 小脑幕 DAVF 相对少见,约占所有 DAVF 的 8%。通常是 3 型,特点为有高出血 风险(Picard 等,1990;Awad 等,1990;Awad, 1993;King 和 Martin,1992;Cognard 等,

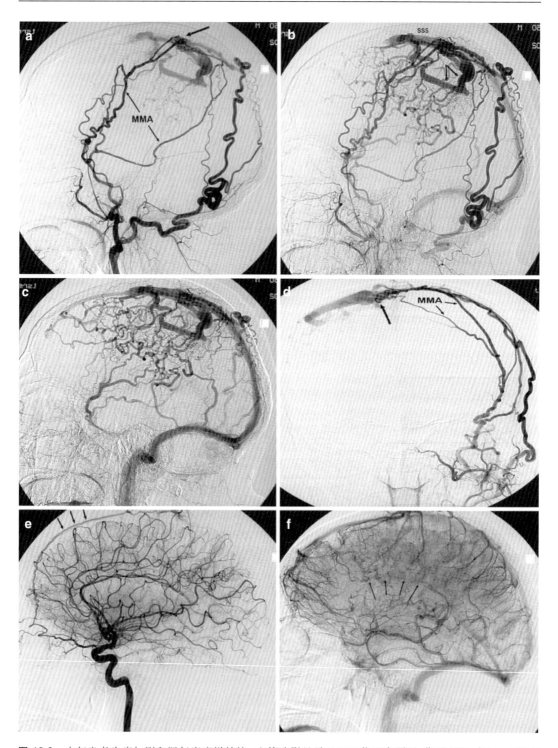

图 13.8　中年患者头痛加剧和疑似癫痫样抽搐。血管造影显示 DAVF 位于右顶区,靠近 SSS。右(a–c)和左(d)ECA 血管造影,显示 DAVF 由双侧脑膜中动脉(MMA)的分支和枕动脉的穿颅骨支供血。分流的位置(箭头)。通过扩张的皮层静脉(斜箭头)引流,经过曲折的行程进入 SSS。右侧半球的大部分皮层静脉存在反流。右侧 ICA 血管造影(e),可见通过脑膜前动脉(箭头)有一少量供血。在静脉期(f),静脉引流的淤滞可以解释静脉较差的和不规则的显影(箭头)。该患者接受了手术治疗。

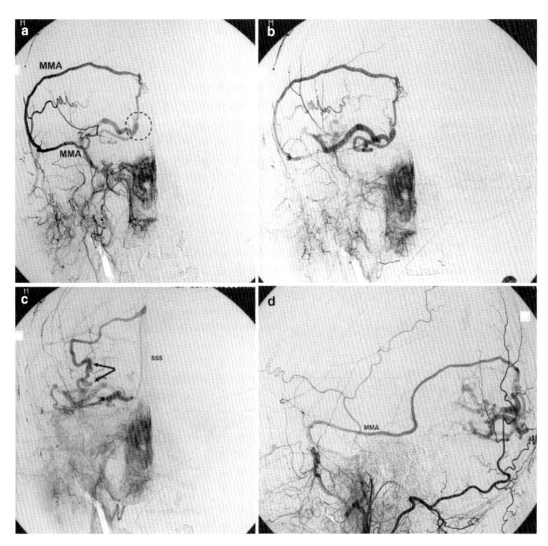

图 13.9　有急性头痛的老年患者,CT 显示右枕区疑似血管畸形。血管造影显示右枕区有一 DAVF，靠近 SSS。右侧 ECA 血管造影前后位像(a-c),显示脑膜中动脉(MMA)供血。分流部位(圈)。通过皮层静脉(斜箭头)引流,经过曲折的行程之后进入上矢状窦(SSS)。ECA 血管造影侧位像(d)。(待续)

1995；Deasy 等，1999；Tomak 等，2003；Seong 等，2006；Jiang 等，2009)。小脑幕 DAVF 可以按结构大致分为前、后组。前组也被称为岩骨小脑幕瘘,位于岩骨上嵴小脑幕附着面的相应区域。这种 DAVF 的形式比较典型(图 13.10 和图 13.11),其特征在于由 MMA 的岩鳞缝分支、圆孔动脉和枕叶动脉及 APhA 的分支组成许多动脉供血。ICA 的海绵窦分支也经常参与。在岩骨嵴上缘水平可看到丰富的血管网。有时,来自大脑后动脉

和小脑上动脉的软脑膜分支也参与其中。可能是由于血栓形成而看不到 SPS。静脉引流是从岩静脉,通过肱状静脉到扩张的中脑静脉，然后到中脑后静脉，并进一步到达 Galen 静脉和直窦。Galen 静脉或直窦有时被血栓闭塞,因此静脉引流改道到 BV 和大脑内静脉。小脑幕 DAVF 可位于小脑幕后部(图 13.12 至图 13.14),紧靠直窦,接近窦汇或在小脑幕切迹的更前端。也可以位于更外侧,邻近大脑凸面。供应动脉类似于前面已

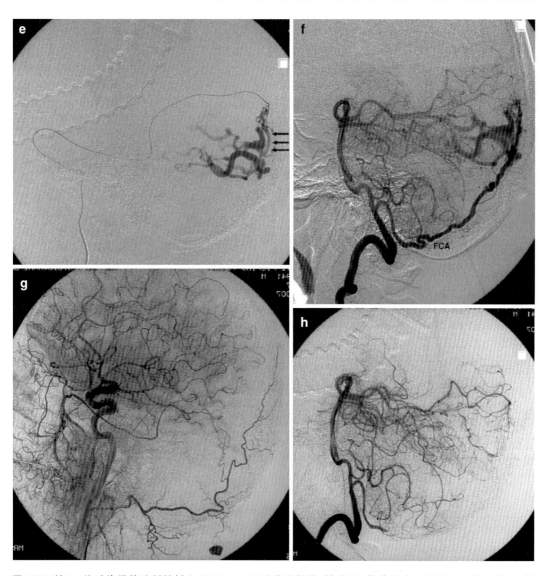

图 13.9(续) 然后将导管选择性插入 MMA(e)，显示分流部位(箭头)和静脉引流。虽然 ICA 没有参与，但是在椎动脉造影时(f)，看到来自椎动脉颅内段的小脑镰动脉(FCA)有供血。血管内治疗采用在 MMA 中注射 Onyx，使瘘完全闭塞。(g)和(h)治疗后的颈动脉和椎动脉造影。

经描述的动脉，但是更多地有小脑镰动脉参与，经常也有小脑上动脉和小脑后动脉的软膜分支的参与，特别是位于中部时。此外，脑膜支可以起自大脑后动脉(图 13.13 和图 13.14)。静脉引流可能变化很大，并且经常涉及大脑大静脉(Galen 静脉)。另外，双侧横窦(TS)、上矢状窦(SSS)或直窦也可通过枕静脉或小脑静脉，直接或间接地受累。引流也可以向后直接到达髓周静脉(Cognard 等，1995)。大脑大静脉(Galen 静脉)或直窦也会有血栓形成，导致静脉引流方向改变。无论是外科手术还是血管内治疗都会有困难。将丙烯酸酯胶栓塞剂或者最近采用的 Onyx(非黏附性液体栓塞剂)注入供血动脉，通过这种血管内治疗可取得良好的治疗效果。

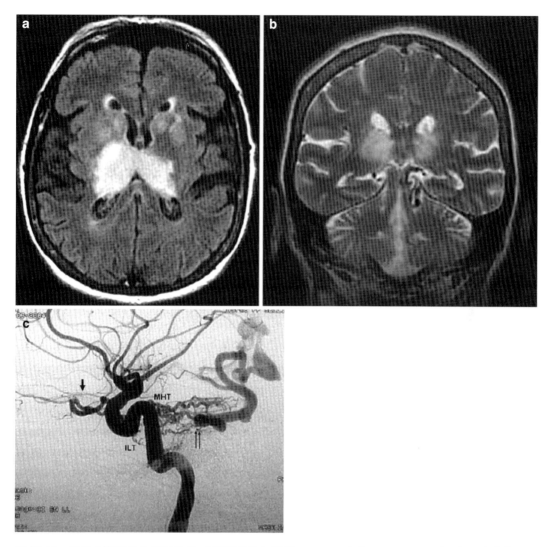

图 13.10　岩骨小脑幕的 DAVF 患者,有渐进性认知障碍。MRI T2 加权 FLAIR(a)显示两侧丘脑非特异性高信号。MRI T2 加权冠状位像(b)显示中脑外侧局限性异常血管结构,提示血管畸形。ICA 血管造影(c)发现一硬脑膜 DAVF,分流口位于小脑幕于岩骨上缘附着处(双箭头),由脑膜垂体干(MHT)和 ICA 下外侧干(ILT)扩张的分支供血。眼动脉的一个回旋支也参与供血(大箭头)。(待续)

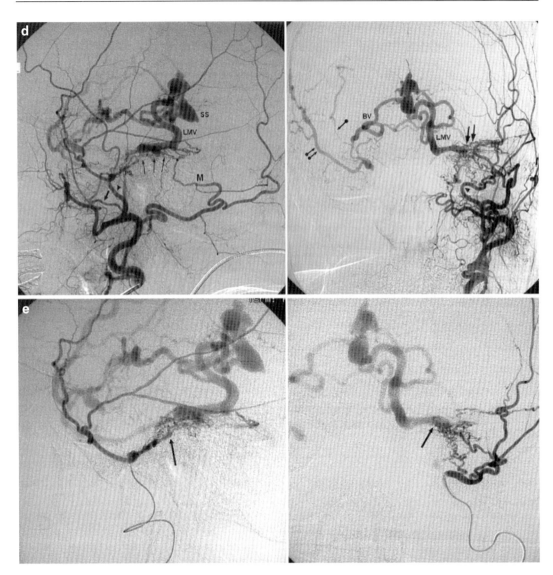

图 13.10(续)　EAC 血管造影前后位和侧位(d)，显示分流(多箭头)由枕动脉的乳突支(M)和 MMA 的分支，特别是其岩鳞支(PS)(三角箭头)供血。副脑膜动脉也参与供血(箭头)。岩上窦有血栓形成。通过岩静脉引流，经过一个扩大的臂静脉到中脑外侧侧静脉(LMV)，然后到中脑后静脉和 Galen 静脉。直窦(SS)闭塞，可能是血栓形成。引流向前改道到对侧基底静脉(BV)，继续到大脑中深静脉(带点箭头)和大脑中浅静脉(带点双箭头)，也逆流到大脑内静脉。选择性 MMA 血管造影(e)更好地显示了分流(箭头)和静脉引流。用丙烯酸胶将瘘闭塞。(待续)

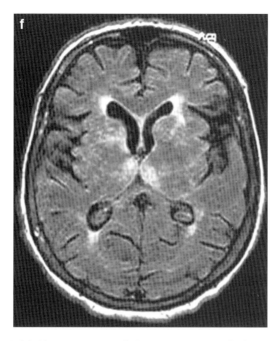

图 13.10(续)　几个星期后进行的 MRI FLAIRT2 加权(f)显示,由于深静脉引流的静脉瘀血造成的丘脑高信号在逐渐减少。患者的临床症状逐步改善。

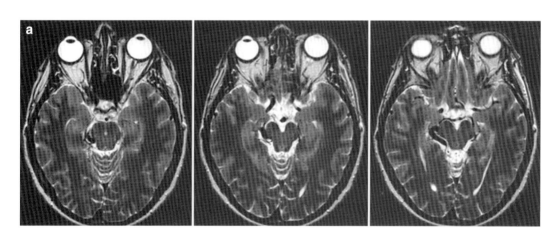

图 13.11　一年轻的患岩骨小脑幕 DAVF 的患者,突发第四颅神经麻痹。磁共振成像(a)显示,有异常血管向外侧走行至中脑。(待续)

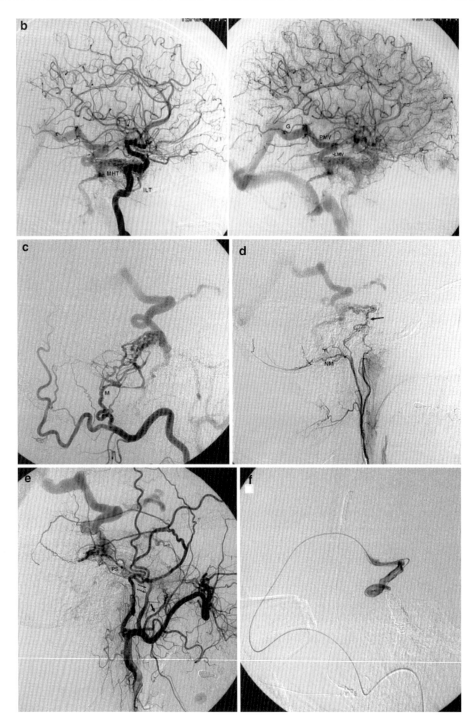

图 13.11(续)   ICA 血管造影(b)显示,有来自 MHT 和 ILT 的几个分支在岩骨小脑幕区汇合。岩上窦可能有血栓形成不显影,其引流通过岩静脉到大的中脑侧静脉(LMV)和中脑后静脉(PMV),然后到 Galen 静脉(G)和直窦。有一个很小的引流直接达到横窦。其他供血动脉(c)、(d)和(e),是枕动脉的乳突支(M),神经脑膜干(NM)的斜坡支(箭头)和 APhA 的鼓膜支。脑膜中动脉的分支(小箭头),特别是岩鳞支(PS)和副脑膜动脉的分支(大箭头)也参与供血。也许圆孔动脉也参与了很小部分供血。在图像(f)上,显示了微导管通过 TS 和 SS 路径到 Galen 静脉和中脑静脉,直到分流点。(待续)

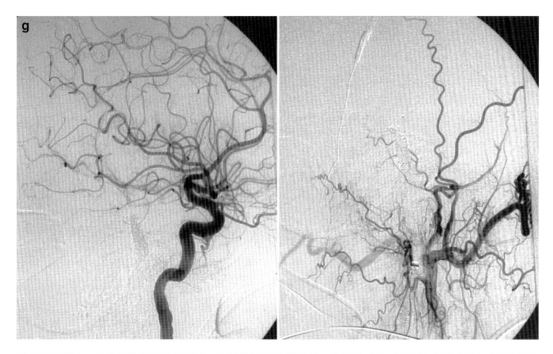

图 13.11(续) 在放置弹簧圈的过程中,注射造影剂对照观察。治疗后,ICA 和 ECA 血管造影(g)显示瘘已闭塞。

5. 发生在前颅窝的 DAVF,也可以称之为筛窦 DAVF,较罕见,约占所有 DAVF 的 6%(Picard 等,1987;Kobayashi 等,1988;Cognard 等,1995;Awad,1993)。据报道,前颅窝的 DAVF 更多见于男性(Martin 等,1997;Van Dijk 等,2004)。这些 DAVF 是 3 型和 4型,通常有出血的表现(Ito 等,1983;Martin 等,1990;Awad,1993)。供血动脉是眼动脉的分支,筛前、筛后动脉。筛动脉通过筛板进入颅窝,通常供应前颅窝内侧的硬脑膜。在筛前动脉中,通常主要涉及脑膜前动脉;脑膜前动脉通常供应大脑镰和相邻额部凸面的硬脑膜。由于该动脉与相应的 MMA 大脑镰分支吻合,后者也可能涉及。筛动脉与IMA 筛支相吻合,IMA 起自供鼻窝的蝶腭动脉分支,因此也会涉及该动脉。通过额叶凸面的软脑膜静脉引流(图 13.15),软脑膜静脉经常会增宽,形成大的静脉袋,然后进入上矢状窦(SSS)。不常见的是,向后直接引流

到海绵窦(Martin 等,1990)。在眼动脉受累和引流到海绵窦的情况下,会导致视力受损和眼球运动障碍。治疗选择手术切除。血管内治疗,选择性导管插入远端眼动脉,然后注射丙烯酸胶或 Onyx,已有成功报道(Lv 等,2008;Agid 等,2009)。

6. 另一组复杂的 DAVF 是位于或靠近枕骨大孔(Barnwell 等,1991;McDougall 等,1997;Ernst 等,1999;Miyachi 等,2008;Abiko 等,2008;Manabe 等,2008;Choi 等,2012)。常见的临床症状是与脉搏同步的耳鸣,也可以发生颅神经的麻痹,尤其是舌下神经的麻痹。IPS 和 CS 的逆行灌注可引起类似于在海绵窦瘘中发生的症状。这些 DAVF 涉及一侧或者双侧的几支供血动脉,这些动脉来自 APhA 特别是其舌下动脉分支、枕叶动、椎动脉以及更罕见地是来自 IMA和 ICA。因为该区域是 IPS、颈静脉、乙状窦、前髁静脉及其连接等几个静脉通道的

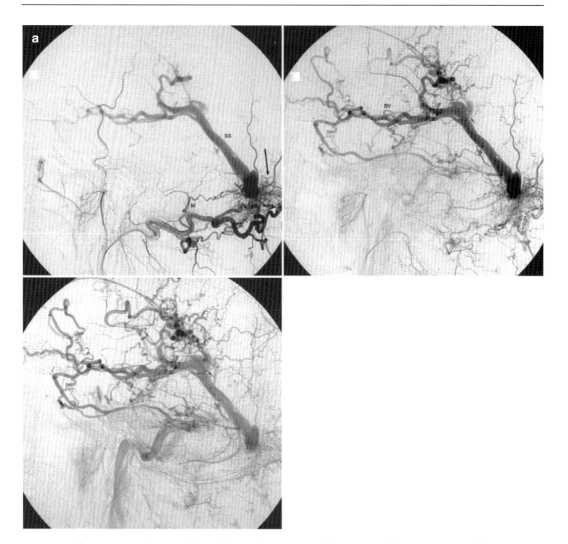

图 13.12　窦汇 DAVF 患者,表现为颅内高压征象(头痛,认知障碍,视力下降)。双侧颈内动脉(ICA)、颈外动脉(ECA)以及椎动脉(VA)造影显示,在窦汇水平有一 DAVF,由双侧的枕动脉和 MMA 供血。双侧的颈内动脉(ICA)没有参与。左侧椎动脉造影,可见小脑动脉的软膜支有很少的供血。选择性地在双侧枕动脉和 MMA 中注射丙烯酸酯胶,使动静脉瘘闭塞。患者完全康复。(a)左侧枕动脉造影侧位像显示,起自枕叶动脉乳突支(M)和远端的骨传支(箭头)形成的丰富的血管网络,汇集到窦汇,可能已经形成血栓。有到直窦(SS)和双侧基底静脉(BV)的逆向血流,再通过前方的属支流达颞静脉。也有到大脑内静脉、扩张的前庭内侧静脉及下矢状窦的逆向血流。(待续)

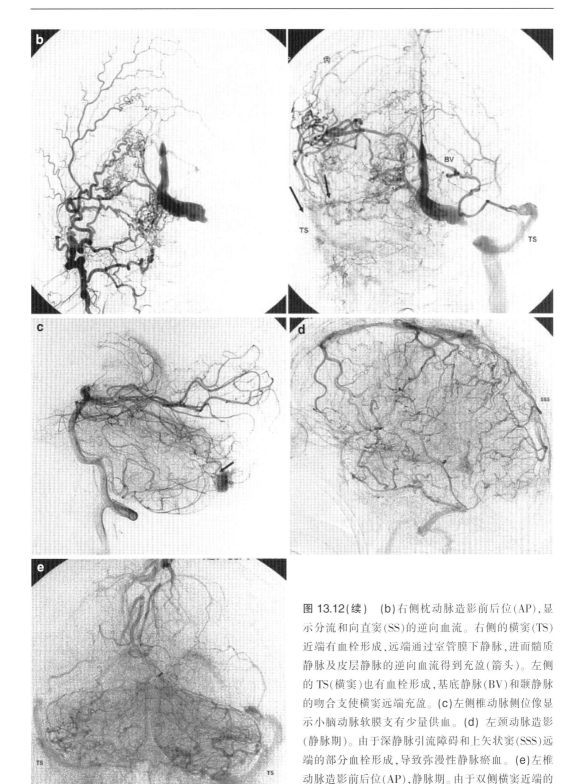

图 13.12(续)　(b)右侧枕动脉造影前后位(AP)，显示分流和向直窦(SS)的逆向血流。右侧的横窦(TS)近端有血栓形成，远端通过室管膜下静脉，进而髓质静脉及皮层静脉的逆向血流得到充盈(箭头)。左侧的 TS(横窦)也有血栓形成，基底静脉(BV)和颞静脉的吻合支使横窦远端充盈。(c)左侧椎动脉侧位像显示小脑动脉软膜支有少量供血。(d)　左颈动脉造影(静脉期)。由于深静脉引流障碍和上矢状窦(SSS)远端的部分血栓形成，导致弥漫性静脉瘀血。(e)左椎动脉造影前后位(AP)，静脉期。由于双侧横窦近端的血栓形成，导致小脑静脉回流受阻，形成弥散性瘀血。横窦(TS)远端充盈正常。(待续)

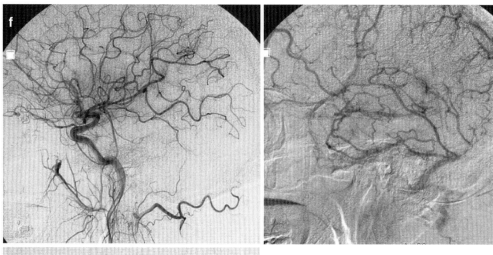

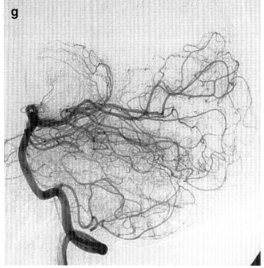

图 13.12(续)　(f)左颈总动脉造影侧位像,动脉和静脉期,显示治疗后瘘管闭塞以及静脉引流恢复正常。右颈总动脉造影的类似结果未展示。(g)椎动脉造影,显示治疗后瘘管闭塞。

交叉点,所以静脉引流可以多样(图 9.17 至图 9.21)。

　　MR 检查对于确定这些瘘的精确位置是非常有用的。举例说明见图 13.16。

　　有人报道(rodesch 等,1991a)其中某些瘘直接分流到延髓周围的软膜静脉,进一步尾形引流到颈髓的髓周静脉和头端引流到脑桥中脑静脉(图 13.17 至图 13.19)。

13.8 小儿硬脑膜动静脉瘘

　　小儿硬脑膜动静脉瘘是罕见的畸形。根据 Lasjaunias(1997),其可以分为以下两组:

　　● 新生儿和年幼儿童的 DAVF。主要病理特征是有巨大的硬脑膜湖(Lasjaunias,1997),通常累及 SSS,其次是横窦-乙状窦,伴有血栓性闭塞或一侧颈静脉的发育不良,

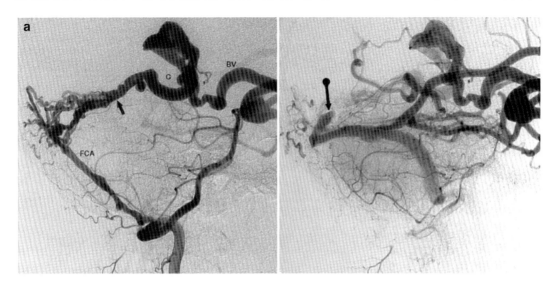

图 13.13　小脑幕后部 DAVF 的一个患者,有头痛和认知障碍。血管造影显示,在有血栓形成的直窦(SS)附近可见一血管畸形,由起源于右侧椎动脉(VA)的小脑镰动脉(FCA)供血。一小的脑膜支也起源于左侧椎动脉(VA)。其他供应血管是双侧枕动脉和 MMA 动脉。颈内动脉(ICA)没有参与。右侧椎动脉造影侧位像(a),显示扩张的小脑镰动脉(FCA),其分支(箭头)沿着直窦在硬膜中走行,与 Galen(G)静脉相连。扩张迂曲的基底静脉(BV)的逆行充盈。进一步引流到颞静脉。在静脉期的后期,可见闭塞的直窦残端(带点箭头)。(待续)

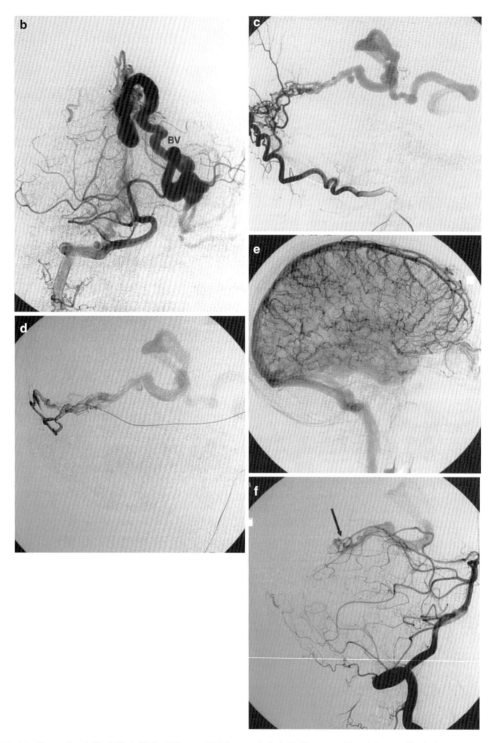

图 13.13(续)　(b)右椎动脉造影前后位(AP视图),显示基底静脉(BV)逆行引流。左枕动脉(c),选择性的左 MMA(d)供应 DAVF。ICA 血管造影静脉期(e),静脉期,显示由于深静脉引流障碍引起的弥漫性静脉瘀血。血管内治疗后的右椎动脉造影(f)。选择性导管插入右侧 FCA 和左侧 MMA 后,将丙烯酸酯胶注入分流血管,分流血管没有完全闭塞,可能是由于 SCA 的软膜支和一个硬脑膜支还有供血(箭头)(参见图 13.14)。没有再进行选择性的诊疗,患者症状改善,拒绝进一步治疗。

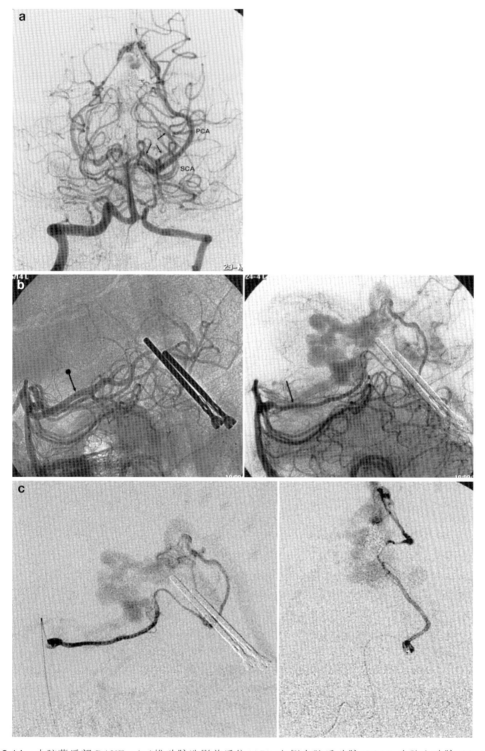

图 13.14 小脑幕后部 DAVF。(a)椎动脉造影前后位(AP),左侧大脑后动脉(PCA)、小脑上动脉(SCA),以及靠近基底动脉的大脑后动脉(PCA)起始端的脑膜支(箭头)。(b)椎动脉造影侧位像。由于与 PCA 重叠(带点箭头),当造影剂离开 PCA 后,只有与 Galen 静脉连接的脑膜支(箭头)显影更明显。可看到先前外科夹闭手术的夹子。(c)选择性脑膜支造影侧位和前后位(AP),显示其对 DAVF 的供血。接着注射 Onyx(非黏附性液体栓塞剂)。患者康复。

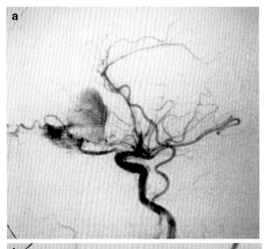

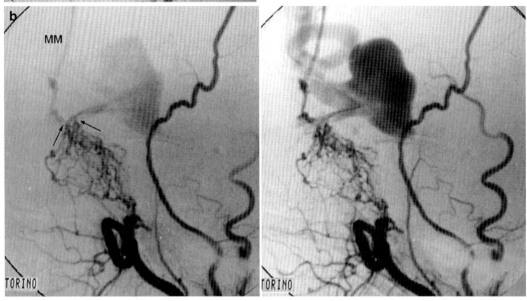

图 13.15　前颅窝底 DAVF,伴有出血,ICA 血管造影侧位像(a),可见眼动脉的筛前支供血。上颌内动脉造影侧位像(b),蝶腭动脉的分支与眼动脉的筛支吻合,以及脑膜中动脉(M M)镰前支也参与供血。箭头指示分流的位置。引流在软膜静脉,汇聚后形成一个大的静脉袋,进入上矢状窦(SSS)。(待续)

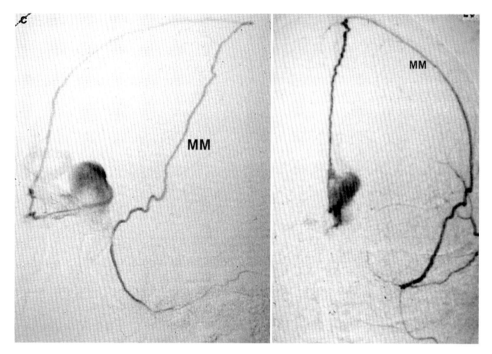

图 13.15(续) 选择性 MMA 血管造影侧位和前后位(AP 视图)(c),更好地显示 MMA 对瘘的供血。

与其他静脉窦之间汇合的血流缓慢。除了静脉窦畸形,其次是在窦壁内形成许多 DAVF 分流。

● 大龄儿童的 DAVF。可以表现为与成人相同的特征。然而,有三分之一的病例会有独有的特征(Garcia Monaco 等,1991;lasjaunias,1997),DAVF 呈多灶性,而且有新的分流形成,并侵袭软脑膜动脉。与静脉窦汇合的高流量的硬脑膜分流血管可以扩张,但没有前一组中的巨大静脉湖。也经常出现静脉窦血栓,这可能是由于创伤或全身性高凝状态所致(Kraus 等,2000;Walcott 等,2013)(图 13.20)。这种病的血管内治疗已取得了进展,经过单独或与手术相结合的血管内治疗,许多患者的预后得到了改善。

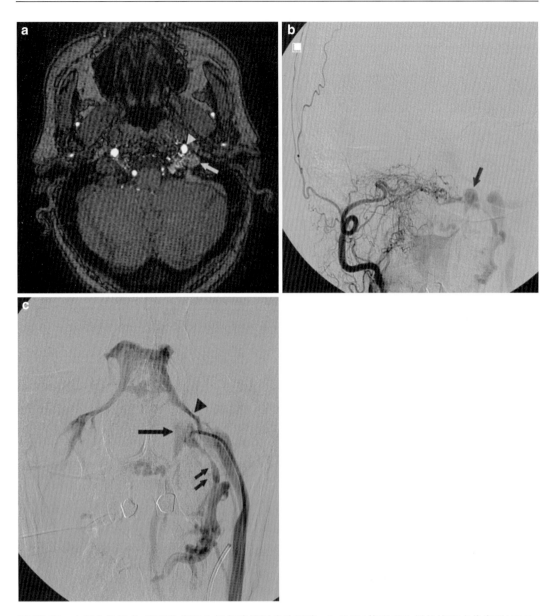

图 13.16 中年女性患者,出现头痛和左侧与脉搏同步的耳鸣。(a)MR(使用对比剂的快速成像序列)显示,在 IJV、ACC 和舌下神经孔的早期病理性增强(长箭头),提示 DAVF。还看到有逆流的乙状窦,ICA(三角箭头)。在双侧 ICA、ECA 和椎动脉血管造影中(未展示),证实瘘处于 ACC 水平。双侧 APhA 和 IMA 分支及左侧椎动脉的神经脑膜支参与供血。定位分流口特别有用的方法是对侧 ECA 选择性的 IMA 和 APhA 造影。(b)ECA 远端造影显示,起源于 IMA 远端的丰富的供血网络,沿着下斜坡走行并与 ACC(箭头)相连接。(c)左侧静脉血管造影。导管的头端导入 ACC(长箭头)进行 IJV 造影,髁外侧静脉(双箭头)充盈。IPS(三角箭头)有逆流。在 ACC 中置入弹簧圈,导致瘘闭塞。(待续)

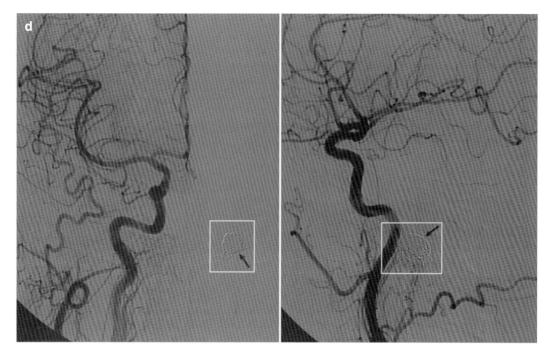

图 13.16(续)　(d)血管造影,右颈总动脉前后位(AP)和左颈总动脉侧位,显示瘘闭塞,弹簧圈在 ACC(箭头)(由 dott. Gozzoli and dott. Boghi,Neuroradiology-Cuneo 提供)。

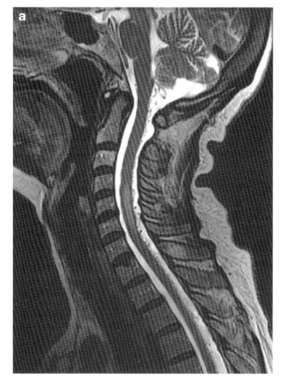

图 13.17　中年患者,表现为下肢轻度瘫痪。(a) MRI T2 加权,显示颈髓内高信号。(待续)

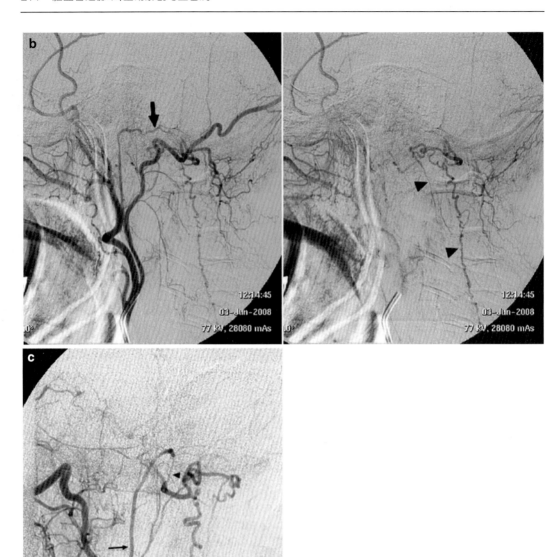

图 13.17(续)　(b)颈外动脉造影侧位像。有一涉及咽升动脉(APhA)舌下支(箭头)的瘘,与扩张的髓内静脉相连,其尾端与颈髓的髓周静脉连接(三角箭头)。(c)枕动脉和咽升动脉正常主干(箭头)造影斜位像。APhA 的舌下支对瘘供血(三角箭头)。(待续)

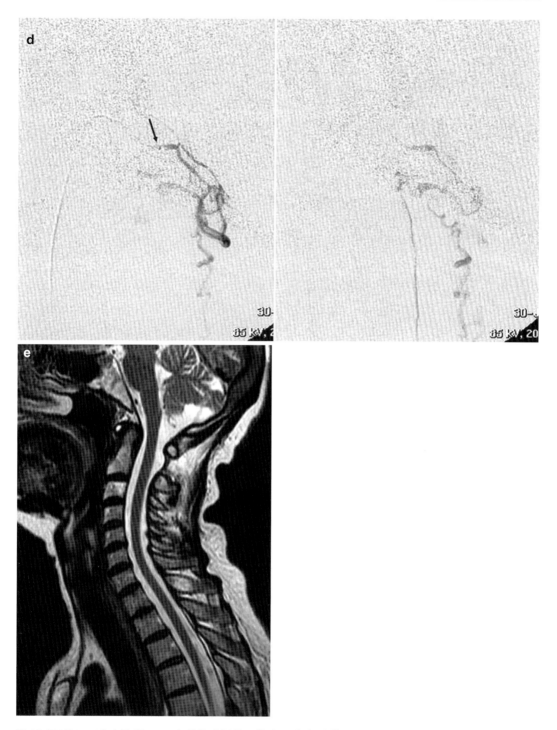

图 13.17(续)　(d)在注射 Onyx 之前的选择性血管造影(侧斜位像)。微导管的远端在舌下支的分流血管位置(箭头)。(e)MRI T2 加权像,显示病变消失,患者完全康复。

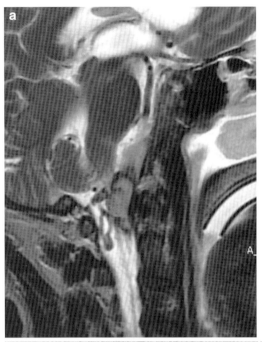

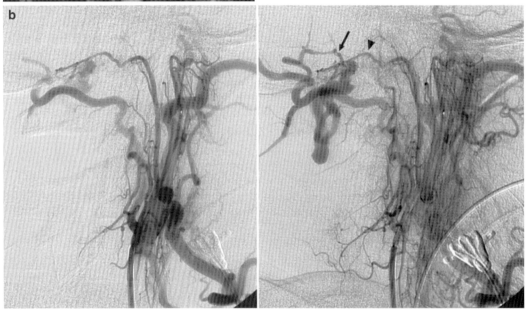

图 13.18　发生在枕骨大孔的 DAVF。年轻患者，表现为蛛网膜下隙出血(SAH)和延髓前方硬膜下血肿。(a)MRI T2 加权矢状位像，显示血肿和扩张的髓周静脉。(b)颈外动脉造影侧位像，早期和晚期。呈现出瘘由 APhA 舌下支(三角箭头)和枕动脉乳突支(箭头)供血。(待续)

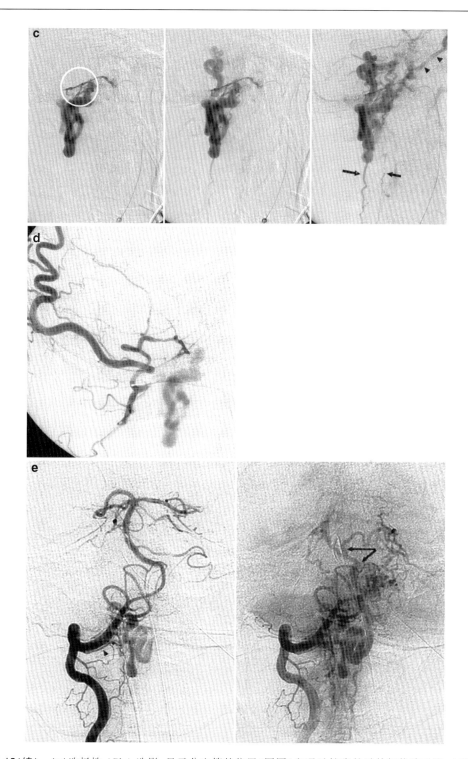

图 13.18(续) (c)选择性 APhA 造影,显示分血管的位置(圆圈)和通过扩张的髓外侧静脉引流,末端到髓周静脉(长箭头),也直接引流到颅内,其中包括脑桥静脉(三角箭头)。(d)选择性枕叶动脉造影,可见处于相同部位的分流血管。(e)右侧椎动脉造影,显示一小的脑膜支参与供血(三角箭头)。在晚期,看到扩张的巨大的脑桥静脉引流(斜箭头)。急诊行丙烯酸胶血管内治疗,瘘儿乎完全堵塞,然后手术清除血肿,深度昏迷的患者也恢复了。

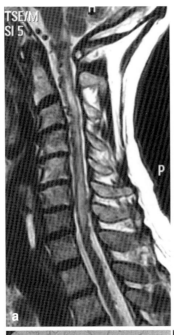

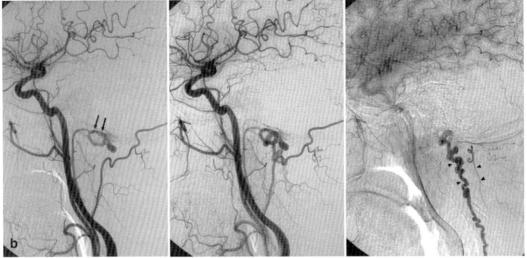

图 13.19　高龄患者，急进性四肢麻痹。(a)MRI T2 加权矢状位像。颈髓弥漫性高信号，扩张的血管结构，提示血管畸形。(b)颈总动脉造影侧位像。DAVF 由 APhA 的舌下支供血。分流口的位置(双箭头)。在后期，可以看到颈髓扩张的髓周静脉引流(多箭头)。(待续)

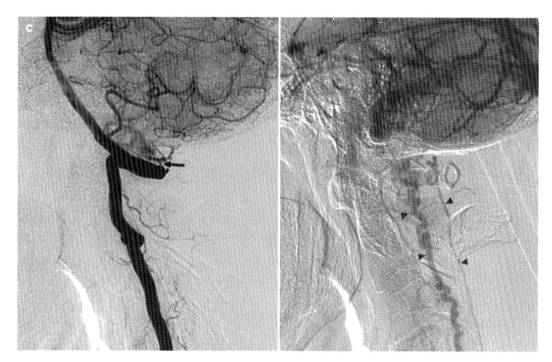

图 13.19(续)　(c)椎动脉血管造影。显示有一小的脑膜支参加供血(箭头)。髓周引流(多箭头)。尽管用丙烯酸胶对瘘进行了快速闭塞,但患者没有恢复而死亡了。

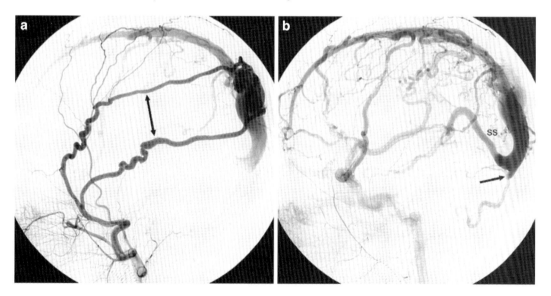

图 13.20　儿童 SSS 水平的硬脑膜动静脉瘘。(a)右颈外动脉造影(侧位像)。脑膜中动脉(MMA)扩张的分支(箭头),在扩张的 SSS 中部供应瘘,左侧 MMA 的一脑膜支也参加供血。静脉早期(b)和晚期(c),SSS 远端在窦汇水平闭塞(箭头),有静脉瘀血伴有静脉引流改道,部分经直窦(SS)引流,然后到大脑内静脉(箭头),特别是经双侧基底静脉(BV)到其前面的支流。表浅的静脉系统主要引流到海绵窦(CS)和远端的岩下窦(IPS)、颈静脉和眼上静脉(SOV),扩张的小脑静脉也有逆流。(待续)

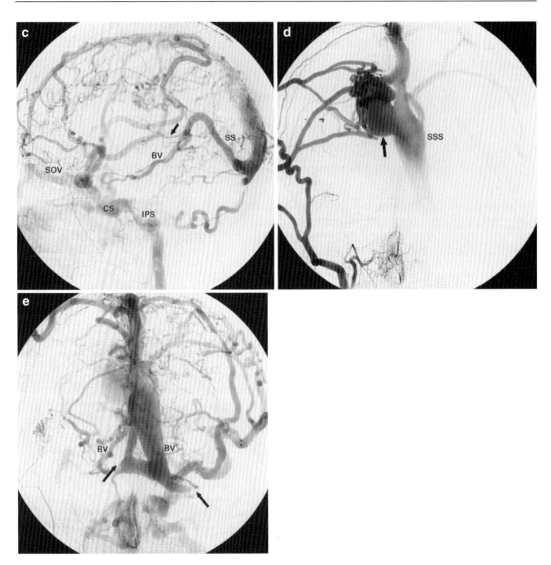

图 13.20（续）　右颈外动脉造影前后位像(d)，显示脑膜中动脉的几个分支汇合，通过一个大静脉袋(箭头)与 SSS 相连。在后期(e)，看到重叠的 SSS 在左侧扩张，两侧横窦(TS)的近端闭塞(箭头)，基底静脉(BV)有逆流。

（吕彦锋　张天琪　李莎莎　译　任明　校）

第 14 章

动静脉瘘

动静脉瘘是动脉和静脉之间直接的异常通道。可发生于任何部位,只要两类血管间走行非常邻近。

14.1 颈动脉海绵窦瘘

颈动脉海绵窦瘘是最常见的动静脉瘘,其特征为颈内动脉(ICA)的海绵窦段直接分流到周围的海绵窦静脉丛。发病机制通常是锐性或者钝性创伤所造成的动脉和静脉破裂。也可发生自发性瘘:通常是由于一个海绵窦内的动脉瘤破裂引起,而动脉瘤一般与血管发育不良、肌纤维发育不良(FMD)、神经纤维瘤病和埃勒斯 - 达拉斯综合征(Ehlers-Danlos syndrome)有关(Kanner等,2000)。也有报道,颈动脉海绵窦瘘源于ICA自发性夹层(Bradac等,1985),以及经蝶窦手术造成的动脉损伤。

14.1.1 临床表现

颈动脉海绵窦瘘的临床特征为典型的海绵窦综合征,表现为眼肌麻痹、视觉受影响、搏动性突眼、球结膜水肿和血管杂音。症状可以急性或缓慢出现,可在创伤后数天或数周后逐渐发生,或者自发性发生。通常见于成年人,有时也见于儿童。可能会出现脑缺血或脑出血。类似于累及海绵窦的硬脑膜

动静脉瘘,也包括颈动脉–海绵窦瘘,通过桥静脉、SMCV 和 DMCV 与以脑桥中脑静脉为代表的软脑膜静脉连接,可发生大脑缺血性和出血性并发症。

14.1.2 诊断和治疗

在 CT 或 MRI 上可以很容易地发现扩张的海绵窦和眼上静脉。然而,血管造影对明确诊断和制订治疗计划是必不可少的。颈动脉海绵窦瘘是高流量瘘,在造影时,海绵窦会快速显影。根据瘘的位置和解剖变异,静脉引流可有以下几个方向:向前,通过眼上下静脉逆流到颅外,注入面静脉系统;或向后,注入岩上岩下窦。通过海绵窦内部吻合,对侧海绵窦亦可涉及。由于海绵窦与脑桥中脑静脉、基底静脉、大脑中深和中浅静脉等静脉通道相吻合,这些血管也可受侵袭(见第 9.3.10 节)。在 ICA 破裂严重时,血流可完全流入静脉,造影时,则看不到脑动脉显影。

血管造影包括双侧颈动脉,目的是排除双侧病变的可能性,并且检查侧支循环。由于在某些情况下亦可涉及颈外动脉分支(上颌内动脉、咽升动脉),造影时,也要选择性地检查颈外动脉。为了准确识别分流位置,在压迫责任 ICA 时的椎动脉造影,也是极为有用的。

采用可解脱球囊闭塞分流的血管内治疗,由 Serbinenko(1974)和 Debrunet(1975a,b)等人提出并进行了改良,已逐渐成为一种可选择的治疗方法。现在的治疗方法是用一球囊或弹簧圈,可达到良好的临床和解剖学效果,以及有限的发病率和死亡率(Berenstein 和 Kricheff,1979;Debrun 等,1981;Scialfa 等,1983;Kendall,1983;Lewis 等,1995;Gupt 等,2006)。由 Mullan(1979)、Manelfe 和 Berenstein(1980)、Halbach(1988a)提出了经面静脉或眼上静脉或经岩下窦的静脉途径血管内治疗,现在得到越来越广泛的应用(图 14.1 至图 14.3)。

14.2 椎动静脉瘘

这种情况非常少见,其特征是椎动脉和其周围的椎静脉丛之间有直接分流。发病机制是颈椎穿透性或钝性创伤所造成的血管损伤,并且有时伴有骨折。也可发生自发性瘘,这与血管发育不良有关,例如 FMD 和神经纤维瘤病(Deans 等,1982;Bahar 等,1984),由于动脉壁脆弱和可能存在的夹层导致瘘的形成。这种瘘可以发生在椎动脉的任何水平,但是 C1、C2 和 C3 是最多发部位。

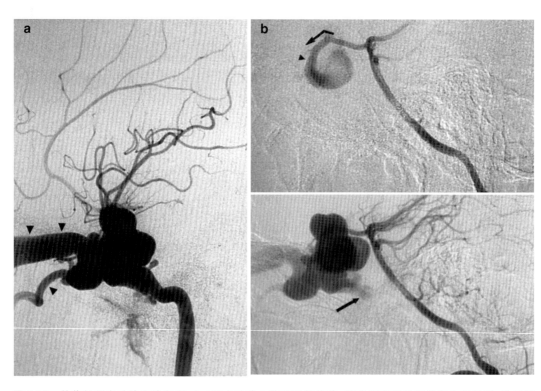

图 14.1 外伤性颈内动脉海绵窦瘘。(a)颈内动脉血管造影侧位像,扩张和变形的海绵窦立刻显影,并且扩张的眼上静脉(双箭头)和眼下静脉均充盈。(b)压迫责任颈内动脉时的椎动脉造影侧位像。造影剂通过后交通动脉,使颈内动脉和瘘显影。分流位置(三角箭头)。在后期,有一部分注入岩下窦,窦内可能有血栓形成(箭头)。

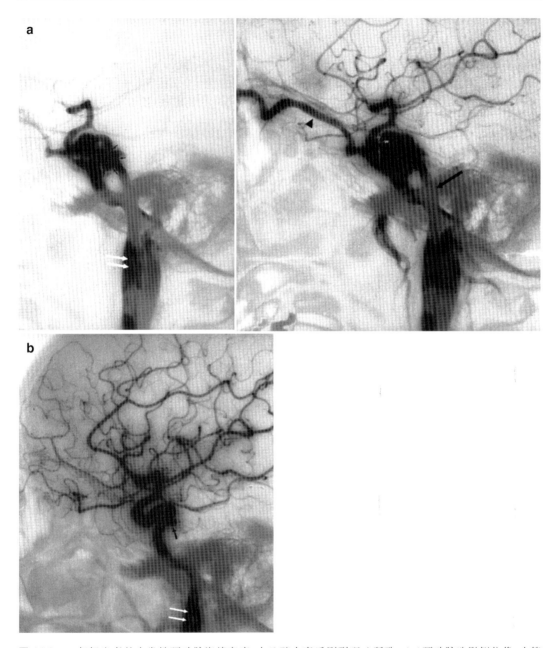

图 14.2 一年轻患者的自发性颈动脉海绵窦瘘,由乙醇中毒后剧烈呕吐所致。(a)颈动脉造影侧位像,小箭头显示分流部位。在眼上静脉(三角箭头)和岩下窦(箭头)处有引流,在翼丛处还有一小分流。颈内动脉颅外段略有扩张,并且有一个腔内缺损(白色箭头),提示动脉夹层。很可能剥离已经扩展到颅内,导致瘘的形成。用一个球囊堵塞了分流。(b)2 个月后的造影,球囊已经缩小,在瘘口部位可见一小的假性动脉瘤(箭头),动脉夹层没有改变(白色箭头)。

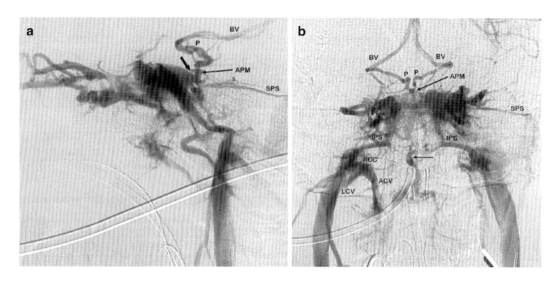

图 14.3 大的创伤性颈内动脉海绵窦瘘。左颈动脉造影,颈内动脉注射造影剂 2s 后,侧位(a)和前后位(b)。广泛的前方(眼静脉)和后方(岩窦)引流,对侧窦也显影。在侧位像可见与海绵窦与脑桥中脑前静脉(APM)前部相连接的桥静脉(箭头),APM 通过大脑脚静脉(P)延续到双侧基底静脉(BV)、岩下窦(IPS)、岩上窦(SPS)和前髁汇合(ACC)延续到髁前静脉(ACV)和髁侧静脉(LCV)。通过斜坡静脉丛,一直注入前硬膜外脊椎静脉丛(箭头)。

14.2.1 临床表现

进行性的椎基底动脉供血不足可以导致脑干和(或)脊髓缺血。扩张的静脉部分可以压迫神经根,出现椎旁血管杂音和颈椎疼痛。

14.2.2 诊断和治疗

血管造影是准确判定损伤部位和制订治疗方案必不可少的手段,治疗基本上是血管内治疗(Moret 等,1979;Miller 等,1984)(如图 14.4 和图 14.5)。

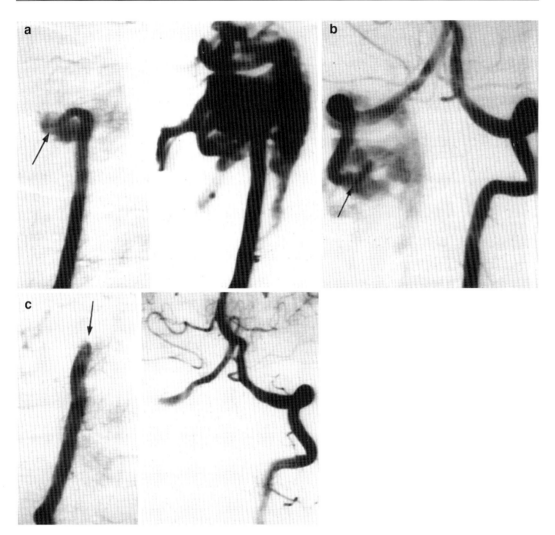

图 14.4 自发性椎动静脉瘘。(a) 右侧椎动脉造影显示分流的部位(箭头)在 C2 水平,即刻出现广泛的静脉引流。(b) 左侧椎动脉造影反流到右椎动脉,更好地展示了分流的部位(箭头),用球囊封堵了瘘口和右椎动脉。(c) 对照造影显示闭塞的右椎动脉(箭头)和左椎动脉。

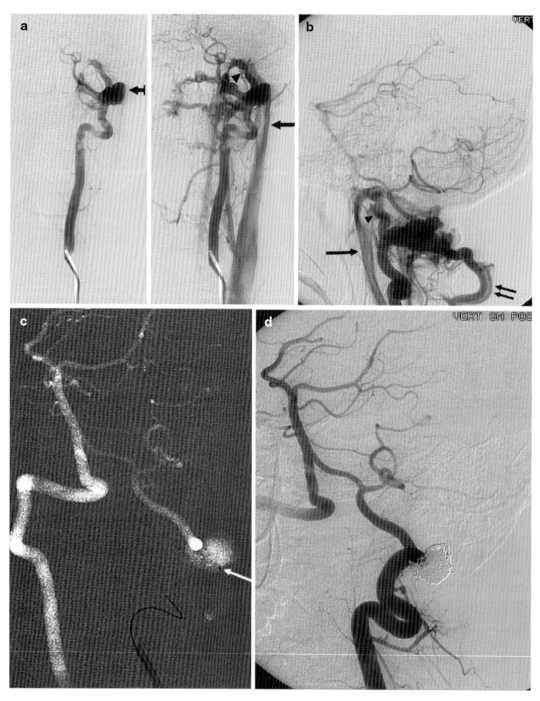

图 14.5　左椎动脉在 C1 水平与周围静脉丛间的自发性瘘。左椎动脉造影，前后位(**a**)、侧位(**b**)。在扩张的椎动脉和静脉丛之间有分流，静脉丛扩张并形成一个大囊(带线箭头)。静脉继续引流入反流并扩张的髁侧静脉或髁后静脉(三角箭头)，然后进入颈内静脉(大箭头)，颈深静脉也有引流(双箭头)。血管内治疗前右椎动脉造影(**c**)，反流到左椎动脉和瘘口部位的静脉囊。微导管已进入到左椎动脉并到达静脉囊中，白色箭头指示微导管的末端标记。治疗后的左椎动脉造影(**d**)，用弹簧圈闭塞瘘。

(李莎莎　张天琪　译　吕彦恩　任明　校)

第 **15** 章

缺血性脑卒中

颅内和颅外动脉粥样硬化是缺血性卒中的主要病因。缺血性卒中还有其他少见原因，如自发性血管夹层、非动脉粥样硬化性动脉病变或心脏病等。这些病因将在第 16~19 章中讲述。

动脉粥样硬化是全身系统性病变，好发于某些特定血管，如主动脉、髂动脉、冠状动脉及颅内外动脉。通常见于成年人，随着年龄增加发病率逐渐上升，男性略多于女性。

15.1 病理

最初，血管内皮细胞由于应力因素（如血脂升高、吸烟、糖尿病、高血压、同型半胱氨酸增高）受到了微损伤，促使胆固醇（尤其是低密度脂蛋白）透过内皮并在内皮下间隙沉积。由此导致了血管内皮细胞和平滑肌细胞的排斥反应，反应的代谢产物进一步损伤内皮细胞并吸引单核细胞进入内皮下腔隙。而单核细胞吞噬了脂质之后变成泡沫细胞。然后是淋巴细胞迁入内皮下，细胞坏死，胶原产生等（Garcia 等，1998；Witznum 和 Steinberg，1991；Ohara 等，1993；Libby 和 Clinton，1993）。所有这些因素共同导致了覆盖有纤维帽的粥样斑块的形成，斑块突入动脉管腔，导致狭窄。斑块有的稳定，有的可以缓慢或者迅速增大。从血流动力学角度来看，动脉狭窄使血流减少，大大增加了缺血风险，如前所述可能是很严重的（Brice 等，1964；Archie 和 Feldtman，1981）。然而，值得注意的是，许多患者的斑块是逐渐缓慢增大以至于完全闭塞管腔却没有症状。这部分患者一般侧支循环较好，并且远端没有栓塞。

内皮细胞的侵蚀和纤维帽的破裂，可使斑块内物质暴露、脱落并随血流至远端而导致远端栓塞（Sitzer 等，1995）。斑块内血栓形成或斑块内出血，可使管腔进一步狭窄甚至闭塞。斑块内出血常由于纤维帽的溶解使血流进入或粥样硬化病灶附近的滋养血管破裂导致（Fisher 和 Ojeman，1986；Bo 和，1989；Beach 和，1993）。由于诊断工具的进步，目前已经可以分析斑块成分，这为研究斑块及其演化过程提供了非常有用的信息（参见第 15.4.1 节）。

15.2 部位

动脉粥样硬化主要影响颅外段血管，特别是颈动脉分叉和颈总动脉，以及椎动脉起始部。其次见于主动脉弓和锁骨下动脉。颅内动脉粥样硬化相对少见，但也并非罕见。据报道，在短暂性脑缺血发作（TIA）及卒中患者中，有明显颅内动脉粥样硬化性狭窄的发生率为 4%（Thijs 和 Albers，2000）。在黑人及亚洲人群中,这个比例更高(Feldmann 等,1990;Caplan 等,1986;Caplan,1989;Wong 等,1998;Min 等,2000;Thijs 和 Albers,2000)。血管造影中最常见的颅内动脉狭窄的部位是颈内末端和椎-基底动脉。其次好发于大脑中动脉 M1 段、大脑前动脉 A1 段、胼周动脉绕过胼胝体膝部段和大脑后动脉 P1 和 P2 段 (Fisher 等,1965;Fisher 和 Caplan,1971;Castaigne 等,1973,1981;Kavase 等,1979;Hinton 等,1979;Bradac 和 Oberson,1983;Caplan 等,1986;Caplan,1989)。目前,血管内治疗也可用于某些颅内动脉粥样硬化病变,故颅内病变也得到更多的关注。

15.3 缺血机制

动脉粥样硬化导致缺血的机制可以分为三类:

● 血栓栓塞或严重的动脉狭窄使缺血严格局限于动脉供血区域。这样的梗死又被称为区域性脑梗死 (Ringelstein 等,1983,1985;Weiller 等,1991)。

● 闭塞或严重狭窄部位在近端,而缺血部位在更远端或者不在动脉标准供血范围,而是在另一血管供血交界区域 (分水岭梗死)。典型的例子是颈内动脉严重狭窄或闭塞导致的缺血;这也叫血流动力学性梗死,是由于远端低灌注、侧支代偿不足或者缺如。这些梗死灶可以在皮层,也可累及深和(或)浅穿支动脉。

● 还有一种特殊形式的脑梗死为腔隙性脑梗死或腔梗(来源于拉丁文 lacunaae,意为小空隙)。这个术语最先由 Dechambre 在 1838 提出,后来,1843 年 Durand-Fardel 用其描述颅内因缺血、出血或其他原因引起的小的病理改变。Pierre Marie (1901) 和 Ferrand (1902) 逐渐开始用 "腔梗" 来描述在基底节、内囊和脑桥等处

小的伴有典型的临床症状梗死灶。Fisher (1965, 1969,1979)后来综合讨论强调了这些伴有特定临床和病理特点的梗死灶,统称其为腔梗综合征。头颅 CT 和 MRI 在诊断鉴别腔梗方面具有优势。当前据报道腔梗约占所有脑梗死的 25%(Bamford 等,1987;Bogousslavsky 等,1988;Boiten 和 Lodder,1991)。腔隙性梗死是深、浅穿支动脉因脂样透明变性、血栓栓塞或动脉粥样变等因素闭塞所致;穿支动脉也可能因间接因素而闭塞,如近端动脉闭塞或心脏衰竭而引起的低灌注。

所有这些因素既可单独起作用,也可以协同起作用。因此,患者的神经影像诊断需包括 CT 和 MRI 来检查脑实质,同时全面排查颅内外的大血管。颅内段血管目前可行 CT 或 MR 血管成像,颅外段可行血管超声检查。如果初步筛查不够明确或发现了问题,需要进一步行脑血管造影。

目前急性脑梗死患者类型、缺血部位和范围、责任血管等均可通过 CT 平扫、CT 灌注和 CT 血管成像快速明确,这些信息对于下一步治疗,尤其是血管内治疗都非常重要。

15.4 前循环缺血机制

15.4.1 颈动脉

由于颈动脉斑块可能是慢性进展,给予了充足的时间形成侧支循环,许多颈动脉严重狭窄或闭塞患者并没有症状。在缺血患者中,尽管临床症状相似,病理生理过程和造影显示的病变类型可能不同,详解如下:

● 颈内动脉(ICA)颅外段存在,但颅内段闭塞。通常是由于颈总,更多是从颈内动脉斑块内脱落栓子至远端栓塞,或者栓子也

可能来源于心脏。TIA 患者中，血管短暂闭塞而后又再通，在血管造影中看不到异常。但这也是一个严重的警告，提示需要及时行全面的颈动脉及心血管检查。在以后章节要讨论的 ICA 各分支中，首先是眼动脉，它是 ICA 硬膜内第一个分支。其闭塞常可能会导致一过性"黑朦"，偶尔甚至是永久性的视力下降。

• 对于动脉粥样硬化，一个重要的方面是管腔狭窄程度。在此，狭窄程度一般分为四级：轻度——管腔狭窄小于 30%；中度——管腔 30%~70% 的狭窄；重度——管腔 70%~90% 狭窄；极重度——管腔狭窄大于 90%，接近闭塞。狭窄程度越重，越有可能形成血栓，或者脱落栓子。狭窄可能会进展，使远端灌注减少，并导致分水岭或远端穿支动脉供血区缺血。后者常出现在严重的对侧颈动脉狭窄或严重心脏病患者中（Bogousslav-sky 和 Regli，1986；Bladin 和 Chambers，1993）。重度狭窄时，血流会受损严重，在造影时明显可看出接近闭塞的影像（图 15.8）。

• 为了在造影图像上更好的测量狭窄程度，目前已提出了些方法，其中最著名的还是欧洲颈动脉外科试验（ECST，1998）和北美症状性颈动脉狭窄内膜剥脱试验（NASCET，1991）这两个研究提出的测量方

法（图 15.1）。不同测量方法得到的结果也不尽一致。目前广泛接受 NASCET 标准下大于 70%（约相当于 ECST 标准下 80%）狭窄是行颈动脉内膜剥脱术的指征，可以减少卒中风险。颈动脉支架术作为内膜剥脱的替代方法，目前也越来越成熟（Wholey 等，2000；Bonaldi，2002；Ringleb 等，2006；Wittkugel 等，2008；Stingele 等，2008；Clark 等，2010）（图 15.2 和图 15.3）。

• 颈动脉斑块还有其他方面需要注意。斑块表面溃疡，即使斑块很小也可致远端栓塞，它的进展和预后差别很大。因此，当前对于斑块组成成分（纤维帽完整与否，斑块内是否存在大的脂质核心，是否存在出血或钙化等）已有关注。这些信息目前可以通过多种方式（超声、CT，特别是 MR）获取。检查斑块组成成分的重要性已被多篇文献所强调。斑块的特征与卒中风险可能相关，但其治疗方式是采取内科药物治疗、外科手术还是介入治疗，还需要综合考虑患者年龄和其他全身情况（Stingele 等，2008；Clark 等，2010；Rosenkranz 和 Gerloff，2010；Watanabe 和 Nagayama，2010；Yoon 等，2012）。

粥样硬化也可能发生在 ICA 颅内段，特别是在岩段远端及海绵窦段。此类病变的临床意义已经被重新评估，目前在某些有症状患者中可行血管内治疗（图 15.4）。最后，近端和远端 ICA 均狭窄（串联病变）的病例也见诸报道，大约存在于 10% 的患者中（Craig 等，1982；Kappelle 等，1999）。这在治疗上也需要考虑到。

对于无症状病变，需注意，目前对于治疗方案（保守或手术）没有一致意见。治疗决策取决于狭窄程度、斑块性质、侧支代偿情况、患者的年龄和全身情况及医疗团队的治疗经验（图 15.3）。

• 颈内动脉自起始到颅内段眼动脉段全部闭塞。在这些病例中，可以认为血栓从颈内起始部延伸到颅内段。另一种可能

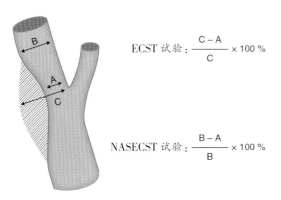

图 15.1　测量颈动脉狭窄程度的两种方法：欧洲颈动脉外科试验（ECST）和北美症状性颈动脉狭窄内膜剥脱试验（NASCET）。

ECST 试验：$\frac{C-A}{C} \times 100\%$

NASECST 试验：$\frac{B-A}{B} \times 100\%$

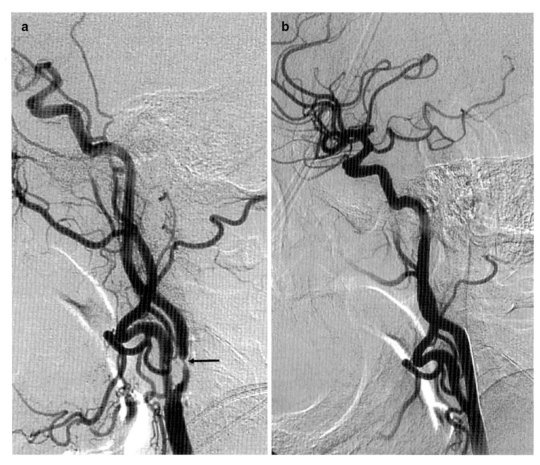

图 15.2 动脉粥样硬化斑块致颈内动脉重度狭窄两例。(a)颈动脉造影显示狭窄(箭头)且流速减慢。(b)支架成形术后动脉管腔和血流速恢复正常。(c)颈动脉造影显示狭窄(箭头)。(待续)

在已有的粥样硬化狭窄部栓子或血栓形成堵塞了颈内动脉颅内段,然后,由于血流阻断,血栓向近端逆向延伸至颈内动脉起始部。在许多此类病例中,造影显示它们 ECA 和 Willis 环等侧支代偿良好,因此避免了出现大脑半球缺血。而在出现卒中的患者中,则常是因闭塞处栓子脱落入颅内分支中堵塞血管所致。这些情况有时可以通过对侧 ICA、VA 或 ECA 造影逆流入 ICA 颅内段而得知。在此类病例中,保守治疗通常可能是更好的选择,而非强行再通闭塞段,因为这样可能进一步导致栓子脱落致远端。但如果 Willis 环等侧支循环不良或对侧 ICA 也存在严重病变,那么,再

通治疗也值得考虑。

● 还有一种特殊情况,被称为假性闭塞(Seckar 等,1980;Bradac 和 Oberson,1983),造影时,尽管显示近端闭塞,但在动脉晚期像远端仍可显影。这类少见病例,尽快行外科或介入治疗,一般可完全再通病变的动脉管腔。

● 颈动脉末端闭塞,不仅累及床突上段(后交通段和脉络膜段),而且累及远端分叉后近端(A1 段和 M1 段)形成所谓 T 形闭塞。此情况后果将会很糟,因为这个节段以上远端缺乏 ECA 或者 Willis 环代偿。唯一可能的侧支代偿来自 ACA、MCA 或 PCA 的软脑膜支的远端吻合。但如果两侧

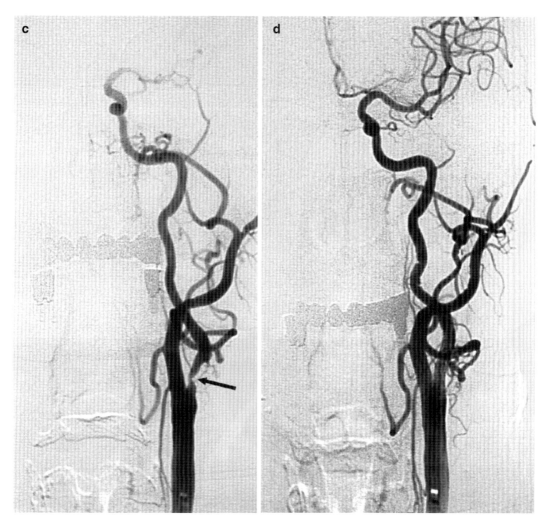

图 15.2(续) (d)支架成形术后造影显示管腔及血流速明显改善。

ACA 均发自闭塞侧 ICA 或者对侧 A1 段发育不良,远端没有软脑膜支吻合代偿,那么预后很可能非常差。同样,如果 A1 段完全闭塞至 A1-A2 段拐角处,致使对侧灌注不能通过前交通来代偿病变侧 A2,结局与上述情况相似。若 PCA 起自闭塞侧 ICA(胚胎型)而 P1 段发育不良,PCA 到 ACA 和 MCA 的软脑膜侧支吻合也不好,这种结局也不佳,因为 AchA 将缺血,因其不能通过 PCA 的分支脉络膜后动脉逆向到 AchA 来代偿。

颈内动脉末端闭塞原因很多,可能是因

来源于心脏、颈总动脉或颈内起始部的粥样斑块的栓子栓塞。更少见的情况是粥样硬化累及颈内动脉远端,逐渐进展导致血管闭塞。在这些病例中,介入机械取栓再通血管越来越多地被采用,改善许多患者的临床预后(Castano 等,2010;Moehlenbruch 等,2012;Machi 等,2012)。

在某些病例中,介入治疗能打通远端血管,而近端颈动脉仍可能闭塞。这样仍可使 Willis 环侧支起作用(图 15.7a-d)。然而,需要注意的是,在这些病例中,再通后大面积出血转化的风险也很高(Zeumer 等,

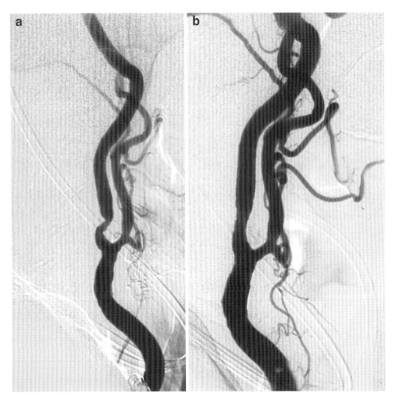

图 15.3 老年女性,左侧颈动脉无症状性中重度狭窄(a)。因为患者右侧颈动脉已闭塞,左侧颈动脉是重要的 Willis 代偿血管。尽管患者没有症状,还是给予患者行保护性颈动脉支架成形术(b)。

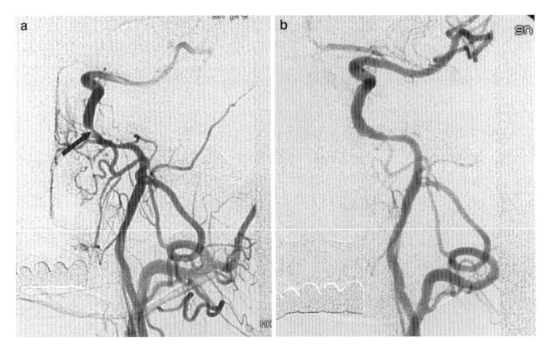

图 15.4 颈动脉造影,正位。左侧颈动脉海绵窦段近端重度狭窄(a),伴有颅内灌注受损,引起 TIA 发作且药物治疗无效。采用支架成形术后恢复了颅内灌注(b)。

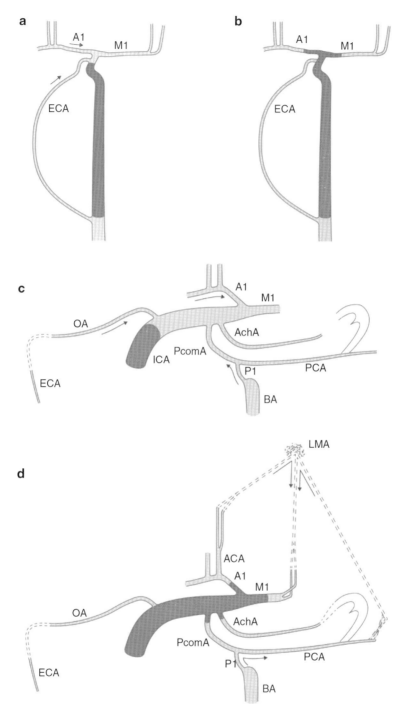

图 15.5　血管示意图,正位。颈内动脉眼动脉近端闭塞(a)和包括眼动脉远端及后交通、脉络膜前、A1 和 M1 全部闭塞(T 形闭塞)(b)的不同之处。在(a)中,侧支循环通过颈外-眼动脉及 Willis 环供应病变侧,其中假定 A1 段没有发育不良。图(b)上述的侧支循环通路均被堵塞,唯一可能的侧支是通过远端 ACA 和 PCA 与远端 MCA 间软膜血管吻合。(c)侧位像。眼动脉(OA)近端颈内动脉(ICA)闭塞。可能的侧支通过 OA 和 Willis 环。 颈外动脉(ECA);大脑前动脉第一段(A1);大脑中动脉第一段(M1);大脑后动脉(PCA);后交通动脉(PcomA); 基底动脉(BA)和 P1 段;脉络膜前动脉(AchA)。(d)颈内动脉远端闭塞,PcomA、AchA、A1 和 M1 均受累。可能 的侧支循环只能通过软膜吻合(LMA)。另一可能的侧支吻合是脉络膜前后动脉之间血管吻合。

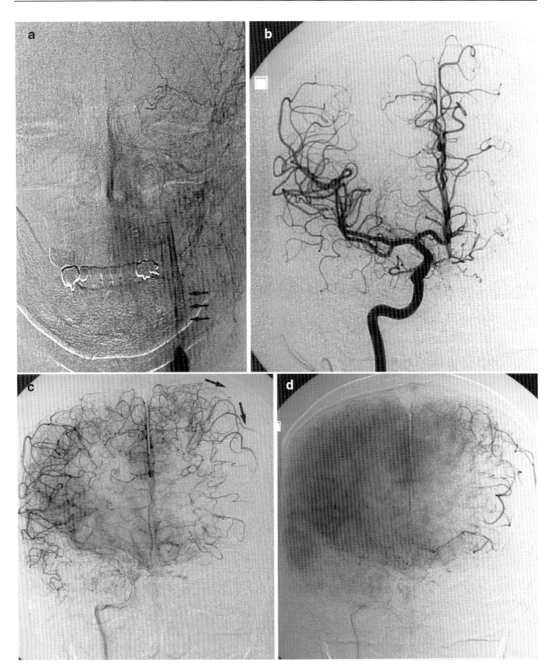

图 15.6　左侧颈内动脉急性 T 形血栓栓塞。左侧颈内动脉造影(a)显示左颈内狭窄,远端栓塞,延伸致颅内(箭头)。这时不论是 ECA 还是 Willis 环都不能代偿。(c)中还能看见 ACA 的残端。幸好此患者左侧大脑前动脉(ACA)远端的软膜血管代偿(箭头)丰富,在右侧颈动脉造影(图 b,c,d)中及椎动脉造影(e)中均可见软膜代偿血管。故选择药物治疗,患者几乎未留明显后遗症。(待续)

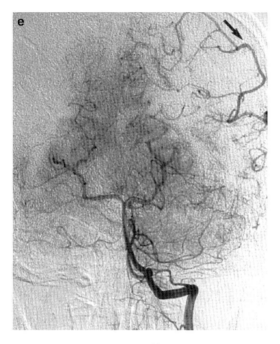

图 15.6（续）

1993;Jansen 等,1995;Ringer 等,2001;Qureshi 等,2001;Song 等,2002;Flint 等,2007;Malgorzata 等,2008;Choi 等,2009）。并且需注意,颈内末端 T 形闭塞,ACA、MCA、AchA 及 ICA 远端这些血管的终末穿支血管均受累。这也解释了为什么哪怕在恢复最好的病例中,即使快速完美实现了血管再通,但还依然存在基底节区梗死灶（图 15.7e）。

某些患者是在颈内动脉闭塞数月甚至数年以后才出现症状,这种病因可能是由于血流动力学改变或者栓塞。的确,栓子从颈动脉残端、颈总动脉或颈外动脉的粥样斑块脱落,可以通过侧支,特别是颌内动脉-眼动脉再逆行到颈内动脉的（Countee 和 Vijayanathan,1979;Countee 等,1981;Bradac 和 Oberson,1983）。

15.4.2 大脑中动脉

大脑中动脉（MCA）是脑梗最常见的病变血管。病因主要是动脉-动脉的栓子或心脏来源的栓子,导致 M1 段或者更远端分支闭塞（图 15.9,图 15.10,图 15.11a-i,图 18.2 和图 18.3）。在一些病例中,成功再通血管后,可以看到栓子是被卡在了 M1 段粥样硬化狭窄处（图 15.10）。

如果 M1 段闭塞,其穿支动脉也经常受累,受累程度取决于栓塞部位（M1 段近端还是远端,M1 段形态是长还是短,以及穿支动脉在 M1 段上起源部位）（参见解剖）。穿支动脉为终末支,所以它们一旦闭塞,哪怕时间很短也可导致其供血区梗死。这在那些 M1 段闭塞后快速再通的患者中可以见到,仍可在 CT 或 MRI 图像上显示基底节区小的梗死灶（图 15.9a-d 和图 15.11c-e）。但这些患者一般没有症状或症状轻微。这有点令人惊讶,因为众所周知（De Long,2000）基底节在高级脑神经活动（如运动、认知和行为等）方面均起作用。对此类患者做一个全面的功能磁共振（fMR）检查也是有必要的。

在某些 M1 段闭塞成功再通病例中,复查头颅 CT 会发现基底节区梗死灶内少量出血。

大脑中动脉近端闭塞,则 ACA 及 PCA 和 MCA 远端分支之间的代偿对于缺血区的保护起重要作用。但如果是 MCA 远端分支的栓塞,如 MCA 近端栓子的脱落,则上述代偿保护也很难起效。MCA 远端分支栓塞还可见于对近端 MCA 闭塞行介入碎栓或取栓的过程中（图 15.11f-i）。另外,远端某些分支有可能被来源于颈动脉或者心脏的小栓子越过近端 MCA 而直接栓塞（图 18.2 和图 18.3）。

当前,多种方式相结合的血管内取栓配合静脉溶栓和选择性动脉药物溶栓已经改善了许多此类患者的预后（Arnold 等,2002;Qureshi 等,2001,2002;Noser 等,2005;Zaidat 等,2005;Tauntopoulou 等,2008;Eckert,2009;Choi 等,2009;Roth 等,2010;Moehlenbruch 等,2012;Machi 等,2012）。

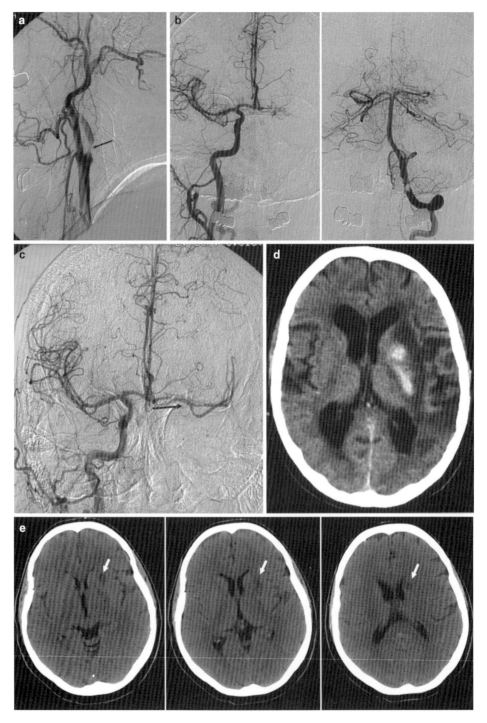

图 15.7　老年患者，因失语，右侧偏瘫及进行性意识障碍就诊。(a)左侧颈动脉造影显示左 ICA 起始部重度狭窄(箭头)。没有看到从 ECA 到 ICA 远端的侧支代偿。(b)右侧颈动脉和椎动脉造影没有看到通过 Willis 环到左侧 ICA 远端的代偿，只有左侧 A1 有显影。(c)在 ICA 起始部放置支架后，送微导管至 ICA 远端，然后机械碎栓，打通了 ICA 远端，使左侧 M1 显影(箭头)，但 ICA 近端仍闭塞。(d)术后 24 小时复查头颅 CT 显示基底节区梗死灶有出血转化，颞顶叶少量皮层梗死。患者数周后逐渐恢复。(e)另一名患者，ICA T 形闭塞成功完全再通 3 天后复查 CT。尽管偏瘫患者临床恢复良好，但 CT 显示尾状核、苍白球和壳核均可见小梗死灶。

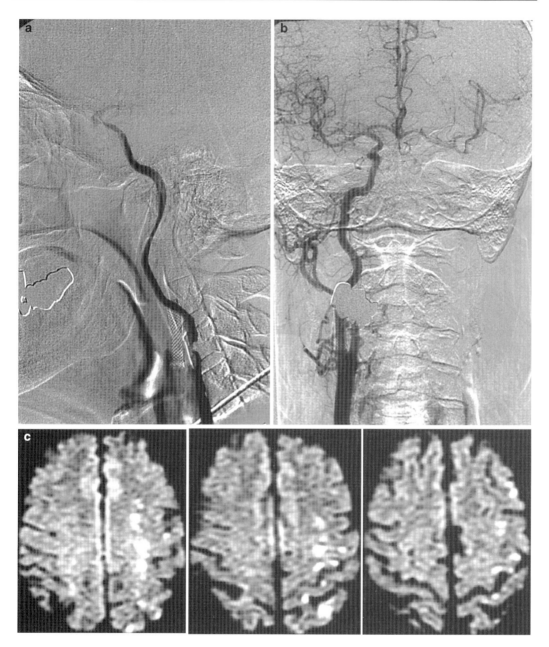

图 15.8　患者因右侧颈内动脉狭窄已行支架治疗。急性轻度神经功能缺损症状可能因左侧大脑半球灌注受损引起。造影显示，左侧 ICA 粥样硬化斑块性重度狭窄 (a)，致左侧血流减慢。侧支代偿来自右侧颈内动脉 (b)。MRI DWI 相 (c) 显示，由于低灌注左侧分水岭髓质区梗死。皮层小梗死灶可能是由于栓塞。数天后患者成功行颈动脉内膜剥脱术，临床恢复良好。

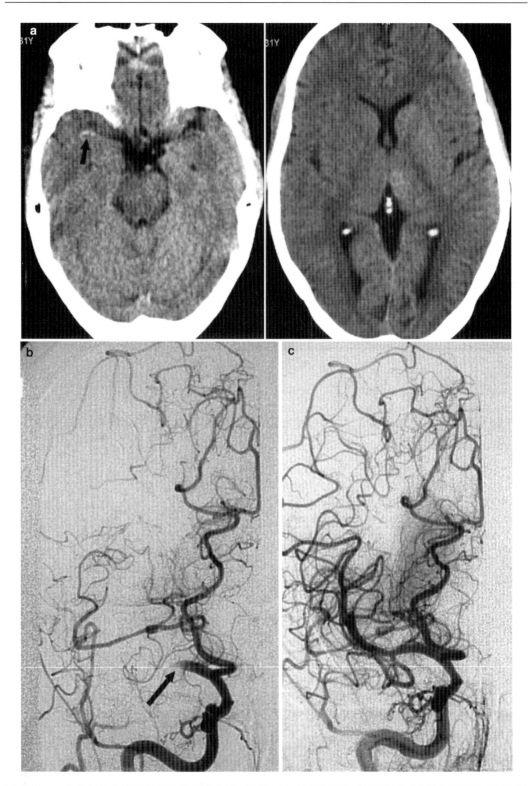

图 15.9　一个年轻的心脏病患者突发左侧偏瘫。头颅 CT(a)显示 MCA 高信号(箭头)和右侧基底节区边界模糊。血管造影(b)显示 M1 段近端闭塞(箭头)。PCA 为源于 ICA,没有受累。ACA 起自左侧 ICA。软膜的代偿血管源自 PCA。动脉内选择性药物溶栓后,M1 段完全再通(c)且症状好转。3 天后复查 CT(d),在深穿支动脉供血区有一明显梗死灶。

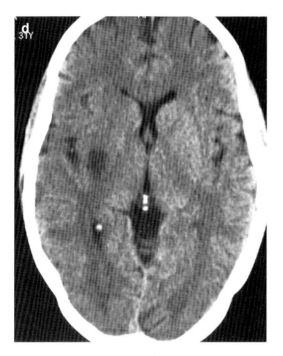

图 15.9(续)

M1 段小动脉粥样硬化(Caplan,1989；Bogousslavsky 等,1991)是另一类较常见的缺血原因,它是直接影响小穿支动脉。远端皮层及白质也可因低灌注或远端栓塞而受累。像颈内末端或基底动脉等颅内其他动脉狭窄一样,M1 段狭窄。如果有症状且对药物治疗反应不佳,一般预后不良(Thijs 和 Albers,2000；Wasid,2003)。介入治疗(血管成形或支架)开辟了一条有前途的新路(Berkefeld 等,2003；Gupta 等,2003；Bose 等,2007；Turk 等,2008；Bradac 等,2008b；Qureschi 等,2008；Berkefeld 和 Zanella,2009；Miao 等,2011；Dorn 等,2012a)(图 15.12 和图 15.13)。但介入治疗的并发症发生率仍较高, 如血管破裂或再灌注损伤出血,或引发新的梗死灶等。后者常由于支架释放时挤压斑块致其堵塞穿支动脉开口所

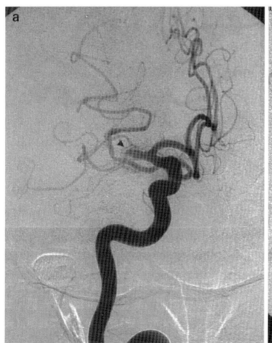

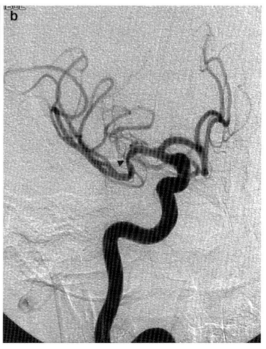

图 15.10 一位患心律失常的老年女性因突发偏瘫及意识障碍就诊。右侧颈动脉造影(a)显示 M1 段闭塞(三角箭头)。用 Solitaire 支架取栓实现了血管再通,术后造影(b)显示 M1 存在一个小的粥样硬化性狭窄(三角箭头),它使栓子容易堵塞此处。术后 CT 显示基底节区有小的梗死灶。尽管如此,患者完全恢复。注意此例中胚胎型 PCA 在栓塞中没有受累。将此图与图 18.3d 比较。

致。所幸这种情况并不多见。考虑到并发症,故采取介入治疗只能在那些药物治疗无效的患者中,特别适用于严重狭窄和不在脑梗急性期的患者中(Chatu-rvedin 和 Caplan,2003;Kurre 等,2010)。另一个没解决且并不罕见的问题是"支架内再狭窄和血栓形成"(Kurre 等,2010)。这种情况可见于所有介入治疗后患者,但报道更多见于前循环和颈内动脉床突上段,特别是年轻人群中(Levy 等,2007;Turk 等,2008)。具

体原因不明。据推测可能与颈动脉床突上段狭窄的病理机制与炎症机制(Levy 等,2007;Turk 等,2008)而非动脉粥样硬化相关,所以对介入治疗反应不同。

15.4.3 脉络膜前动脉

脉络膜前动脉(AchA)供血区也是脑梗好发部位,特别是有 MCA 和 PCA 等其他血管病变时。发病机制有颈动脉或心脏栓子脱落或颈内动脉末端动脉粥样硬化(Helgason

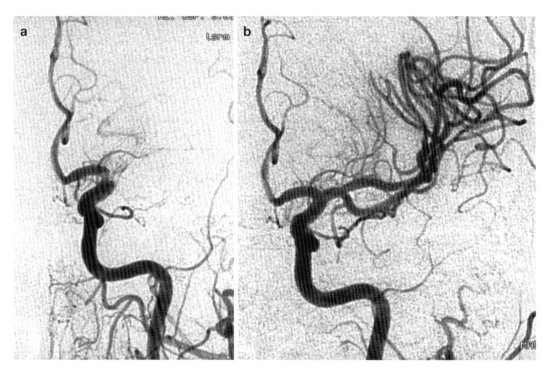

图 15.11　(a,b)一位年轻患者因心脏栓子脱落导致 M1 起始段急性闭塞。经过动脉内选择性溶栓(b)MCA 完全再通且临床症状全部缓解。数天后复查 CT 仍可见基底节区小梗死灶。此例患者 MCA 分叉较早而 M1 段较短。穿支动脉起自 MCA 的上干。(c-e)疑似栓塞病例(一位中年心脏病患者)。造影(c)显示 M1 段近端闭塞且穿支受累。但一个颞叶分支和岛叶小动脉未受影响。脉络膜前动脉(三角箭头)和起自 ACA 的穿支动脉清晰可见。迅速给这位偏瘫患者行机械取栓(Solitaire 支架)。术后造影(d)。几天后患者症状完全恢复,常规复查头颅 CT(e)显示基底节旁、颞叶及岛叶小的梗死灶。(f-i)疑似栓塞病例(中年患者,患糖尿病及心脏病),因突发失语和偏瘫就诊,MCA 闭塞。静脉溶栓后症状无改善,患者转入神经介入中心进一步治疗。(f)左侧颈动脉造影显示 M1 段以远闭塞,深穿支动脉(箭头)仍可见。(g)取栓(Solitaire 支架)后,闭塞段再通。(h)侧位造影仍可见部分远端分支闭塞,可能是 M1 段栓子脱落或取栓后栓子向远端移动所致。(i)数天后复查 CT 显示岛叶、额叶及颞叶有部分梗死灶,梗死灶内还有少量出血。基底节区没有受累。数月后部分症状完全恢复。(待续)

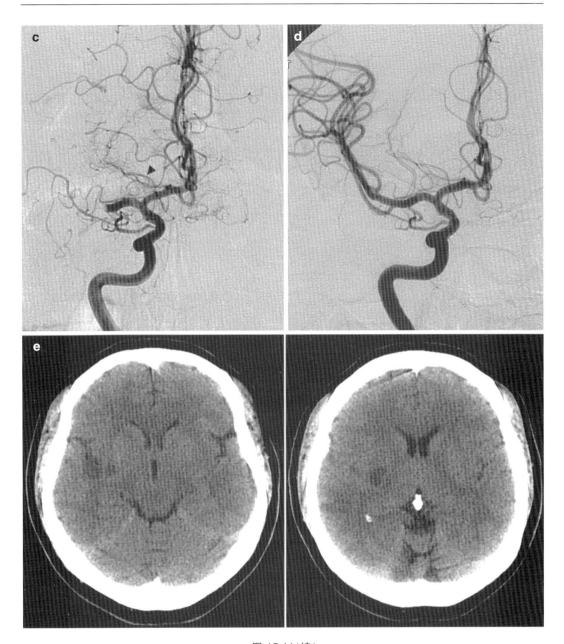

图 15.11（续）

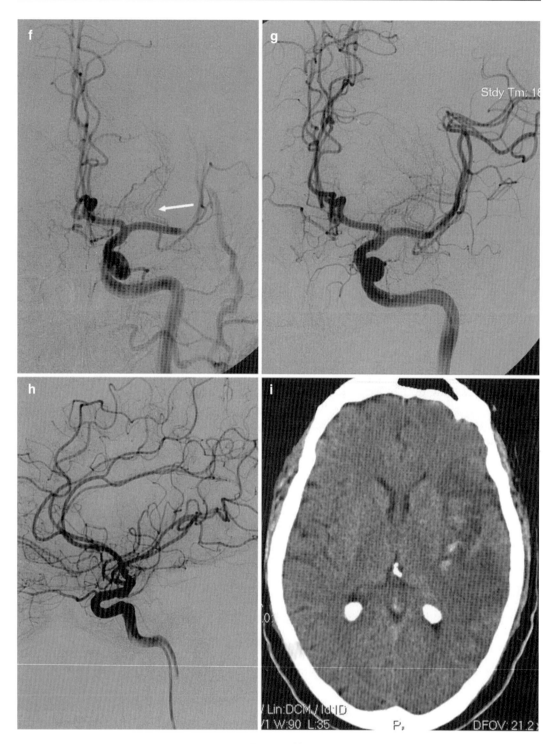

图 15.11(续)

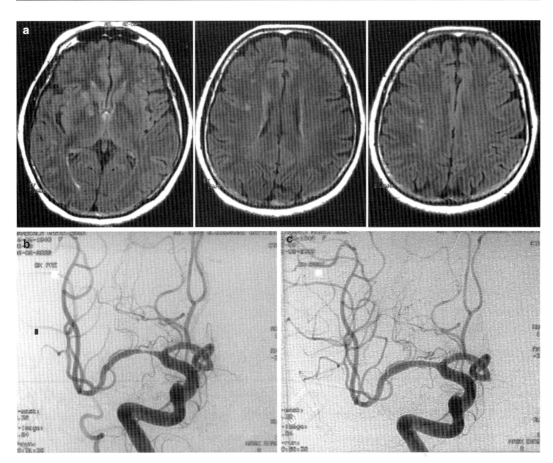

图 15.12　一位中年患者因轻度神经功能缺损就诊,提示右侧 ICA 供血区病变。MRI(a)显示右侧基底节和白质少量梗死灶,左侧也可见少量病灶。血管造影(b)显示 M1 段重度狭窄但远端穿支动脉正常。行血管内治疗(c)(支架成形术)。此例患者近端穿支动脉因粥样斑块而闭塞,但远端穿支及髓质动脉仅受低灌注影响。

等 , 1986 ; Boiten 和 Lodder , 1991 ; Hupperts 等 ,1994;Levy 等 ,1995)。T 形闭塞中 AchA 受累在前面已描述(参见第 15.4.1 节)。最后 , 单纯的 AchA 栓塞(图 15.14),包括动脉瘤夹闭或栓塞过程中误伤此动脉的病例(Friedman 等 ,2001),偶尔可见。因 AchA 供血区有时可被其他血管代偿,并且它与 PCA 分支之间有许多吻合,因此,单纯 AchA 闭塞脑梗区域并不恒定。

15.4.4 大脑前动脉

大脑前动脉(ACA)供血区梗死通常是因颈动脉或心脏栓子脱落引起(图 15.15 和图 18.2)。且栓塞常见于 Willis 异常的前循环(Kazui 等 ,1993)。ACA 的穿支动脉和(或)大的分支动脉也可能部分或同时受累,关键取决于栓塞部位是处于 ACA 的近端还是远端。

大脑前动脉分支中需特别注意回返动脉（Heubner 动脉），哪怕是在近端 ACA 闭塞时，因它在 ACA 上的起始位置可能存在变异（参见第 4 章）。在治疗动脉瘤时，误伤回返动脉也能导致脑梗。

好发于胼周动脉上的小动脉粥样硬化是另一种少见的脑梗原因（图 15.16）。

15.4.5 前循环腔隙性脑梗死

腔隙性梗死是因供应基底节和内囊的深穿支动脉以及供应脑白质的浅穿支动脉受损引起的。浅穿支动脉又被称为髓质

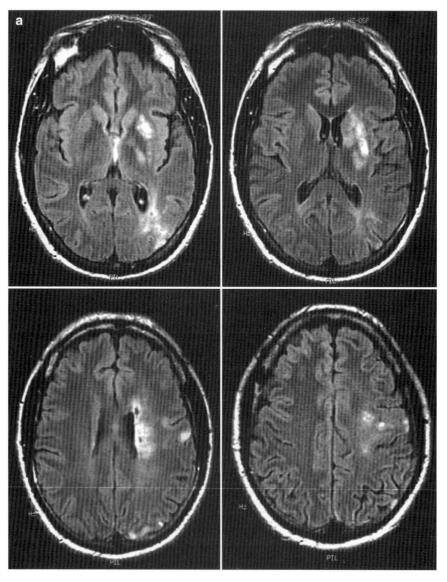

图 15.13　中年男性，左侧基底节、白质及皮层急性脑梗死，如 MRI(a)所示。血管造影(b)显示 M1 段重度狭窄(箭头)。部分近端穿支动脉从起始端闭塞。基底节区梗死是近端穿支动脉闭塞和远端分支低灌注所致。脑白质及颞枕叶梗死很可能是因远端髓质及皮层动脉低灌注所致。额顶叶小的梗死灶是栓塞所致。发病 3 周后，行血管内治疗(血管成形+支架)(c)。患者完全恢复。(待续)

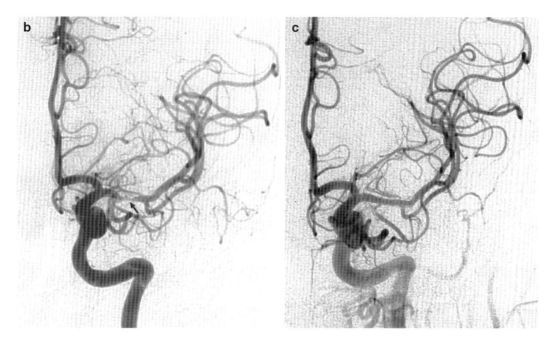

图 15.13(续)

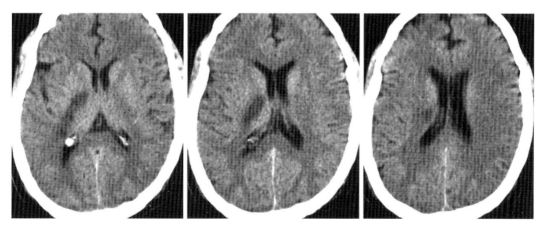

图 15.14 一位中年心律失常患者因突发脑梗,疑似脉络膜前动脉栓塞而就诊。CT 显示相应的缺血区域。

动脉。前面也描述过,这些动脉互相之间没有吻合(DeReuck,1972;Moody 等,1988,1990,1991)。2 个或单个供血区会受累。这种情况,也被称为小血管病变,临床症状取决于病变部位和范围。孤立的病灶一般没有症状。病变进展则可能发展为卒中。多发病变,不论是否伴随着卒中,均可能引起不同

形式的进行性神经功能缺损和认知障碍,并最终导致痴呆。

在小血管病中,一种常见的病理形式是脂质透明膜病,它是一种特殊的动脉粥样硬化,常伴随高血压及糖尿病,以纤维蛋白样变和胶原纤维化为特征,引起了动脉管腔狭窄而导致缺血,有时,还可引起动脉破裂出

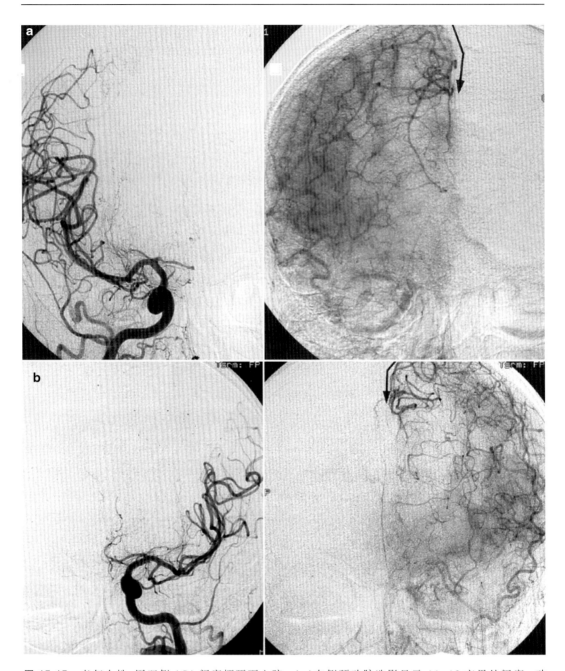

图 15.15　老年女性，因双侧 ACA 闭塞梗死而入院。(a)右侧颈动脉造影显示 A1-A2 交界处闭塞。动脉晚期显示来自 MCA 远端分支的软膜吻合血管(箭头)代偿 ACA。(b)左侧颈动脉造影，显示了类似的情况。

血。病变部位可能非常多，分散在两侧大脑半球。在 MR T2 加权像上常表现为周围高亮度常伴有低亮度核心的缺血灶，这是由于陈旧性微出血造成的，在 T2-GRE 及 SWAN 两个序列上可以更清晰的显示。病理检查可以在基底节和白质内发现梗死灶，一般较小(直径小于 2cm)。在白质内，还可见因纤维破坏过多的疏松区及胶质增生区(Pantoni

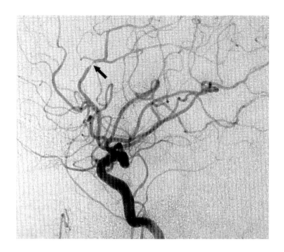

图 15.16　在一位无症状患者造影中，显示了典型的脐周动脉粥样硬化性狭窄（箭头）。

等，1996）。大部分这类患者血管造影不能显示动脉的病变情况。

另一种常见的缺血原因是颈内动脉的重度狭窄或闭塞导致的低灌注（Weiller 等，1991；Waterston 等，1990；Bogousslavsky 等，1991；Boiten 和 Lodder，1991；Bogousslavsky 和 Regli，1992；Bladin 和 Chambers，1993；Horowitz 和 Tuhrim，1997；Boiten 和 1997；Read 等，1998；Bradac 等，2008b）。这种情况一般髓质动脉供血区受损较深穿支动脉更严重（图 15.8）。

还有一种梗死，面积较大，涉及源自 ICA、AchA、ACA 和 MCA 的多支深穿支动脉。其中最典型的称为内囊纹状体梗死（Ghika 等，1989；Boiten 和 Lodder，1991；Nicolai 等，1996；Horowitz 和 Tuhrim，1997；Bradac 等，2008b）。这种病原因很多，有可能是因为 M1 段闭塞（参见 15.4.2 节）或是颈内末端或 M1 段严重狭窄。起源于心脏或颈动脉的栓子也可能突然栓塞某支深穿支动脉（Fisher，1965；Caplan，1989；Bogousslavsky 等，1991），可见图 15.12 和图 15.13。

栓子堵塞了某支髓质动脉也偶尔可见。

确有单纯大面积白质梗死而不涉及皮质，而且被造影证实为 MCA 的浅穿支动脉栓塞所致的病例（Angeloni 等，1990）。在此病例中，由于皮质的软膜血管代偿良好，皮质没有缺血灶。

可见发病过程不可能总能明确，因为存在多种发病机制。此外，解剖变异也需要考虑（参见解剖）。尤需注意豆纹动脉也可起自单干（Umansky 等，1985）。若此单干存在脂质透明膜病，那也可能引起大面积梗死。

还有另两种特殊梗死。一种是基底节旁外囊区白质梗死，刚好位于深穿支动脉和岛叶髓质动脉供血交界区，此类梗死很罕见，被 Pullicino 等（1992）称为岛叶下梗死。另一种就是所谓的 Binswanger 病，在 1894 年被首次描述，以白质弥散性梗死为特征。进一步组织学和 MRI 检查显示的髓质病变及其临床特征与一般的脑小血管病患者并无两样。当前许多研究者认为，Binswanger 只是小血管病的一种，而非一个单独的疾病。

15.5　后循环

椎-基底动脉粥样硬化斑块的成分与颈动脉的不同（Fisher 和 Ojeman，1986；Amarenco 等，1990）。好发部位是椎动脉起始段及颅内段接近穿入硬膜段（Castaigne 等，1973；Caplan，1996）。相比颈动脉，后循环动脉斑块不易出现溃疡，但是锁骨下动脉在椎动脉起始处附近的斑块溃疡并不少见（Amarenco 等，1998）。粥样硬化斑块好发第三多见的部位是基底动脉，特别是其中段（Castaigne 等，1973；Pessin 等，1987；Caplan，1996）。动脉粥样硬化可见于大脑后动脉 P1-P2 段（Bradac 和 Oberson，1983；Fisher，1986；Pessin 等，1987）。

15.5.1 锁骨下动脉和无名动脉

锁骨下动脉和无名动脉的粥样硬化通常是无症状的。硬化斑块可能生长导致血管腔严重狭窄或闭塞。闭塞发生于椎动脉开口的近端时，血流从健侧椎动脉经颅内反流至病侧椎动脉，再充盈远端锁骨下动脉。这种情形最早由 Reivich 等人描述（1961），被定义为锁骨下动脉盗血综合征。可表现为脑干短暂性缺血（TIA）或缺血侧手臂疼痛，但也经常是无症状的。症状出现通常是弥漫性动脉粥样硬化病变，包括颈动脉也可受累（Hennerici 等，1988）。因为是缓慢发展过程，此综合征只有极少数需要有创性治疗（图 15.17）。

15.5.2 椎动脉

如果对侧椎动脉或 Willis 环侧支循环对椎–基底动脉区有充足的供血的情况下，一侧椎动脉开口段重度狭窄或闭塞经常是没有症状的。相比颈动脉血栓易于延长到颅内一直至眼动脉段而言，椎动脉颅外段的血栓不会延伸至颅内的，可能是因为对侧椎动脉、颈深动脉和颈外动脉形成丰富的侧支循环保持充足的血液（图 15.18）。

某些情况下，椎–基底动脉供血区血流受损，如因为一侧椎动脉起始段狭窄，而伴有另一侧椎动脉闭塞或发育不良，或双侧椎动脉严重狭窄且椎动脉需作为颈内动脉系统重要的侧支循环时，可以做血管腔内成形术和支架治疗狭窄以改善供血（Taylor 等，2008；Karameshev 等，2010）（图 15.18）。

另一种椎–基底动脉区域卒中的少见原因是颈椎退行性变（关节面增生、椎间盘侧突、韧带钙化）累及椎动脉颅外段，导致狭窄或转颈时暂时性闭塞（Mapstone 和 Spetzler，1982；Vilela，2005；Andereggen 等，2012）。这种情况可因远端栓塞或血流动力学原因受损引起卒中。手术减压被认为是最合适的治疗。

因动脉–动脉或心源性栓子，或动脉粥样硬化斑块进展引起的椎动脉颅内段闭塞是相当严重的情况，因其累及延髓前外侧的椎动脉穿支。基于血栓向远端延伸，小脑后下动脉（通常供应延髓背侧和小脑）和脊髓前动脉（供应延髓前侧）可能被累及（图 15.19 和图 15.20）。在某些不幸的病例中，血栓可延伸至基底动脉及其分支（图 15.25）。然而，经常有因为椎动脉内的栓子或血栓自然溶化，缺血范围仅限于小脑后下动脉区域的病例，表现为良性的临床过程；也有例外的少见病例出现波及半球的肿胀（也许在其他幸运的病例，只是小脑后下动脉部分供血区发生栓塞）。

若椎动脉急性闭塞并有血栓向基底动脉延伸，即有选择性动脉溶栓指征（图 15.25）。若因症状严重的一侧椎动脉粥样硬化病变，特别是伴有对侧椎动脉病变或发育不良，药物治疗不敏感的病例，也可考虑血管内治疗（图 15.20）。

15.5.3 基底动脉

基底动脉受累是另一种严重情况，可以因为椎动脉颅内段闭塞引起的血栓延伸（Castaigne 等，1973），另一常见原因是栓塞，颈段开口、颅外段或颅内段的椎动脉斑块脱落。假若基底动脉没有斑块狭窄阻挡，栓子漂进基底动脉远段，在此基础上形成血栓（Caplan，1980）。

Zeumer 等（1982）在 20 世纪 80 年代初，对 1 例急性基底动脉闭塞的患者进行了第一次选择性药物溶栓治疗。从此，选择性血管内药物治疗和（或）机械溶栓治疗已逐步改进，这是今天的可选治疗，在多数情况下，它改善了患者的预后（Arnold 等，2004；Mangiafico 等，2005；Bergui 等，

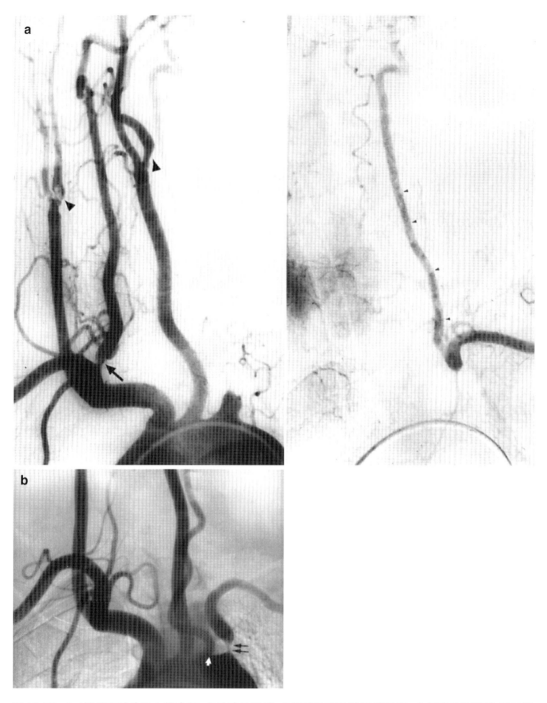

图 15.17 (a)锁骨下动脉盗血综合征,主动脉弓造影,左侧锁骨下动脉近端闭塞。右侧椎动脉增粗,开口段狭窄(箭头)。血流从右侧椎动脉进入颅内,然后反流至左侧椎动脉(多小箭头)再流入左锁骨下动脉远端。双侧颈动脉分叉均呈动脉粥样硬化改变(三角箭头)。(b)左侧锁骨下动脉近端重度狭窄(双箭头)。左侧椎动脉(白色箭头)未显影,而椎动脉起源于主动脉弓上。

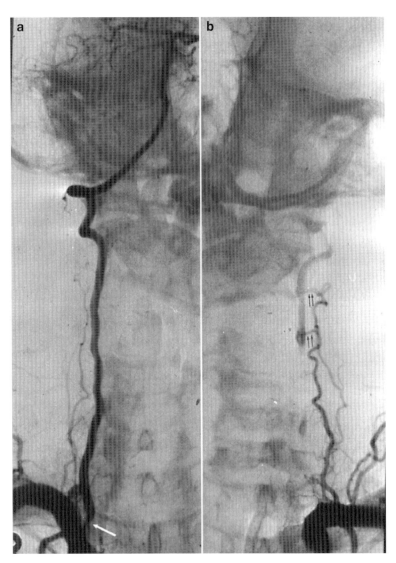

图 15.18 中年患者，症状表现为急性眩晕、共济失调及眼震。右侧椎动脉造影(a) 显示开口段中度狭窄(箭头)，血流正常且能灌注颅内椎－基底动脉供血区。小脑后下动脉显影不清楚，但是小脑前下动脉发育良好。左侧椎动脉闭塞(b)。与颈升动脉形成部分侧支循环吻合。患者行右侧椎动脉狭窄腔内成形及支架置入术后康复。

2006；Nogueira 等，2008；Eckert，2009；Choi 等，2009；Kashiwagi 等，2010；Machi 等，2012)(图 15.21 至图 15.25 和图 15.26a~c)。

椎－基底动脉闭塞因为波及不同的血管分支，其严重程度取决于闭塞的部位和延伸范围。这些动脉(参见第 6.2.1 节)是终末动脉，即使在较短的缺血时间也会有风险。众所周知，治疗这些患者应该尽快。特别是对深穿支病变更是如此。患者的预后主要取决于血管闭塞的范围，对闭塞的动脉恢复灌注的时间，以及通过 Willis 环的侧支循环的代偿情况。不幸的是，某些病例，血管内治疗的

影像结果良好，但临床进展仍然非常不利(图 15.26d~f)。

基底动脉上的微粥样硬化斑可以波及穿支动脉的开口导致脑桥的腔隙性梗死 (Fisher 和 Caplan，1971；Caplan，1989)。闭塞常累及旁正中分支；少见于侧边分支。微粥样硬化斑可以很薄，以至于在神经放射学诊断时被忽略。在另一些病例，粥样硬化斑可以很大，造成基底动脉不同程度的狭窄，做 MRA 或 CTA 检查可以识别；选择合适的病例，可以行血管内治疗(图 15.27a－f) (Phatouros 等，2000；Berkefeld

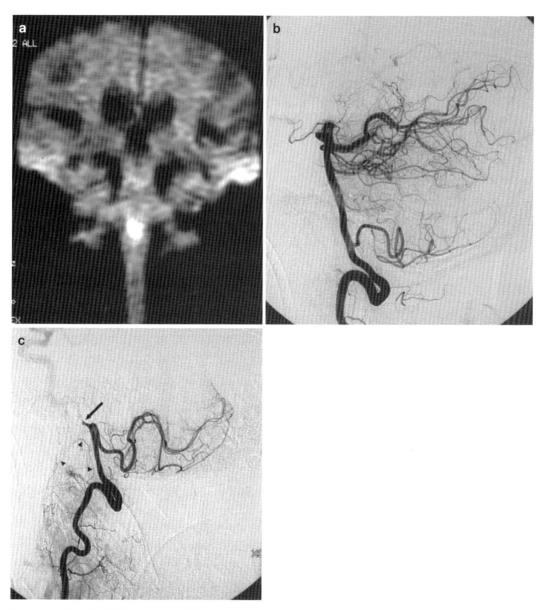

图 15.19　脊髓前动脉供血区的延髓前部急性缺血,MRI 弥散加权像(a)。血管造影示左侧椎动脉正常(b)。右侧椎动脉发出小脑后下动脉后远端闭塞(箭头)(c)。出现齿状弧形吻合(多三角箭头)。提示闭塞(栓子或微粥样硬化斑)波及脊髓前动脉,而在此病例中可能是单边起源的。

等 , 2003 ; Gupta 等 , 2003 ; Bose 等 , 2007 ; Bradac 等 ,2008b;Qureshi 等 ,2008;Berkefeld 和 Zanella,2009;Wang 等 ,2009;Dorn 等 , 2012a)。在前面已经论述处理 M1 段粥样硬化斑块的风险,在椎-基底动脉也类似,特别是有穿支动脉闭塞的风险。建议仔细选择病例(Chaturvedi 和 Caplan,2003;Kurre 等 ,

2010)。支架内再狭窄或血栓也有可能发生,但是,相比之下发生率好像较前循环低(见第 15.4.2 节)。

在脑的其他部分,腔隙性梗死也可因为脂肪样变性累及穿支引发。这些微小梗死灶在前循环容易发生。高发于高血压及糖尿病患者(Fisher 和 Caplan,1971;Caplan,

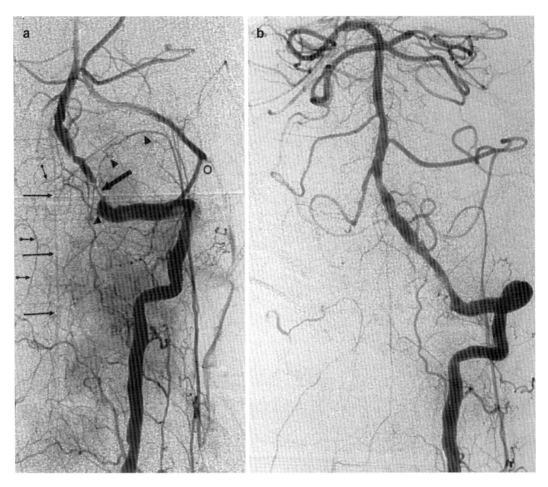

图 15.20　椎-基底动脉 TIA 患者，磁共振显示脑桥下部的缺血灶。（a）左侧椎动脉造影显示弥漫性动脉硬化伴椎动脉进颅段重度狭窄（粗箭头）。小脑后下动脉未见显示，虽然脊髓前动脉显影良好（多小箭头）。远端血流速度变慢。右侧椎动脉发育不良。可能因为椎动脉血流受阻，枕动脉（O）通过开放的 C1 的侧支吻合供血。咽升动脉（APhA）的舌下支也通过齿状弓（箭头）和椎动脉的脑膜升支吻合。此外，在齿状突水平，椎动脉的脊神经脑膜支与对侧相连（带点箭头）。血管内治疗（血管成形加支架置入）后（b），狭窄形态上、血流动力学、临床症状均效果明显。注意小脑后下动脉显影。随着椎动脉血流通畅，枕动脉不再显影，与咽升动脉的吻合也不再明显。

1996；Bradac 等，2008）。腔隙性脑梗死的预后要比分支小粥样硬化斑块引起的闭塞要好。

15.5.4　小脑的动脉

小脑的动脉（PICA、AICA、SCA）在颅内段椎动脉和（或）基底动脉急性闭塞时，常不同程度被累及。开口段的斑块会造成特定动脉的闭塞。动脉-动脉或心源性栓塞是缺血卒中的另一原因（Amarenco 等，1990；Amarenco 和 Caplan，1993）。最后，椎-基底动脉瘤的手术与介入治疗也可能累及这些分支闭塞。在这个背景下，小脑的动脉远段动脉瘤治疗时，引起周围段动脉闭塞通常是可以耐受的，即使有术后 CT 或 MRI 可见小脑的小缺血病灶。实际上，周围段闭塞避开了起于第一段脑干穿支。此外，周围段可以通过小脑后下动脉、

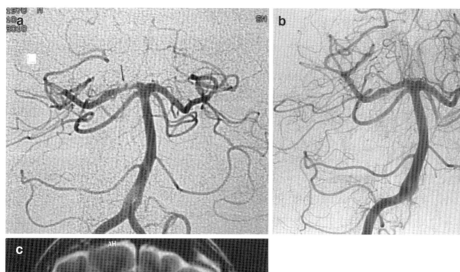

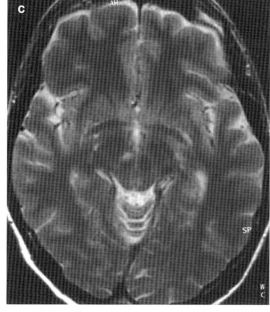

图 15.21 急性基底动脉尖综合征。造影显示基底动脉充盈良好。然而,右侧 P1 段不规则(箭头)伴丘脑后穿支动脉未显影(a)。进行选择性药物溶栓之后,P1 段及穿支正常(b)。患者由嗜睡变清醒。患者无症状,3 天后常规 MR(c)可见中脑内侧微小缺血病灶。

前下动脉和上动脉远端之间的软脑膜侧支循环得到最大限度的代偿。

15.5.5 分水岭梗死

小脑的动脉分布区边界区皮层或深部白质区可发生小梗死灶 (Savoiardo 等,1987;Amarenco 等,1994)。这是因为进入小脑白质的穿支(正如大脑半球的滋养动脉)或终末动脉受累。原因包括:大血管(椎、基底动脉)重度狭窄或闭塞引起的低灌注,心源性或动脉-动脉栓塞和原发性动脉粥样硬化(Amarenco 等,1994,1998)。

15.5.6 大脑后动脉

大脑后动脉闭塞,可能是因为基底动脉血栓向单侧或双侧 P1 段延伸。单纯的大脑后动脉闭塞经常是因为颅内外椎动脉的斑块脱落栓塞,或少部分是心源性

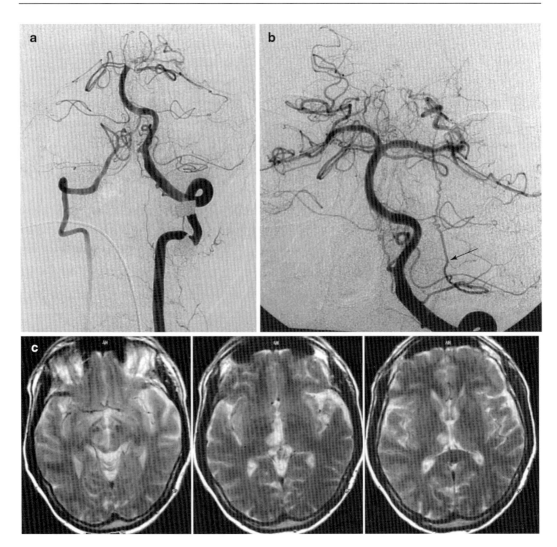

图 15.22　急性基底动脉尖综合征。造影显示左侧椎动脉发育良好，向发育不良的右侧椎动脉反流。远段基底动脉闭塞。双侧大脑后动脉未显影，右侧小脑上动脉正常，左侧小脑上动脉部分血栓阻塞。选择性药物溶栓后(b)基底动脉远端及其分支开通。注意来自双侧 P1 段的穿支显影。患者由昏睡状态缓慢恢复至良好。脑膜后动脉充盈良好(箭头)。几天后的 MRI(c)显示缺血病灶波及中脑内侧和右侧的内侧丘脑。

栓塞（Castaigne 等，1973，1981；Milandre 等，1994；Caplan，1996；Yamamoto 等，1999；Brandt 等，2000；Kumral 等，2004）。如果是胚胎型大脑后动脉，大脑后动脉栓塞可见于颈内动脉系统栓子（见第 18 章）。

另一罕见的原因是位于 P1-P2 段原发性微小粥样硬化斑块，可能继发血栓形成（Bradac 和 Oberson，1983；Fisher，1986；Pessin 等，1987；Caplan，1996）（图 15.28）。

缺血病灶大小根据狭窄/闭塞的部位及范围可能不同。可波及深部或皮质区域，或两者均累及（Bogousslavsky 等，1988a；Caplan 等，1988b；Caplan，1996；Brandt 等，2000）。累及丘脑后穿支（P1）导致中脑内侧和丘脑内侧缺血。当双侧 P1 闭塞或穿支单侧起源于受累侧 P1 时，缺血灶可能是双侧（图 15.21 至图 15.23，图 15.29 和图 11.17）。

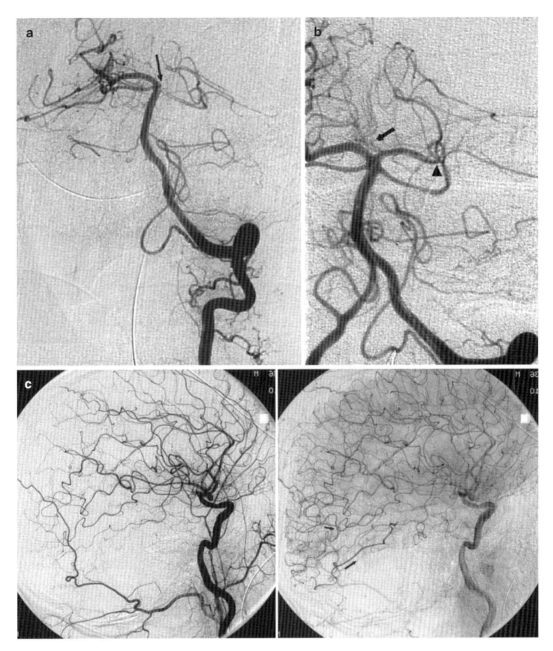

图 15.23 老年患者,基底动脉尖心源性栓塞,表现为椎–基底动脉供血不足引起昏迷。(a)左椎动脉造影显示基底动脉尖闭塞,波及左侧小脑上动脉及左侧大脑后动脉。(b)进行选择性血管内药物溶栓后,椎动脉造影显示基底动脉再通,尤其是后丘脑穿支动脉显影(箭头)。似乎穿支动脉主要从左侧 P1 段发出。小脑上动脉和大脑后动脉也再通,但 P2 段仍然是闭塞的(三角箭头)。(c)随后左侧颈内动脉造影,可见大脑中动脉通过软膜支吻合向左侧大脑后动脉部分充盈(多箭头)。(d)24 小时后 MRI 的显影显示双侧丘脑内侧小缺血灶,是由于丘脑后穿支动脉的暂时闭塞。左侧后丘脑也有小缺血灶。尽管有些病灶,患者一周后完全恢复,而且无症状。(待续)

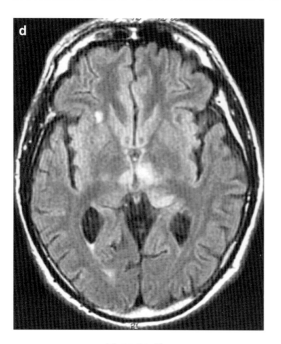

图 15.23(续)

丘脑膝状体动脉(P2)闭塞是外侧丘脑缺血的原因(图 15.30)。中脑外侧穿支(P2)和后丘脑穿支(脉络膜后动脉,P1–P2)可能也被累及(图 15.23)。因为有来自脉络膜前动脉和小脑上动脉的侧枝供血,这些区域可能被保护。

因为在大脑前、中、后动脉之间有软脑膜侧支吻合,末梢区域有大量的保护机制,但是因为远端吻合支的闭塞缺血也可能发生。在末梢血管区域中,主要视皮质区经常被累及,发病率高至 90%(Kumral 等,2004)。

透明脂样变是另一个缺血原因,常累及穿支引起中脑和丘脑的腔隙性脑梗死。

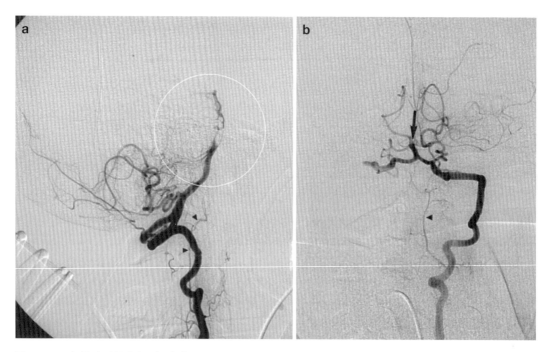

图 15.24　急性脑干综合征。椎动脉造影(a,b),小脑前下动脉起点后的基底动脉中远段闭塞。脊膜动脉(三角箭头)。颈动脉造影(c)显示基底动脉上段反流(箭头),间接证实是血栓。双侧大脑后动脉及小脑上动脉显影。通过微导管超选造影显示基底动脉内的血栓栓子(d)。选择性动脉溶栓后,基底动脉再通,临床预后良好。几天后的 CT 可见脑桥微小缺血灶。(待续)

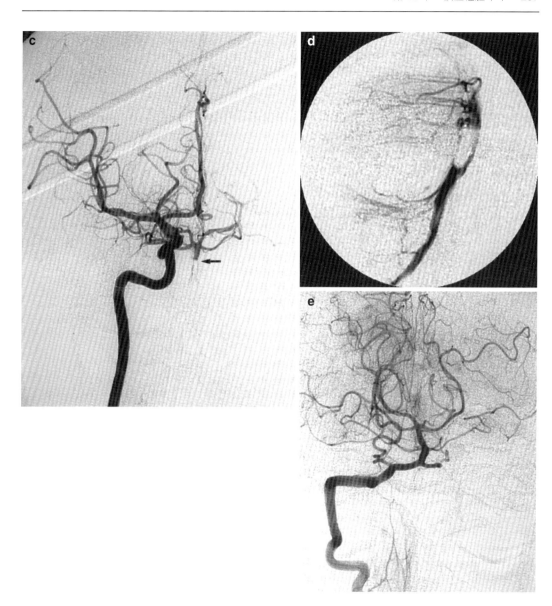

图 15.24(续)

15.6 静脉改变

在正常造影中,当动脉期与毛细血管期之后,静脉期会严格和典型的按照动脉供血区出现静脉充盈。局灶性脑缺血患者的血管造影中,通常在缺血急性和亚急性期可见到缺血及其周围区域出现"早期静脉充盈"伴有脑实质的毛细血管充盈征。随后,

这种现象消失。这种血管造影征象,也叫作"过度灌注综合征"(Lassen,1966),是后来当脑血管造影成为缺血性卒中的主要诊断方法后数个深入研究的目标(Cronquist 和 Laroche,1967,1969;Taveras 等,1969;Bradac 等,1975;Huber,1979;Bradac 和 Oberson,1983)。Dorn 等人做了最新的重新描述(Dorn 等,2012b)。解释为缺血区的代谢改变,特征是低氧张力和酸中毒导致的小动脉

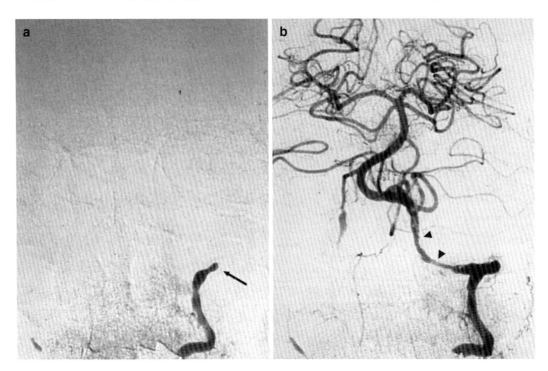

图 15.25 左侧椎动脉颅内-外移行段的急性血栓性闭塞。曾患右侧椎动脉闭塞。左侧椎动脉造影(a)显示闭塞延伸至基底动脉(箭头)。选择性动脉溶栓后造影(b)见椎-基底动脉再通。椎动脉呈粥样硬化性改变(多三角箭头)，血栓可能在此发生。闭塞的右侧椎动脉有部分反流。

血管扩张和血管麻痹，易于使造影剂快速进入静脉区。

15.7 侧支循环

在颅内外动脉闭塞时，能够避免或减轻缺血的一个重要因素就是存在有效的侧支循环。可以涉及许多侧支吻合。

15.7.1 颅内动脉的侧支循环

这组侧支循环最重要的是 Willis 环，包括 A1、前交通动脉、P1 和后交通动脉(图14)连接双侧颈内动脉和椎-基底动脉系统。然而，如前(第 1 章和第 2.4.2,4.3,7.5,15.4.1 节)所述，可常见变异，在所列病例中，侧支循环部分或严重不足。

其次，重要的侧支循环是大脑半球皮质中大脑前、中、后动脉和脉络膜前动脉之间的软脑膜支吻合。小脑皮质则是小脑后下动脉、前下动脉和上动脉之间的吻合(参见第 2.4.3.1,4.4,5.4,6.2.3,7.6,15.4.1～15.4.4,15.5.4,15.5.6 节和第 8 章)。

供应大脑半球深部结构(灰质核团的内囊区)的穿支、脑干的穿支、大脑半球白质的滋养动脉、小脑的白质及灰质核团的滋养动脉被认为是终末动脉，没有侧支循环形成的可能性(参见第 2.4.2,4.4,5.4,6.2.1,6.2.2,7.6 节和第 8 章)。这些动脉受累原因可能有主干动脉的闭塞或狭窄、或选择性栓塞、开口处斑块或透明脂样病变(见第 15.3,15.4.1～15.4.3,15.4.5,15.5.3,15.5.5 节)。

几个报道中(Kodama 和 Suzuki,1974;Umansky 等,1985)，明确了少数单个穿支之

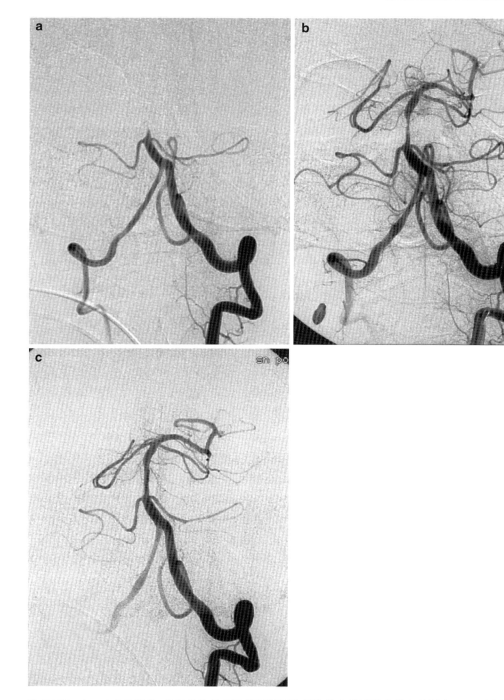

图 15.26　(a–c)老年患者,基底动脉长节段微粥样硬化斑继发血栓导致中段急性闭塞。(a)左侧椎动脉造影,小脑前下动脉起源以远的基底动脉闭塞。右侧椎动脉发育不良,可见反流。(b)用重组组织纤溶酶原激活剂(rtPA)选择性动脉溶栓后,基底动脉再通。可见长节段重度狭窄。(c)经血管成形术后,造影可见狭窄明显改善。(d–f)青年患者,在社区医院因症状模糊不清,逐渐加重的脑干综合征以致昏迷。发病后 7 小时收入我院,CT 未见明确缺血灶,但血管成像显示基底动脉中段自小脑前下动脉以上闭塞。自发病开始时间已经相对较长。然而,考虑到患者年轻,以及基底动脉闭塞的再通治疗经验,所以决定做延期开通治疗。(待续)

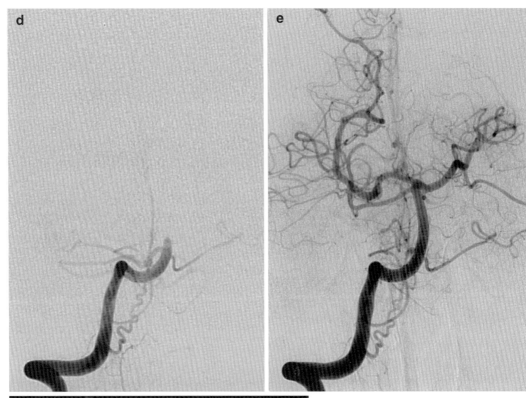

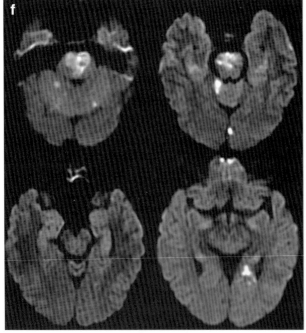

图 15.26(续)　右侧椎动脉造影(d)显示闭塞,用 Solitaire 支架迅速开通。(e)基底动脉再通后对比造影。右侧大脑后动脉在颈内动脉造影时充盈良好。左侧小脑上动脉仍有部分闭塞。右侧发育良好的小脑前下动脉也可能有栓子堵塞。(f)患者意识迅速恢复,但是遗留四肢瘫以及除眼动以外的颅神经麻痹。48 小时后的 MR(弥散加权像) 显示脑桥前内侧和旁正中的大片梗死灶。延髓、脑桥上部和与意识有关的中脑网状结构未见明显缺血灶。可见小脑有数个小梗死灶和枕叶小梗死灶。经过几个月加强物理治疗后,患者严重残疾,只能做一些细微的手和手指活动。

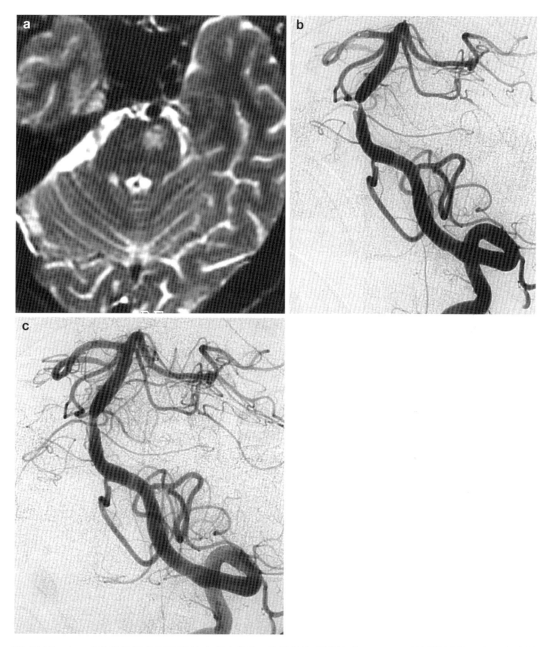

图 15.27 (a-c)患者反复出现脑干的小卒中发作,对药物治疗不敏感。MRI(a)显示脑桥旁正中区腔隙性梗死灶。椎动脉造影(b)显示基底动脉严重狭窄,经血管成形及支架置入术治疗(c)。(待续)

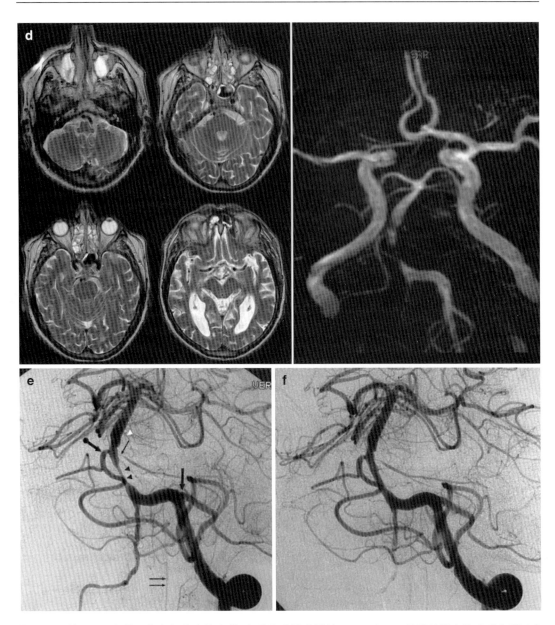

图 15.27(续)　(d–f)另一位老年脑血管患者,表现为反复后循环 TIA。(d)MR 显示双侧大脑半球白质区广泛小缺血灶。脑干和小脑正常。MR 血管成像显示严重的基底动脉血液受损。严肃地讨论是应该执行药物治疗或是血管内治疗,考虑到闭塞的风险选择后者。(e)左侧椎动脉造影显示发育良好,向发育不良的右侧椎动脉反流。基底动脉近段重度狭窄(三角箭头)伴有包括小脑前下动脉起源以远的血管壁呈动脉硬化性不规则改变(小箭头)。脊髓前动脉单边起源(多个小箭头)。在脊髓前动脉左侧有硬脊膜动脉支注入。左侧小脑后下动脉发育良好。右侧小脑前下动脉(带点箭头)发育良好,供应右侧小脑后下动脉(闭塞或缺如)区域。远端基底动脉及其分支正常。脑桥旁动脉(白色箭头)。(f)血管成形术后造影显示基底动脉管腔基本恢复正常。可能是基底动脉远端正向血液通畅的缘故,向右侧椎动脉反流现象减轻。术中患者无不适。

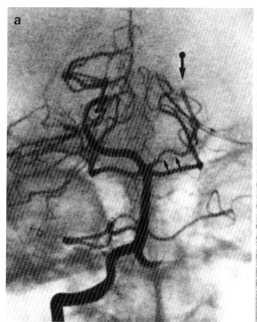
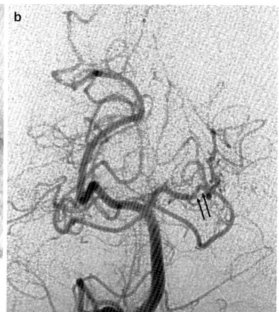
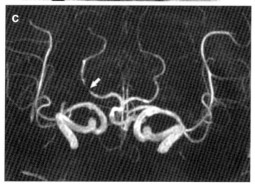

图 15.28　造影显示动脉粥样硬化改变累及大脑后动脉 P1-P2 段(a,b)和 MRA(c)。在血管成像片上,大脑后动脉的远段可能已经因栓子而闭塞。

间、穿支与髓动脉之间的吻合。在造影时,偶尔能证实穿支动脉吻合和至少可能有吻合(图 5.14)。这些吻合成为解释烟雾病血管网产生的前提条件(参见第 17.3.1 节)。在相似的病理情况下,这些连接可以在造影时清晰的显示(图 17.5)。

脑干的穿支也被证实存在微小吻合(Kalimo 等,1997)。这些吻合有相应的血流,但是血流太微弱不能提供急性闭塞时的侧支代偿,但是可以在慢性闭塞时增粗,并形成侧支通路。

此外,在那些用血流导向支架的患者中,穿支因支架金属丝覆盖也可以得以保留,或者某些穿支闭塞的病例中,那些穿支可以通过在慢性闭塞过程中侧支循环发出新生血管。

另外,非常少见的侧支形成可能性是在脉络膜前动脉与大脑后动脉之间的脉络膜动脉(参见第 2.4.3.1,7.6 和 15.4.1 节)。与那些存在于颈内动脉和椎-基底动脉之间的胚胎血管吻合(参见第 2.5 节)。

15.7.2 颅内-颅外动脉间侧支循环

颈外动脉的几个分支与颈内动脉岩

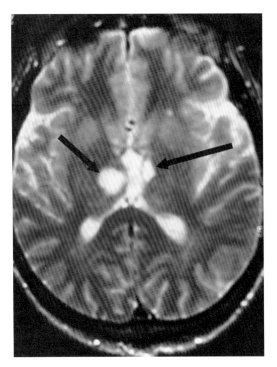

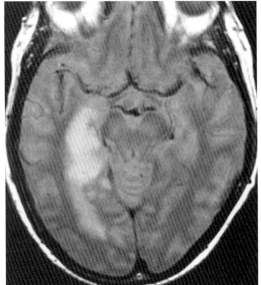

图 15.29　右侧大脑后动脉的心源性栓塞。磁共振显示双侧内侧丘脑梗死。这是起源于 P1 段的丘脑后穿通动脉的供血区域。在这个病例中,可能是双侧穿支共起源于闭塞侧 P1。在右侧,缺血病灶还累及了丘脑膝状体动脉的供血区域。

段-海绵窦段有吻合,当颈内动脉闭塞时,可以发展和扩张。最重要的吻合是颈内-外动脉通过眼动脉的连接(参见第 2.2,2.3,2.4.1.1,3.3,3.7.2~3.7.4,3.8,3.9.6 和 15.4.1 节)。

颈外动脉,特别是经咽升动脉、枕动脉分支和椎动脉之间均可建立潜在的大的吻合(参见第 3.4,3.5,3.9.6 和 6.1.1 节)。

特殊的非常少见的情况是颈总动脉的闭塞。这种情况下,经常会形成复杂的侧支循环,包括几支动脉向颈内动脉开放(Mishkin 和 Schreiber,1974;Bradac 和 Oberson,1983)。在此描述其典型。一个通路是经过颈外动脉,由椎动脉或颈部的其他动脉特别是甲状颈干的分支,先通过颈外动脉分支逆行充盈分叉部,再顺行充盈颈

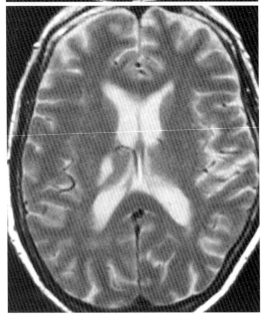

图 15.30　老年患者,P2 段心源性栓塞,颞叶内侧、部分枕叶及外侧丘脑(丘脑膝状体动脉)范围缺血灶。而中脑内侧和内侧丘脑因是 P1 段的穿支供血区则未梗死。

内动脉。我们也观察到经椎动脉与从颈内动脉变异起源的咽升动脉形成吻合顺行充盈颈内动脉的病例(Bradac 和 Oberson,1983;Pelz 等,1987)。

另一个侧支循环是 Willis 环,通过对侧

颈内动脉经由前交通动脉,或通过椎动脉系统经由后交通动脉逆行充盈颈内动脉下至分叉部。

最后,颈外动脉的脑膜支、颞骨支和枕动脉分支与颈内动脉的脑膜支和椎-基底动脉系统可建立吻合。这通常见于硬脑膜动静脉瘘。不同的脑膜支汇聚于瘘口处。在某些病理情况下,如血管畸形(见第 12.3.5.1 节)或烟雾病(见第 17.3 节)时,脑膜支还可以与软脑膜动脉形成吻合。

15.7.3 椎-基底动脉系统值得重视

一侧椎动脉闭塞,如果对侧椎动脉发育良好,常表现为很好的耐受(可无症状或症状轻微)。本文中,病侧小脑后下动脉可经同侧椎动脉远端反流,或经同侧粗大的小脑前下动脉侧支或经发育良好的对侧小脑后下动脉延伸至受累侧小脑后下动脉区域(图 16.8 和图 16.9)。另外,重要的是脊髓前动脉保留,因为它是双侧起源于椎动脉,或是源于未闭塞侧椎动脉(图 15.20)。脊髓前动脉的一个重要侧支循环来源于 C3/C4 的脊髓根动脉(图 16.6)。最后,椎动脉的根动脉之间与甲状颈干之间形成的侧支吻合,在椎动脉闭塞时的血运重建中,也起着重要作用(图 15.18)。

至于涉及锁骨下动脉盗血综合征,参见第 15.5.1 节。

结论:侧支循环类型与所涉及的血管区域密切相关。然而,其有效代偿取决于很多因素,主要有闭塞过程的速度、末梢栓塞、解剖变异,还有共患疾病(心脏和血管疾病)。此外,应该考虑到某些区域(穿支)没有侧支循环。

(罗永春 吕彦锋 译 吴川杰 吉训明 校)

第 **16** 章

自发性颈动脉和椎动脉夹层

16.1 介绍

Jentzer 在 1954 年报道了第 1 例自发性颈内动脉夹层。从那时起，其他病例相继得到报道（Bostrom 和 Liliequist，1967；Ehrenfeld 和 Wylie，1976；Fisher 等，1978；Mokri 等，1979；Anderson 等，1980；Friedmann 等，1980；Bradac 等，1981a）。这些病例帮助我们拓宽了对这种疾病的临床和血管造影方面的理解。现今，自发性夹层已经公认为是可以导致中风的一个病理改变。据报道，其发病率是每年每 10 万人中有 3~4 例（Schievink，2001；Menon 和 Norris，2008；Redekop，2008）。青、中年的患者是主要被波及的群体。

16.2 病理学和发病机制

从病理学的角度来看，损害是以内膜下的出血为主要特征，从而导致动脉狭窄或者闭塞。血肿可以波及血管中膜外层或者外膜层下，而导致形成假性动脉瘤。夹层的产生主要是由于血管原发内膜撕裂，从而让血流进入动脉壁间。初期的壁内血肿也可以是滋养血管的破裂引发。

夹层的发病机制可以是创伤因素，但自发性夹层其发病机制尚不完全清楚。很可能是动脉壁的结构发生改变，同时在机械因素的参与下造成。实际上，我们经常看到夹层发生在如下患者：肌纤维发育不良、Ehlers-Danlos 综合征、马方综合征、系统性红斑狼疮（Anderson 等，1980；Mitsias 和 Levine，1994；Schievink 等，1994a；North 等，1995）。

在一些病例中，是以囊性中膜坏死为表现形式（Schievink 等，1994a），这种病例常见于偏头疼的患者和一些服用口服避孕药的女性（Mokri 等，1986；D'Anglejan-Chatillon 等，1989）。有家族史的病例也有报道（Schievink 和 Mokri，1995）。有些患者有创伤（即使很小）以及颈部手法的临床病史（Hufnagel 等，1999；Nadgir 等，2003）。就此而言，有作者强调过，血管创伤，即使微小的以及血中乙醇升高，特别是对于椎基底段动脉，是造成夹层的原因（Hiraiwa 等，2005）。也有研究者报道（Konrad 等，2003；Vila 等，2003），alpha 1-抗胰蛋白酶的缺乏也可以导致血管夹层。这是一种保护胶原蛋白和弹性蛋白的蛋白酶，而这两种蛋白是构成血管壁的结缔组织的重要成分。FMD 病例中也证实这个酶的缺乏，有高度倾向发展为夹层（Schievink 等，1998）。

16.3 定位

颈内动脉的颅外段，动脉分叉以远的2~3cm部分是夹层的好发部位。多会在动脉进入颅底时突然终止，有少数除外。第二个好发的部位是椎动脉的颅外段。椎动脉的任何节段都会发生夹层，但是损害最常发生于椎动脉的远段，在C1、C2水平和寰椎水平，这一段是最容易受到机械性损害的部位(Chiras 等，1985；Mokri 等，1988；Shin 等，2000；Schievink，2001)。约25%的病例有一条以上血管受累(Schievink，2001)。

颅内夹层概率相对较少。所有年龄的人都可能发生夹层，但年轻人多见。椎基底段最易受累。夹层常累及椎动脉的入颅的第一段，有时是颅外夹层的延续。双侧椎动脉都可以累及。基底动脉夹层不常见，其可以是原发的，或者继发于椎动脉夹层的延伸。(Alexander 等，1979；Shimoji 等，1984；Berger 和 Wilson，1984；Friedman 和 Drake，1984；Caplan 等，1988a；Pozzati 等，1995；Shin 等，2000；Lacour 等，2000；Manabe 等，2000；Kurata 等，2001；Sugiu 等，2005；Ramgren 等，2005；Lee 等，2006a；Zhao 等，2007)。夹层也经常导致小脑动脉瘤，最常见于小脑后下动脉(Ramgren 等，2005；Bradac 和 Bergui，2004；Mitsos 等，2008)和大脑后动脉(Lazinski 等，2000；Roh 等，2008)(也见第 11.6.8 节)。前循环夹层罕见，其可能是颈内动脉夹层向颅内的延伸。在颅内，原发的夹层典型部位是颈内动脉的末端、大脑中和大脑前动脉的近端，罕见于远端分支(Ramsey 和 Mosquera，1948；Kunze 和 Schiefer，1971；Hochberg 等，1975；Sasaki 等，1991；Massoud 等，1992；Bassetti 等，1994；Nakatomi 等，1997；Mizutani，1998；Ohkuma 等，2003；Lv 等，2009；Küker 等，2012)。累及后交通动脉的夹层也可发生(见第 11.6.4 节)。

16.4 形态学诊断的表现

在颅外段，通常闭塞具有逐渐变细的，也可以是不规则的狭窄，狭窄长度不一。表现为双腔或者内膜剥离悬垂具有诊断意义，但是很罕见。也可以产生假性动脉瘤(图 16.1 至图 16.6 和图 17.4 c)。

颅内动脉夹层表现为闭塞和不规则狭窄(图 16.6，图 16.7 和 16.11)，以及假性动脉瘤或者梭形膨胀(图 5.8，图 5.9，图 11.21 至图 11.25，图 16.8，图 16.9a-f，图 16.10，图 16.12 和图 16.13)。通常初查动脉病变很轻微，而数天或数周后复查却显示明显改变。

CT 和 MRI 的检查表现为缺血或者是当一些夹层动脉瘤破裂后造成的蛛网膜下隙出血。此外，MRI 的 T1 加权图像上，可以显示受累动脉出现高信号，或者血管的扩张。较为明显的表现是有半月形的高信号(对应壁间血肿)包绕的偏一侧的流空信号区(对应残腔)，但是这个仅在急性期后的一到两天可以看到，先在 T1 加权像，然后在 T2 加权像(Zuber 等，1994；Levy 等，1994；Hosoya 等，1999；Provenzale，2009；Vertinsky 等，2008)。

对于许多病例，MRI 血管成像，尤其是 CT 血管成像，可以替代血管造影检查。但是由于动脉造影中可以进行血管的超选后准确地显示动脉，如果诊断不明确或者需要制订治疗计划(外科或者血管内)，动脉造影依旧是金标准，并且常常用于年轻患者。

16.5 临床相关性

夹层最常发生在颅外，大约2%的缺血卒中、20% 45 岁以下缺血卒中由其引起(Bogousslavsky 等，1987；Schievink，2001；Redekop，2008)。一些夹层仅会有颈和面疼

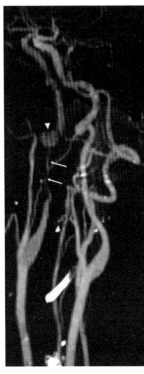 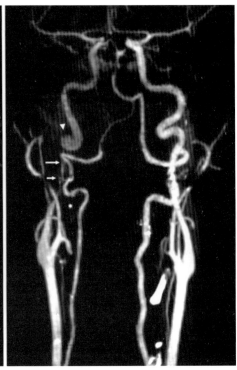

图 16.1 CT 血管影像。右侧颈内动脉夹层,位于分叉以远的一个特征性的大约 2cm 的狭窄(箭头),同时显示有假性动脉瘤(三角箭头)。CT 显示,大脑中动脉分布区有个小的梗死,可能是栓子造成。

痛(Buyle 等,2001),该症状总是存在,也会伴有 Horner 综合征,由颈内动脉夹层时交感神经麻痹造成。对于所有这些症状,可能因为神经系统体检不严格而被忽略。

在许多病例中,夹层常由脱落的栓子导致缺血,根据受累的血管不同,可以发生于前循环或者后循环。椎动脉夹层少数情况下也能累及脊髓(Weidauer 等,1999;Crum 等,2000)。

引人关注的是,颈内动脉夹层能造成后四对颅神经麻痹,当然可以不同的组合形式出现(Bradac 等,1981,1989,2000;Maitland 等,1983;Hommel 等,1984;Lieschke 等,1988;Nusbaum 等,1998;Waespe 等,1988;Vargas 等,1992;Schievink 等,1993;Mokri 等,1996;Sturzenegger 等,1995)。这可能是由于有假性动脉瘤压迫而导致,但并不是都由其造成。也有猜测考虑是轻微扩大颈内动脉压迫了与颈内动脉紧贴并行的咽升动脉(APhA)(Bradac 等,1989,2000)。事实上,从以前的

研究中已经明确,APhA 给这些神经供血(Lasjaunias 和 Doyon,1978)。极少情况下,Ⅲ、Ⅳ 和 Ⅵ颅神经也可受到累及,这些神经是由下外侧干(ILT)供血,可能是颈内动脉夹层轻微扩展到海绵窦段使其受累。而低灌注或栓子累及 ILT 也是要考虑的原因。事实上,有报道颈内动脉闭塞的病例,出现上述神经受累情况(Wilson 等,1989;Kapoor 等,1991)。

颅内夹层主要是见于椎基底段,病变可以导致小脑和脑干的缺血,从而出现相关症状,且均有突发的颈-枕部疼痛(Yoshimoto 和 Wakai,1997;Hosoya 等,1999;Lee 等,2006;Shin 等,2007)。

然而,在其他的许多病例中,越来越多的报道提示夹层导致蛛网膜下隙出血(Shimoji 等,1984;Friedman 和 Drake,1984;Yamamura 等,1990,1999;Manabe 等,2000;Anxionnat 等,2003;Sugiu 等,2005;Ramgren 等,2005)。在蛛网膜下隙,血管外部保护力

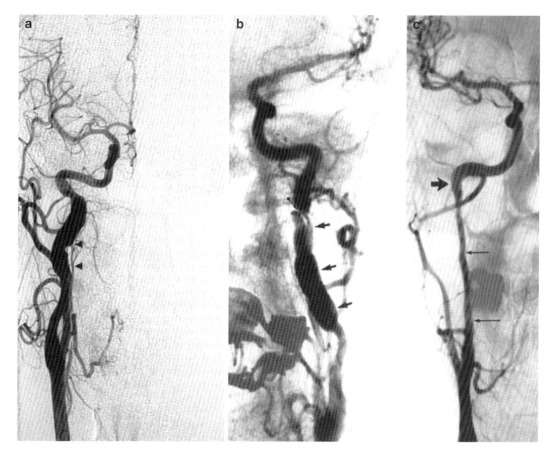

图 16.2　颈外动脉自发性夹层 1 例。(a)直抵颅骨底的不规则梭形膨大。可以看到咽升动脉(三角箭头)和颈内动脉紧紧伴行。(b)不规则的颈内动脉(箭头)梭形膨大,能看到一个活瓣(带点箭头)。(c)直抵颅底的较长的狭窄。

薄弱,这确实是一个导致动脉瘤破裂的因素。近期,一些椎动脉夹层导致致命性蛛网膜下隙出血的组织病理学研究,尸检显示,除了导致急性出血的破裂夹层,也有陈旧的椎动脉颅内段夹层,在约 43% 的患者中已部分或者完全修复;而在研究的所有病例中,有一半是双侧血管病变(Hosoya 等,1999;Shin 等,2000;Ro 等,2009)。

　　前循环的颅内夹层极为罕见(Kunze 和 Schiefer,1971;Hochberg 等,1975;Sasaki 等,1991;Massoud 等,1992;Bassetti 等,1994;Nakatomi 等,1997)。缺血性卒中常见;SAH 的发生并非像以前认为的那样不常见(Mizutani,1998;Ohkuma 等,2003;Lv 等,2009;Küker

等,2012)。

　　本文中,一个特别类型的动脉瘤是血泡样动脉瘤。已有报道,其典型的出现部位是颈内动脉床突上段的上壁。这种病变的发病机制还不完全清楚。其也可能是夹层的特殊形式 (Ishikawa 等 ,1997;Okuchi 等 ,1999;Ogawa 等,2000)。

　　一些研究者(Abe 等,1998)提出,动脉粥样硬化是导致病变的重要因素,由此而出现的溃疡斑块逐步导致动脉壁的局灶缺损,而最终形成由纤维组织包裹的血肿。急性期的造影片子显示血管正常或者仅显示动脉壁一点点的膨起(Okuchi 等,1999;Biondi 等,2009;Cronquist,2009)。这种病例在后续的

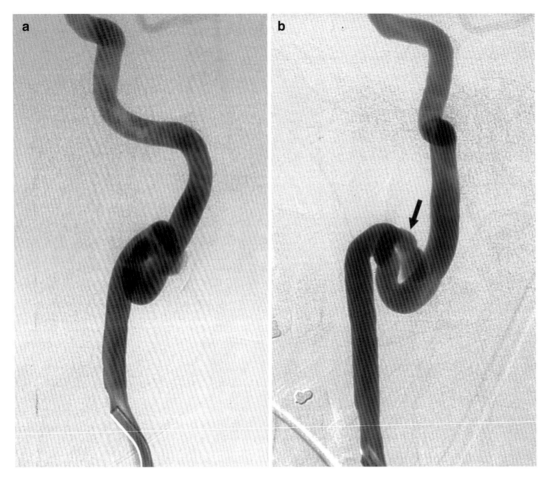

图 16.3 中年患者表现为急性的颈痛。完整的血管造影发现双侧的颈内动脉迂曲。右侧的颈动脉造影（双侧斜位片）。通过双侧斜位的显示（a,b），可见显著的盘绕迂曲并可能伴有一个较大的夹层动脉瘤（箭头）。对患者采取了保守的药物治疗。3 个月后，造影对比显示动脉瘤无改变，用弹簧圈填塞闭塞了动脉瘤。

几天里，病变区通常会发展，进而形成一个囊性动脉瘤。这种病变具有很高的发病率和死亡率。弹簧圈栓塞后的再增长也常见。对于载瘤动脉闭塞和支架的应用仅限于有出血的急性期（Biondi 等，2009）。最近报道了一些成功的血管修补手术（Bojanowski 等，2009），以及使用血流分流支架治疗也得到了阳性结果（Kulcsar 等，2010；Rasskazoff 等，2010；Cinar 等，2013）。

夹层的致病因素也可能是血管壁有创损害导致，可以导致血管的阻塞或形成假性动脉瘤（见第 11.4 节），或者是动静脉瘘（见第 14 章）。在严重的颅脑创伤患者，神经放射学的检查不仅仅限于排除脑实质和（或）颅内血管的损害，也要检查颅外的颈部动脉，因为有时可以发现意想不到的夹层。

16.6 治疗

颅外段病变的治疗是有争议的，因为一些病例血管管腔可以正常化（Pelkonen 等，2003）。当有血管狭窄时，尤其是这样。在闭塞的病例中，偶尔也可见再通的情况。假性动脉瘤出现后，其通常是保持不变或者之后会扩大。在急性期，为避免栓塞，药物保守治疗是许多中心首选的方案。如果后期狭窄或

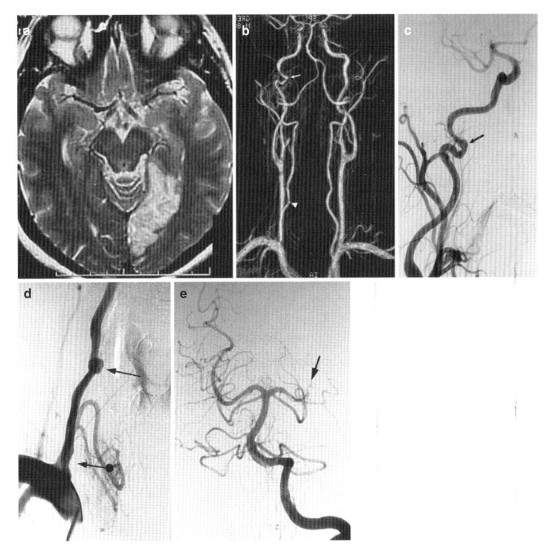

图 16.4　1 例行左大脑后动脉血管区急性梗死而收住的患者,MRI 检查显示梗死区域。(a)MRI 血管成像。(b)显示不规则的右侧颈内动脉(箭头)和右椎动脉的可疑之处(三角箭头)。(c)右侧颈内动脉的造影片确认了动脉的变化,可能是有夹层(箭头)。(d)右椎造影片显示在动脉的起始部有轻度的狭窄(带点箭头)和圆形的假性动脉瘤,可能是夹层,位于 C6 水平(箭头)。其可能是导致左大脑后动脉血栓栓塞(e)的成因(箭头)。

者假性动脉瘤一直存在 , 可选择血管内治疗。某些特定的病例,血管有狭窄,但是管腔维持开放并有可以确认的颅内血栓栓塞,可以行选择性的血管内溶栓治疗(图 16.5)。

　　在有蛛网膜下隙出血的颅内夹层病例中,病变应该尽快治疗,因为发生再出血的概率非常高。血管内治疗是常用的治疗选择。依据病变的位置、形态学特点和血管

的解剖形式,治疗可以不同。可以使用球囊或弹簧圈闭塞夹层动脉瘤和其载瘤动脉,或者使用血流分流支架修复损伤(Sugiu 等 ,2005;Ramgren 等 ,2005;Yang 等 ,2007;Fiorella 等 ,2009;Fischer 等 ,2012;Cinar 等 ,2013)(图 16.8,图 16.9a - f 和图 16.10)。

　　假性动脉瘤可以快速生长,当患者入院时临床状态较差或者血管的变化很小时,不

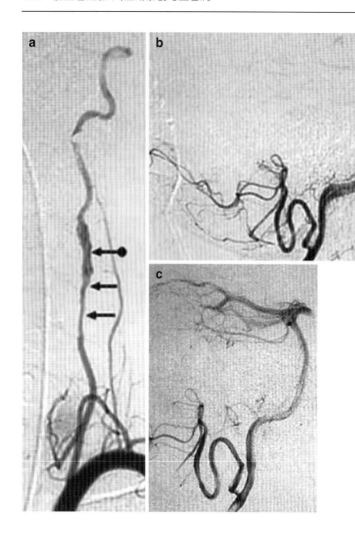

图 16.5 1 位非常年轻的患者,左椎动脉自发性夹层伴有基底动脉中段栓子阻塞。(a)左椎动脉造影,显示动脉管腔不规则伴有狭窄(箭头)和扩张。一个双腔可以确认(带圆点箭头)。(b)基底动脉闭塞(箭头)。通过右椎动脉,选择性椎动脉微导管插入,随后注入纤溶药物,动脉再开放。患者完全恢复。

进行急性期血管内治疗,但对这些患者必须进行密切的血管成像对比观察。当临床状况好转或者是血管造影显示病变更明显时(图16.9),应尽快采取血管内治疗。另外,累及颅内血管并造成急性缺血的狭窄病变,在随后的造影复查有时会发生变化;假性动脉瘤形成,其需要不同的治疗方法。自发性夹层形成的闭塞,过后也会出现再通(Matsumoto等,2008;Akiyama等,2012)。

总之,急性和亚急性期,夹层是不稳定的病变,其形态特性可以发生改变。经常的血管的对照复查是必须做的,其有助于选择较为合适的治疗手段。所提供的一个血管内治疗例子在这个部分可见,也可见第5章以及 11.6.8 节。

16.7 儿童的夹层和夹层动脉瘤

在年轻人和中年成人,夹层典型发生部位是颅外段,而对于儿童来讲,也经常见于颅内段(Schievink 等,1994b;Fullerton 等,2001)。与成人的夹层动脉瘤好发于后循环不同,儿童的夹层也多见于前循环(Schievink 等,1994b;Fullerton 等,2001;Lasjaunias 等,2005)。在这些典型的受累的动脉中,最常见发病部位是颈内动脉的末端和大脑中动脉;在后循环中,最常见的受累血管是椎动脉、基底动脉和大脑后动

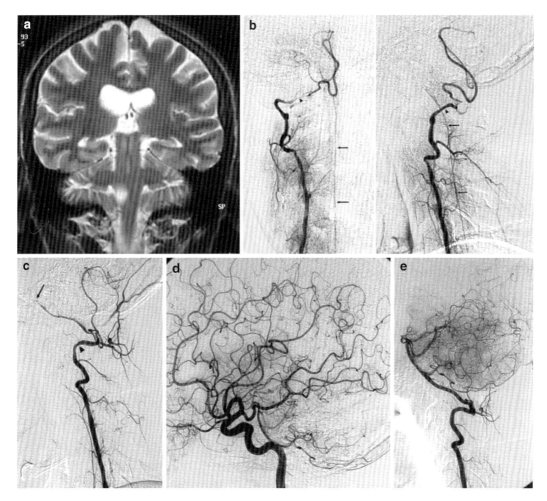

图 16.6 一个青年患者。由于双椎动脉夹层合并有基底动脉(BA)受累及,导致脑干卒中(a)MRI 冠状位和 T2 加权图像显示小的延髓外侧缺血。(b)右椎的造影(AP 和侧位像)显示椎动脉的节段性狭窄,特别是颅外和颅内移行段(三角箭头),椎动脉终止于小脑后下动脉(PICA)。脊髓前动脉通过脊髓神经根动脉充盈(箭头)。(c)左椎动脉造影显示相似的椎动脉节段性狭窄(三角箭头)和基底动脉中段闭塞(箭头)。(d)颈动脉造影显示通过 Willis 环的侧支循环良好,基底动脉倒灌充盈。患者采用药物治疗。患者快速恢复,一个月后无症状。(e)椎动脉正常后的对比照。

脉(Hochberg 等 ,1975;Nass 等 ,1982;Graber 等 ,1992;Schievink 等 ,1994;Laughlin 等 ,1997;Fullerton 等 ,2001;Lasjaunias 等 ,2005;Massimi 等 , 2003 ; Vilela 和 Goulão ,2006 ;Bradac 等 ,2008)。

夹层是以狭窄或者阻塞而导致栓塞或低灌注的缺血为其特性(图 16.11)。颅内的大的假性动脉瘤经常会对周围脑组织有占位效应,可以造成以远部分的栓塞。有时候,因为解剖位置,可以累及穿支(图 16.12 和图 16.13)。由于夹层动脉瘤的破裂导致的颅内血肿也可以出现,但和成人相比,较少见。

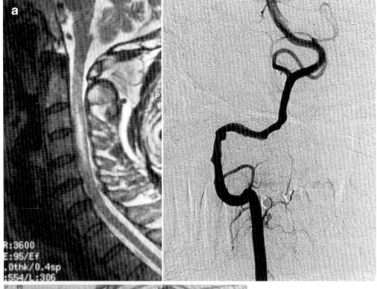

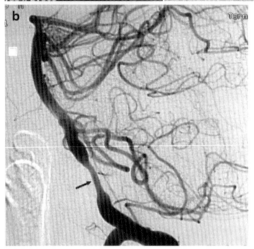

图 16.7　(a)由于右椎动脉夹层引起的脊髓缺血。MRI T2 加权像显示脊髓的高信号病变，右椎动脉造影显示椎动脉颅外段以远和部分颅内段不规则，并有小的假性动脉瘤性扩张。左椎是正常的。椎动脉造影中，脊髓前动脉并不是总会显影，然而，在这个特殊的病例中，脊髓前动脉缺如可能是因为闭塞。这个患者恢复后，在 2 个月后的对比片子中，椎动脉正常。(b)另一个左椎狭窄的病例，表现为脑干的短暂缺血，在椎动脉的颅内段有不规则的狭窄。2 个月后的对比照显示管腔的正常化。

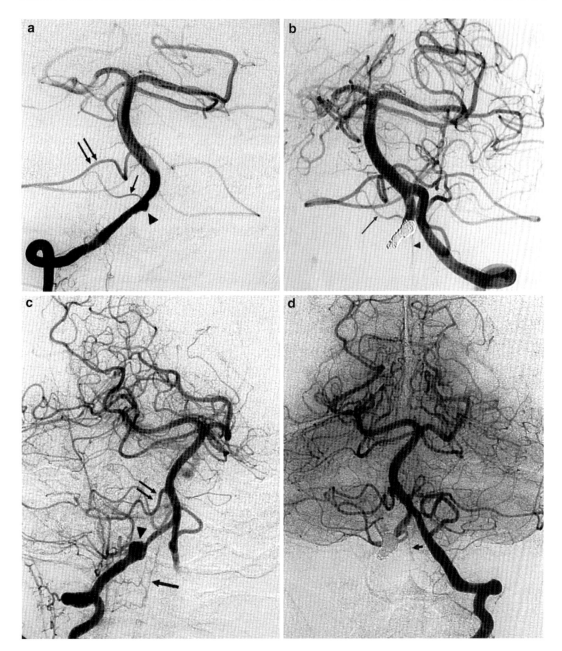

图 16.8　右椎夹层动脉瘤,以蛛网膜下隙出血就诊,(a)右椎造影片子显示不规则小的梭形动脉瘤(三角箭头),接近小的 PICA 的起始部(小箭头)。大的小脑前下动脉供应 PICA 分布区(AICA;箭头)。(b)弹簧圈栓塞动脉瘤后的左椎动脉以及右椎动脉造影。右侧 PICA(箭头)以及脊髓前动脉(三角箭头)被保留,是典型的由 PICA 以远发出。这个患者恢复比较好。另一个是以 SAH 发病的右椎动脉夹层动脉瘤。(c)右椎造影,斜位像,VA 圆形扩张(三角箭头)。有个大的 AICA(双箭头)可以供应整个 PICA 分布区。脊髓前动脉(箭头)。左 PICA 发育较好。(d)左椎动脉造影,动脉瘤和右椎闭塞后。脊髓前动脉(箭头)。

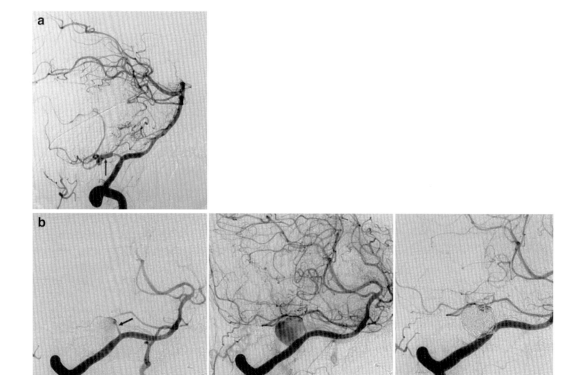

图 16.9　(a,b)1 例相对年轻的严重 SAH 发病的患者。(a)右椎动脉造影显示梭形的扩张,提示 PICA 外侧延髓段的夹层动脉瘤。这个昏迷的患者慢慢恢复。(b)三周后的复查造影显示动脉瘤急剧的扩大,现在累及 PICA,接近其起始(箭头),使用弹簧圈选择性的闭塞动脉瘤。值得注意的是,从 C2 水平发出的椎动脉肌支充盈显影。(待续)

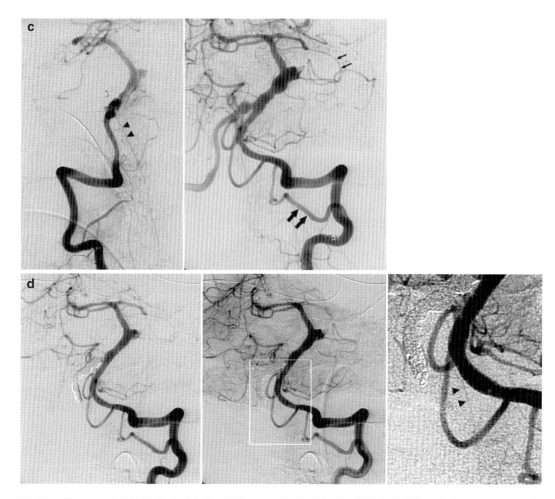

图 16.9(续)　(c–f)中年患者,由于右椎远端和基底动脉近段以及中段的夹层动脉瘤造成出血。(c)右和左的造影。在左椎动脉造影中,右椎动脉有逆行显影,显示有些解剖的变异,有个大的左 PICA(箭头)是由颅外部分发出,其也供应对侧的血管分布区。左 SCA(小箭头)通过一个发育良好的边缘支也向 AICA 供血,夹层中也可能累及该 AICA。ASA(三角箭头)好像只有单侧,发自右椎。在右椎动脉造影中(斜位像),可以确认 ASA 起始点(三角箭头)。支架植入右锥(d)血管内治疗后的对照造影,两个血流导向支架被放置于基底动脉,使用弹簧圈闭塞右椎动脉远端部分。ASA 单独右侧发出时是一个不利因素。然而,采取闭塞椎动脉的决定,是考虑到大的左椎动脉和左 PICA 的存在。由 VA、PICA 发出的供应髓质的穿支和 ASA 是终末动脉。然而,在这些动脉之间丰富的吻合的存在,分布在髓质表面(见 6.2.1 节)。另外,可能有来自 C3 和 C4 水平的脊神经根的穿支的侧支循环,向 ASA 供血。左椎动脉造影(早期和晚期的详细显影)显示基底动脉的血流改善和右椎动脉的闭塞。有少量逆向的血流,经过闭塞的右椎动脉弹簧圈间隙,为 ASA 提供微弱的血供。在基底动脉近端出现微弱的血流量不足,可解释为早期血栓形成影响血流,在经血管超选后注入抗血小板药物后消失而证实。(待续)

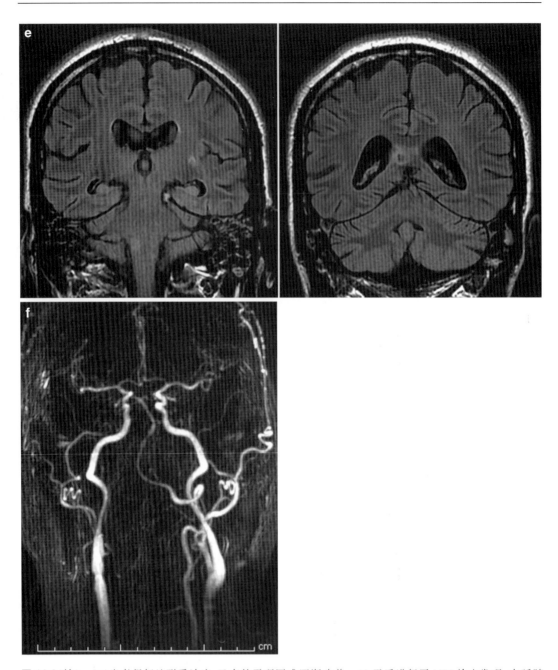

图 16.9(续) (e)患者很好地耐受治疗,已有的吞咽困难逐渐改善。10 天后进行了 MRI 检查发现,在延髓右外侧方和右胼胝体压部显示小的缺血损害。后者可能为栓塞。在白质有小的陈旧损害。(f)1 个月后,通过 MR 血管成像,可见到基底动脉更进一步的形态改善。

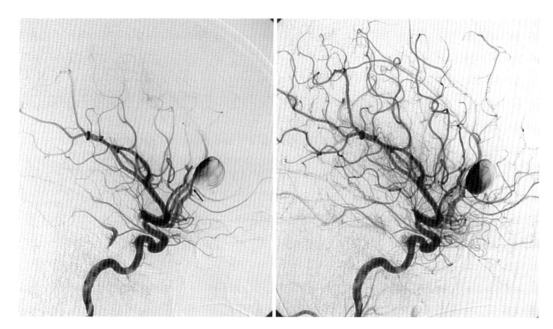

图 16.10　年轻患者，以胼周动脉近端的动脉瘤破裂，可能有夹层，引起重度蛛网膜下隙出血并累及脑实质就诊。箭头处显示动脉瘤近端的动脉有小的狭窄。在造影晚期，大动脉瘤和胼周动脉远端逐渐充盈。动脉瘤囊被夹闭。但是一周后再次发生严重的蛛网膜下隙出血。再次造影研究发现动脉瘤剧增。这次使用弹簧圈把动脉瘤和胼周动脉一起栓塞。

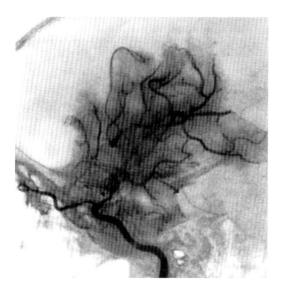

图 16.11　一个突发偏瘫、失语的 5 岁儿童的颈动脉造影侧位像。左侧颈动脉造影。左侧颈内动脉终末端狭窄（箭头）。大脑中动脉的许多分支不规则以及闭塞。考虑自发夹层并有远端栓塞。

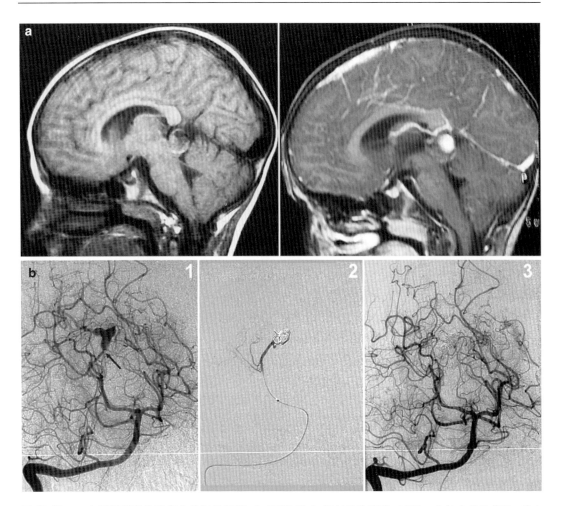

图 16.12　一个短暂严重头痛病史的年轻男孩。(a)MRI T1 加权矢状位图像。可见一大的占位性病灶,其内信号不均一,病灶周围高信号,可能是由于一个大的动脉瘤伴有壁内有不同阶段的血肿形成。对比剂增强显影后,动脉瘤腔充盈显影。中脑和导水管有受压。(b)在椎动脉造影中,可见生发于右大脑后动脉的 p3-p4 段小分支的不规则的动脉瘤(1)。靠近动脉瘤处有局限狭窄(箭头)。选择性的导管置入动脉瘤内,使用弹簧圈进行了栓塞(2)。最终对照造影(3)。患者完全恢复。

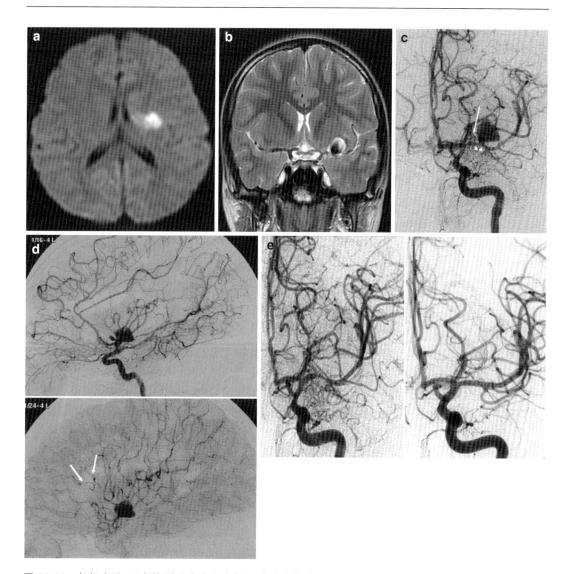

图 16.13　年轻女孩,以急性严重头痛和右侧运动障碍就诊。(a)MR DWI 轴位像显示左 MCA 的穿支分布区缺血。(b)MR T2 冠位像显示 MCAM1 段动脉瘤。(c)左侧颈动脉造影像,AP 位,动脉瘤位于 M1 段的远端,并显示形态不规整和有狭窄部分(三角箭头),提示为夹层。内侧穿支(箭头)。(d)颈动脉造影侧位像,早期和晚期,显示 MCA 远端分支充盈减慢。其中一些(箭头)可能有栓子而堵塞,以及经由 ACA 软膜支吻合逆向充盈。用血流导向支架(pipeline)进行治疗。(e)即刻和 6 个月后的对照造影。患者恢复非常好。

(巴特尔 译　彭亚 校)

第 **17** 章
其他非动脉硬化性血管病变

17.1 疾病的多样化

非动脉硬化性血管病变是由多种的疾病组成,如表17.1所列,是由不同病因造成;其包括胶原病、免疫性疾病、血液性疾病、感染机制,以及其他罕见的但都可以可能影响血管的病因。它们不仅可以导致缺血,有时还导致出血。事实上,许多系统的血管炎或者其他常见的广泛的血管病变都可以累及脑动脉,而一些疾病会选择性的只影响脑血管,如原发性的中枢系统脉管炎(PACS)、Moya 疾病和可逆性的脑血管缩窄综合征。在这些疾病中的大多数,造影显示有闭塞和不规则的狭窄,交替出现扩张,有时会伴有动脉瘤。这些病变不是某一个特殊疾病的典型表现,而是所有这类的血管病变的共同表现,独立于这些疾病的基本病理。此外,许多疾病的病变血管是在毛细血管前——毛细血管部分,而造影显示可以是正常的,所以最终诊断是基于临床实验室的发现和使用CT、MR 进行脑实质的神经影像检查后做出的。在有些病例,脑组织的活检是重要的最后一步。对于每个疾病的治疗超出这本书的研究范畴了,因为已有大量的文献。我们仅介绍一些非常特殊的研究 (Hayreh,1981;Tan 等,1982;Bogousslavsky 等,1985;Collado

等,1989;Beattie 等,1995;Singleton 等,1995;Govoni 等,2001;Hoffman 等,2002;Weygand 和 Goronzy,2003;Lucivero 等,2004)。一些造影的例子见图 17.1,图 17.2 和图 17.3。

对于少数特殊疾病,我们将详细描述,原因在于其临床意义及特殊的临床病理特点。

17.2 脑血管肌纤维发育不良

脑血管肌纤维发育不良(FMD)是系统性的血管疾病, 特点为非动脉硬化性病变,累及小到中等管径的动脉壁。所有的动脉分布区域都可以受累;在受累血管中,FMD 最常见于肾动脉, 该病患者的高血压也主要归咎于此。Palubinskas 和 Ripley(1964),以及 Palubinskas 和 Newton(1965)是首先报道了这种疾病脑部动脉血管的造影表现。随后,有大量的报道(Palubinskas 等,1966;Andersen, 1970; Wylie 等,1966;Houser 和 Baker,1968;Bradac 和 Heymat,1970;Stanley 等,1974;Manelfe 等,1974;Osborn 和 Anderson,1977;Bradac 和 Oberson,1983),明确了 FMD 与动脉硬化及其他非动脉硬化疾病的如何区分, 及其与卒中的关系。

FMD 的实际发病率还不清楚。在一些报道中, 通过血管造影发现其可高达 10%

表 17.1　非动脉硬化性的血管病变

中枢神经系统原发脉管炎

肉芽肿性脉管炎，主要累及前毛细血管的小动脉，偶尔也会累及大的血管（例如：颈内动脉、大脑中动脉、大脑后动脉、大脑前动脉）。曾有小动脉瘤的报道，但全脑血管造影通常无异常

影响中枢神经系统的系统性脉管炎

巨细胞动脉炎：肉芽肿性脉管炎主要累及颞浅、眼动脉，偶尔也会累及颈内动脉椎动脉

高安动脉炎：肉芽肿性脉管炎

结节性多动脉炎：坏死性动脉炎，累及颅内大动脉，可见动脉瘤

韦格肉芽肿病：坏死性动脉炎，累及颅内动脉可能导致栓塞性卒中和血管破裂性出血

白塞病：无坏死、肉芽肿性脉管炎征象，通常表现为静脉周围渗出，血管造影通常是正常的

影响 CNS 的系统性疾病

系统性红斑狼疮

风湿性疾病

干燥综合征

白塞氏病：无坏死、肉芽肿性脉管炎征象，通常表现为静脉周围渗出，血管造影通常是正常的

克罗恩病

结节病

血液疾病

镰状细胞性贫血，血栓形成性血小板减少紫癜，血小板聚集症，DIC，抗磷脂抗体综合征，凝血因子缺乏（蛋白 C 和 S 缺乏，抗凝血因子Ⅲ，因子 V Leyden）

高胱氨酸尿

与炎症过程无关的血管病变

神经纤维瘤病，颅内血管闭塞，可能性颅内动脉瘤，Ehlers-Danlos 综合征（动脉瘤，常见的颅内、颅外血管夹层，颈内动脉海绵窦段的夹层动脉瘤伴随自发性海绵窦动静脉瘘）

肌纤维发育不良症

硬皮病

网状青斑症（Sneddon's 综合征）

Moyamoya 病

感染性疾病

细菌性、真菌性、寄生虫性、病毒性（水痘带状疱疹、单纯疱疹、巨细胞病毒、HIV）

表 17.1（续）

其他

药源性血管病变、放射治疗、外伤、偏头痛性卒中

缩写：ACA，大脑前动脉；CNS，中央神经系统；ICA，颈内动脉；MCA，大脑中动脉；PCA，大脑后动脉；VA，椎动脉。

（Chiras 等，1985）。FMD 多见于女性，罕见于儿童（Andersen，1970）。

17.2.1 病理和发病机制

FMD 常累及血管壁中层，伴随纤维增殖和平滑肌细胞增生。少数情况下，FMD 累及内膜或外膜。这些改变导致受累层增厚并且纤维化。准确的发病机制还没有明确，但有报道称与 alpha1-抗胰蛋白酶的缺乏有关（Schievink 等，1998）。

17.2.2 诊断

病变的血管有典型的外观，在血管造影、CT 血管成像和 MRI 血管成像上显示其特征，表现为多病灶狭窄，有时候很严重，与管壁扩张交替出现，从而形成串珠样外观。假性动脉瘤和管腔狭窄可以发生。

对于后者，如果患者有卒中，与夹层的鉴别诊断有时是比较困难的，在对照造影片中，FMD 患者影像结果和先前无变化，而夹层患者管腔正常化的情况常见。常被病变累及的血管是颈内动脉颅外部分中间段，常累及双侧（Osborn 和 Anderson，1977），其次，椎动脉颅外段的中远部分也经常是被累及部位。

常见多根血管受累（Osborn 和 Anderson，1977；Osborn，1999）。颅内的血管也可以受累及，这种情况发生的不多（Elias，1971；Frens 等，1974；Tomasello 等，1976；Saygi 等，1990），见图 17.4a-e。

FMD 经常伴发脑动脉瘤（Handa 等，

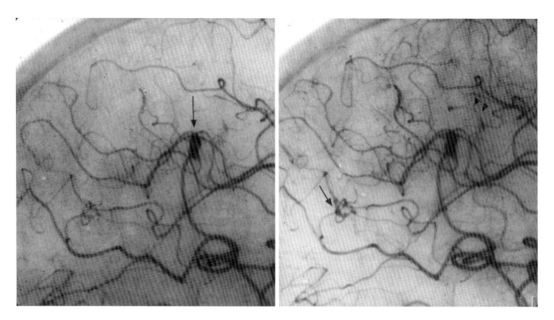

图 17.1 1 个结节多发动脉炎的患者颈动脉侧位造影（局部放大），早期像和晚期像。显示动脉瘤样扩张（箭头）和狭窄改变（箭头）。

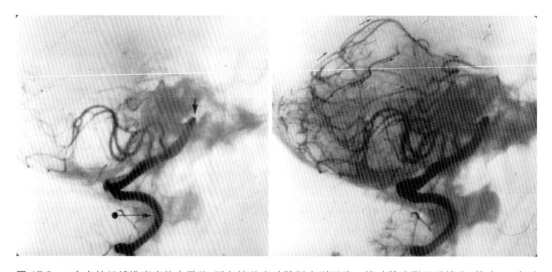

图 17.2 1 个有神经纤维瘤病的小男孩，因急性基底动脉闭塞到医院。椎动脉造影显示堵塞（箭头）。在后期，小脑上动脉 SCA 和小脑前下动脉 AICA 通过和小脑后下动脉 PICA 的吻合支反向充盈（箭头）。由于颈椎的发育不良，椎动脉在 C1-C2 水平有轻度的移位（带圆点箭头）。

1970b；Hirsch 和 Roessmann，1975；Osborn 和 Anderson，1977；Paulson 等，1978）。颈海绵窦瘘和椎动脉于椎旁静脉瘘也已有报道（Geraud 等，1973；Bradac 等，1985；Hieshima 等，1986）。

17.2.3 相关的临床

FMD 患者，其颅外改变可以在做其他疾病的病因检查时被偶然发现。不过，FMD 也是缺血卒中的原因，归咎于狭窄部位血栓

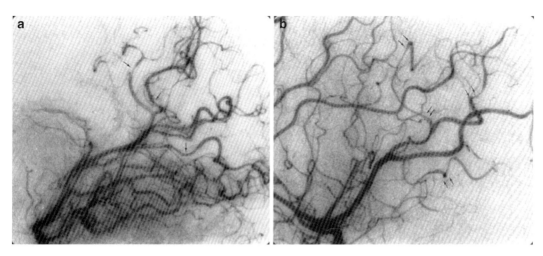

图 17.3　可疑原发脉管炎的年轻男孩,以突然的癫痫发作及精神损害就诊。颈动脉(a)和椎动脉侧位像(b)。可见在前循环和后循环几个远端血管分支形态不规则以及局部狭窄。

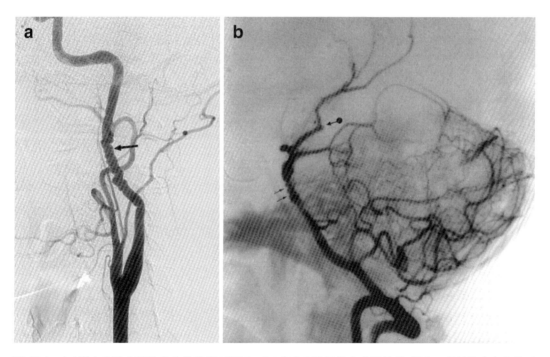

图 17.4　(a)颈内动脉典型的串珠样外观(箭头)。(b)基底动脉远端串珠样外观(箭头),相似的病变也见于大脑后动脉(PCA)和(SCA),其远端分支闭塞,可能是栓塞(带圆点的箭头)。(c-e)中年妇女,主诉右眼一过性黑蒙就诊。收住院后,临床正常,CT 血管成像后,完整的常规血管影像检查发现是一个严重肌纤维发育不良,伴有右侧颈内动脉颅外段的夹层。(c)右侧颈内动脉造影片。典型的串珠样外观(箭头)。夹层靠近颅底,显示有腔内血栓(三角箭头)。颅内血运变缓。A1 无法辨认。(d)左颈内动脉造影(早期和晚期像)显示在颈内动脉颅外段也有相似的改变(箭头)。右侧 A1 无发育。椎动脉造影显示,从 PCA 向 MCA 的软膜吻合支。P1 无发育。通过右侧的 ECA 建立了丰富的侧支循环(见图 3.12d)。(e)CT 灌注显示,位于左侧的图像,右半球的达峰时间略微有延迟,但位于右侧的两个图像,显示 CBF 和 CBV 没有变化。对这个患者进行了药物治疗。(待续)

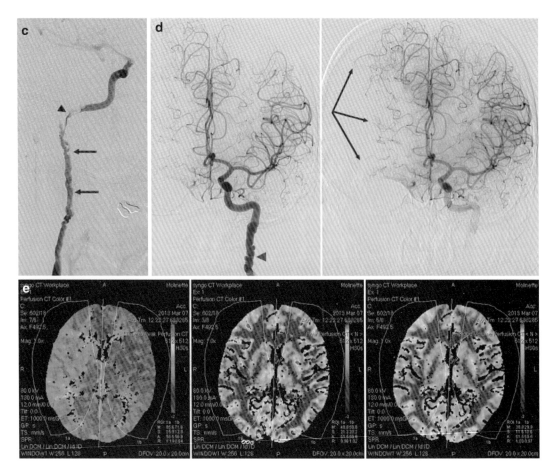

图 17.4(续)(见彩图)

的形成,随后出现颅内栓塞。FDM 与夹层的紧密关系已经确立。颅内的 FMD 可导致缺血或者夹层动脉瘤,后者可能导致蛛网膜下隙出血(Küker 等,2011)。最后,颅内浆果型动脉瘤也常和 FMD 有关,其可以导致患者发生蛛网膜下隙出血。治疗方法(药物、外科、血管内)要依靠损害和卒中的类型来定。

17.3 Moyamoya 病

这是一个慢性、进行性脑血管疾病,在 1957 年,首先由 Takeuchi 和 Shimizu 在日本患者中发现并描述。随后,在日本也相继报道(Kudo,1968;Nishimoto 和 Takeuchi,1968)。

术语"Moyamoya"是由 Suzuki 和 Takaku(1969)提出的,意思是"模糊的烟雾"。

尽管这个病是常见于日本患者,之后的研究发现,在非亚洲人种也可以患病(Taveras,1969;Galligioni 等,1971;Picard 等,1974a,b;Huber,1979;Bradac 和 Oberson,1983;Masuda 等,1993)。通常发病群体是孩子和年轻人,但也可见大龄患者。

17.3.1 病理和发病机制

由于平滑肌细胞的增殖和移位导致内膜增厚,从而造成颅内颈内动脉远端进行性闭塞,可以延伸到 M1 和 A1。可见一个丰富的血管网的建立,累及大脑中动脉(MCA)的穿支、大脑前动脉(ACA)、后交通动脉、P1

段和前后脉络丛动脉。这个血管网的意义还没有完全清楚。一些作者(Taveras,1969;Crouzet 等,1974;Picard 等,1974a,b)提出,这是一种包括深浅血管分支吻合的侧支循环。这种解释非常让人感兴趣,一直以来,人们认为深穿支是动脉的终末分支,不和其他的血管或者髓质动脉相连。然而,超微造影研究(Kodama 和 Suzuki,1974;Umansky 等,1985)(见 15.7.1 节)显示,一些吻合可以出现在单个穿支之间,也可以出现在穿支动脉和髓质动脉之间。因此,我们可以构想,像 Moyamoya 这种缓慢发生闭塞的血管疾病,在这些血管分布区可以建立吻合。

基本上,可以确认疾病分两个阶段。第一个阶段是以颈内动脉远端分支和 Willis 环闭塞为特征,伴一个典型的包括深部穿支的底部吻合网形成。第二阶段,颈内动脉完全的闭塞,通过硬膜和颈外动脉的骨穿支以及颈内动脉闭塞之前的眼动脉的参与,构建起皮质分支的侧支循环。

后循环,至少在第一阶段不会受影响,其可以通过大脑后动脉的穿支以及软脑膜吻合支向 MCA 和 AC 的 A 供血,而间接参与侧支循环的构建。之后,P1 也逐渐闭塞,因此仅有 ECA 的分支负责向幕上部分的颅内循环供血。

疾病的病因还不清楚,Moyamoya 病可以发生于不同的病理状态:有或没有自身免疫机制的脉管炎、放疗后、多发神经纤维瘤病、血液免疫球蛋白病和动脉粥样硬化。基因因素也可能起部分作用。

17.3.2 诊断和临床相关性

造影是确诊 Moyamoya 病的主要手段(图 17.5 和图 17.6)。Moyamoya 病有进行性特点,导致缺血性卒中和出血。出血经常是因为底部血管网有小的动脉瘤。

17.4 Takayasu 动脉炎

Takayasu 动脉炎是肉芽肿性动脉炎,主要影响动脉弓和弓上动脉。其病理变化是以动脉壁的淋巴细胞、浆细胞炎性浸润和巨细胞组成的肉芽肿形成为特点。这些病理变化和巨细胞动脉炎相像,但和后者所影响到的动脉不同,受累的患者更年轻。就此而言,儿童患动脉炎已经有报道(Al Abrawi 等,2008)。在造影上,一般会见到颈动脉和椎动脉在起始处的狭窄或者闭塞。有脑梗死和视网膜缺血(图 17.7)。

17.5 Sneddon 综合征

该综合征可以累及网状青斑患者的脑血管。Sneddon 综合征是皮肤的病变,是因为表面回流静脉的损害从而导致皮肤的蓝色网状外观。这种患者的脑造影显示脑血管的远端分支的阻塞。这是在靠近血管闭塞处,由典型性的毛细血管和小静脉构建形成的血管网(图 17.8)。出现多个缺血区,临床上,这个疾病是以进展性卒中为特点。

17.6 可逆性脑血管收缩综合征

这是一个罕见的病理性病变,特点是突发的极剧烈的头疼,有时有烦躁和意识混乱,造影显示中等管径的动脉节段性狭窄。这种造影所见与脉管炎和蛛网膜下隙出血时的血管痉挛没有不同。这个综合征通常是良性的,所有的症状和血管形态改变在几个星期内消失。然而,有时候也可以导致脑梗死。最初的记载是见于孕妇和产后妇女(Fisher,1971;Rascol 等,1979)。随后,相继报道了在某些情况下会出现这种严重症状,比如药物治疗或者毒品或者某些因素触发,如性生活和身体运动等(Calabrese 等,2007;Singhal

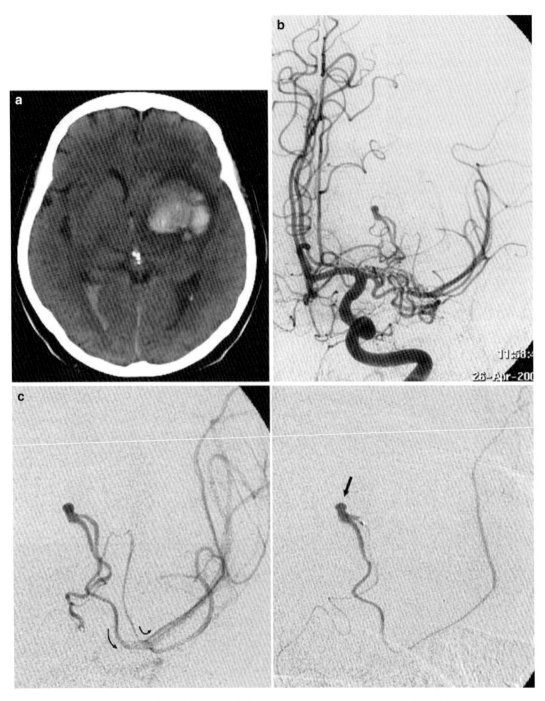

图 17.5 女性,60 岁,突发左基底节区出血。CT(a)。左颈动脉造影,AP 像(b)。在大脑中动脉(MCA)的第一段可以看到几个改变。M1 显示弯曲且非常小,延续到正常 M2 段。有发展较好的累及穿支的血管网,这和 Moyamoya 病相似。超选后的造影研究显示(c),至少 2 个穿支相互构建吻合(弯曲箭头),从而帮助形成了 M2 部分的血运重建。在其中的 1 个穿支上,可以确认有 1 个小的动脉瘤(箭头),是脑出血的原因。用胶进行了堵塞。最后的对照造影(d)。(待续)

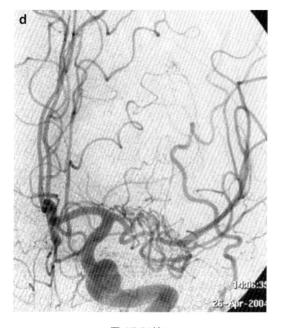

图 17.5(续)

等,2009)。诊断会有困难,很重要的一点是要排除动脉瘤破裂引发的蛛网膜下隙出血和在第 20 章,以及 21 章所记载的在静脉性病理改变引起的颅内高压所导致的急性头疼。在产程中,没有炎症征象。MR 检查,可以帮助与脉管炎的鉴别诊断。

17.7 中枢神经系统原发性脉管炎(PACN)

这是一种少见的动脉炎,选择性的累及脑动脉, 更多地得到鉴别以及诊断(Calabrese 和 Mallek,1988;Salvarani 等,2007;Birnbaum 和 Hellmann,2009;Hajj-Ali 和 Calabrese,2009;Magnus 等,2012;Taschner 等,2013)。中枢神经系统以外的动脉不会受

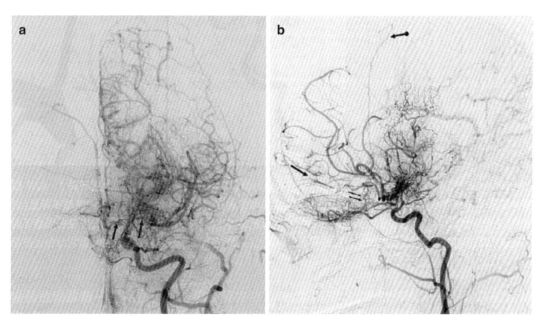

图 17.6　年轻的 Moyamoya 患者。(a)颈动脉造影,AP 位。M1 和 A1(箭头)近端的不规则重度狭窄。由穿支组建的血运丰富的底部血管网,可能是作为一个侧支循环,向 MCA 和大脑前动脉(ACA)远端分别供血。(b)在侧位的造影上显示,有侧支的起始,通过镰前动脉(箭头)和筛后动脉(箭头)的吻合支开放,流向 ACA。还有来自脑膜中动脉(MMA;带圆点箭头)的侧支血流。可见由 PCA 的吻合支供血胼周动脉远端部分充盈。(c)另一个患者,双侧 Moyamoya 疾病。颈动脉侧位造影。ACA 和 MCA 的完全闭塞。持续存在的小的底部血管网。左侧颈动脉造影,可见从左 PCA 向前循环的侧支循环开端,以及在椎动脉造影上从右侧 PCA 向前循环的侧支循环起始。在左颈动脉造影上,可以看到 MMA 部分受累。(待续)

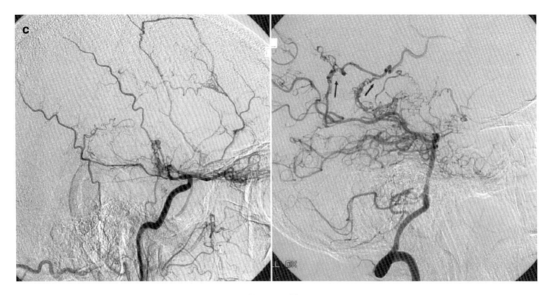

图 17.6(续)

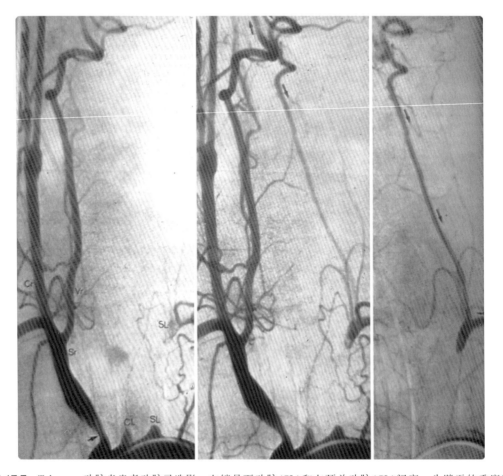

图 17.7 Takayasu 动脉炎患者动脉弓造影。左锁骨下动脉(SL)和左颈总动脉(CL)闭塞。头臂干的重度狭窄。在造影后期,右椎基底动脉向左椎动脉和左锁骨下动脉倒灌注(箭头)(锁骨下盗血综合征)。

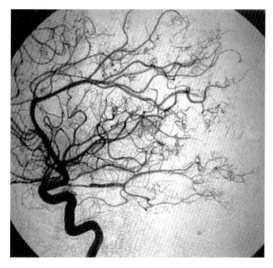

图 17.8 Sneddon 综合征患者的颈动脉侧位像。几个区域有典型的毛细血管网,伴有确切的血管闭塞。

累。所有的年龄都可以发病,包括小孩和老年人。临床表现有急性头疼,定向力障碍,会发生昏迷及死亡,或者缓慢迁延病程有卒中发作、抽搐和多灶性神经症状。在病理方面,常见是小血管壁的炎性肉芽肿浸润,也有中等管径的动脉受累。实验室检查显示炎症征象。通过 MR 影像可以确认,在深穿支和髓动脉的血管分布区有小的缺血损害,有时候为出血。大的梗死少见。

造影剂增强的 TI 加权像有助于诊断,可以看到受累的动脉管壁增强效应,提示炎症反应(Küker,2007;Küker 等,2008)。后一发现的这种征象需要仔细考虑,因为有研究报道,在正常状态的血管上也可以看到这种情况(Mineyko 等,2013)。在血管造影上通常显示正常。只有波及中等管径的动脉时,才可以看到这种病理改变(图 17.3)。

17.8 常染色体显性动脉病合并皮层下梗死及脑白质病(CADASIL)

CADASIL 这个术语是 Baudrimont 等提出来的(1993)。这是一个罕见的有遗传性的小血管动脉病,影响 20~30 岁患者。这是由于染色体 19 上的 NOTCH 3 基因突变引起的(Joutel 等,1996;Chabriat 等,1996)。临床上,这个病表现是发作性偏头疼、卒中导致进行性认知障碍和痴呆。在 MR T2 加权像,由于深穿支和髓动脉的血管分布区有缺血损害而表现出高信号区。这种表现与动脉硬化造成严重的小血管疾病患者影像结果是没有不同(见 15.4.5 节)。然而,与 CADASIL 患者的不同之处,病灶通常特征性的延伸至外囊、颞叶前部白质, 甚至累及胼胝体(Chabriat 等,2000;Van Den Boom 等,2002)(图 17.9)。造影正常。

电子显微镜研究发现,在动脉的中膜层有嗜锇性的颗粒状物质存在,而肌细胞出现肿胀和变性。这种改变与玻璃样变性和纤维化相关(Gutierrez 等,1994;Zhang 等,1994;Dong 等,2012)。这些改变导致受累动脉进行性闭塞。

Ruchoux 等人做过一个有趣的观察(1994,1995), 他们揭示这些在脑血管出现的变化也出现在其他器官,包括脾、肝、肾、肌肉和皮肤处。其他的研究者(Schroder 等,1995)证实,腓肠神经中也存在这种变化。这些研究提示,这个病可有系统受累,通过组织活检更容易诊断。

带有不同遗传性和临床表现的类似疾病也曾被报道(Fukutake 和 Hirayama,1995)。

17.9 偏头疼和卒中

偏头疼也会造成卒中,这早已经有报道。在有偏头疼患者的 MR 研究显示,其白质也有微损害。然而,这种病灶是由以前的梗死造成,还是其他原因导致的单纯微小区域内神经胶质增生,还尚不清楚。

此外, 在许多伴有卒中的偏头疼患者中,各种各样的血管紊乱疾病,如夹层、静

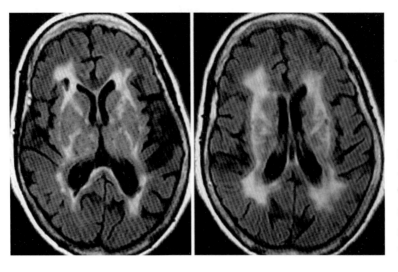

图 17.9　中年患者,卒中发作和进行性认知障碍。MR T2-Flair序列, 白质和基底神经节区弥散病变,外囊也受累。通过组织活检和基因检查确诊为 CADASIL。

脉回流障碍、CADASIL 和其他多种混合因素,如口服避孕药,吸烟,多种其他药物使用均显示可以造成卒中(Diener 和 Kurth, 2011)。目前,偏头痛是否引起卒中尚存疑问。是否存在其他干扰因素或者可能机制,仍然有待商榷,需要进一步研究阐明。

(巴特尔　译　任明　校)

第 18 章

心脏疾病

许多心脏疾病会造成脑缺血,常常由栓塞造成,栓子来源于心律失常、心肌梗死、房间隔动脉瘤、心脏瓣膜病、人工心脏瓣膜,以及各种原因所致的心内膜炎和先天性的心脏疾病。近来,通过未闭卵圆孔造成的反常栓塞,常常可以解释所发生的栓塞(Lechat等,1988)。心脏的异常可导致的栓子形成,这在系统性红斑狼疮和原发抗磷脂抗体综合征已经得到证实。黏液瘤是另外一种少见的病变。这种肿瘤常来源于左心房,青年到中年均有发病。该栓子是由黏液瘤样组织形成,形成脑实质局部肿瘤的形成和血管改变,包括血管阻塞和动脉瘤样扩张(New等,1970)(图18.4)。

心源性栓子最常见的发病部位是前循环,特别是在末端颈内动脉和大脑中动脉分布区。后循环较少受累,典型的发病部位是基底动脉尖端。心源性栓子导致的卒中占全部卒中的15%~20%(见第15章)。多见于年轻患者(Barnett,1974;Barnett等,1980;Bogouss-lavsky等,1988a,b;Kittner等,1991;Broderick等,1992)。与其他类型的栓塞一样,可出现自发的快速再通,因此,在发病后进行的造影显示正常。

在其他的病例中,当可以看到血管的闭塞,而且患者有某种心脏病史、一个以上的血管分布区受累,或者卒中年龄在45岁以下,这个年龄颅内外动脉血管的动脉硬化性改变是少见,这时要高度怀疑是心源性脑栓塞。这里我们应当建议,这群年轻患者中,自发性夹层也常常是造成卒中的一个病因(见第16章)。还有一种病例,当其同时具有两种病变时,就很难确认其卒中是心源性的,还是由于颅内外动脉血管动脉硬化所导致(见图18.1至图18.3,图18.4,图15.9至图15.11,图15.21至图15.24)。

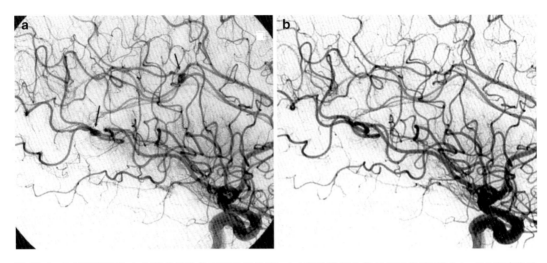

图 18.1　1 例因细菌性心内膜炎导致的真菌性动脉瘤。(a)颈动脉侧位像显示动脉瘤(箭头)。(b)抗感染治疗 2 个月后的对照造影片,显示动脉瘤消失。

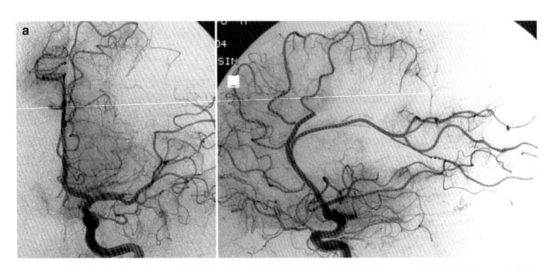

图 18.2　中年患者,累及大脑中动脉和大脑前动脉分支的急性多发性闭塞。(a)颈动脉造影的 AP 和侧位像,显示多发损害。(b)超选药物溶栓后,闭塞再通和良好的临床效果。推测为心脏病变导致。然而,没有发现心脏疾病。(待续)

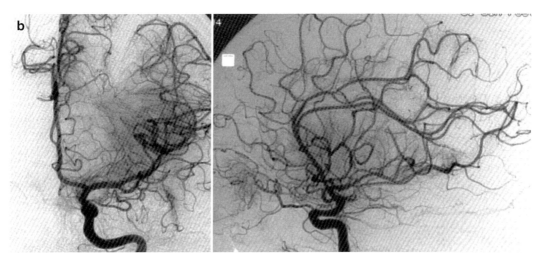

图 18.2(续)

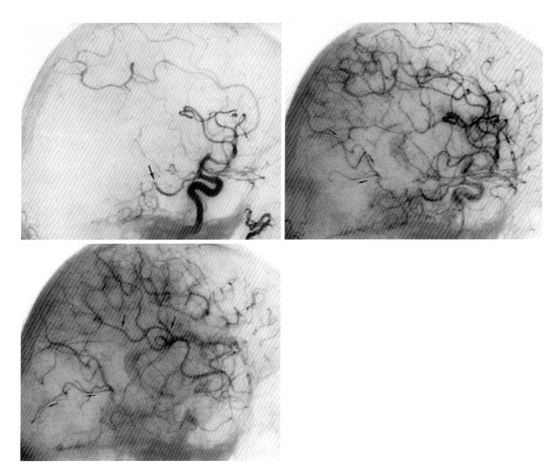

图 18.3 老年患者,心源性的栓子累及大脑中动脉及直接由颈内动脉供血的大脑后动脉的分支。大脑中动脉和大脑后动脉远端的分支,由开放的大脑前动脉的软膜吻合逆灌注显影(箭头)。请将本图与图 15.9 和图 15.10 比较。

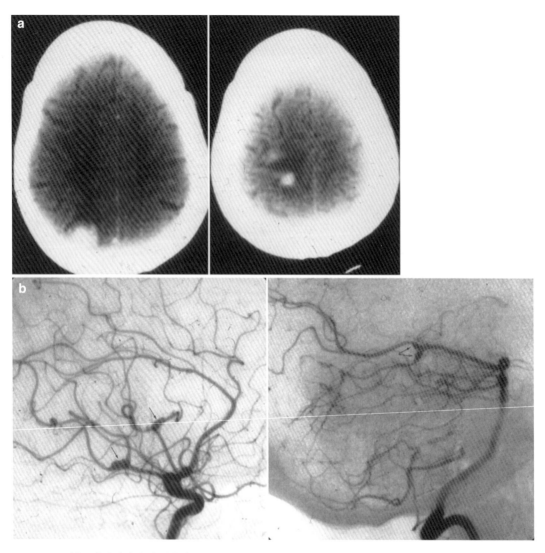

图 18.4 1 例心脏黏液瘤患者脑栓塞。(a)CT 显示肿瘤栓子在脑实质局部生长。(b)由于肿瘤浸润血管壁，在颈动脉和椎动脉造影中显示动脉瘤样扩张(箭头)。

(李 杨 译　任 明 校)

第 19 章
儿童动脉闭塞性疾病

儿童缺血值得给予一些特殊的考虑。其并非像大家想象的那么少见（Barnes 等，2004；Amlie-Lefond 等，2008，2009），年发病率在 2~6/100 000。不像在成人，儿童动脉闭塞性疾病很少能涉及有关动脉粥样硬化的因素。其不同在于，儿童缺血涉及很多病理过程，包括心脏疾病和非动脉粥样硬化性动脉病变，见表 17.1（第 17 章）。有一些病例，病因明确；而有些病例，则只能是怀疑某种病因或病因不明（Barnes 等，2004；Jones 等，2010）。

最常见的致病原因是感染，尤其是上呼吸道和血液（感染性）疾病。既往水痘病毒感染可导致动脉炎（Sebire 等，1999；Barnes 等，2004；Lauthier 等，2005；Miravet 等，2007；Jones 等，2010）。有些作者强调过原发性脑脉管炎（Elbers 和 Benseler，2008；Hajj-Ali 和 Calabrese，2009）。卒中也常发生于镰状细胞疾病（Jones 等，2010）。这是由于变形红细胞导致内皮损伤，继而出现内膜增生和血管管腔狭窄。颅内血管中，床突上段颈内动脉最容易受累。MR（Pegelow 等，2002；Stem 等，2003）显示，在镰状细胞病患儿中，常见无症状的大脑半球白质损害，提示脑深、浅穿支受累。

在成人，许多改变血凝状态的疾病可以造成脑卒中（见表 17.1）。在儿童，这些疾病同样可以造成脑卒中，只是罕见（Barnes 和 Deveber，2006）。在其他的一些病变中，自发性夹层作为儿童卒中的病因，越来越多地得到认识（Schievink 等，1994a；Fullerton 等，2001；Rafay 等，2006）（参见 16.7 节）。至于 Moyamoya 病，见 17.3 节。

对于脑缺血和以血管狭窄或闭塞的血管病变，可用 CT 和 MRI 以及 CT 血管成像和 MR 血管成像进行诊断。要获得更详细的诊断信息，则仍然需要选择脑血管造影。前后对比可能会显示受累血管的正常化。见图 16.11，图 17.2 和图 17.3。

（李杨 译 任明 校）

第 20 章

脑静脉血栓

距今约 200 年前,于 1825 年,Ribes 报道了 1 例和感染相关的且累及上矢状窦的静脉窦血栓。从那时起,诊断方法逐渐改善进步,特别是造影(Huhn,1957,1962;Krayenbühl,1961,1967;Vines 和 Davis,1971)和后来出现的 CT、MRI 及血管成像,使确诊这种病变有了可能。虽然真实的脑静脉血栓的发病率我们还不知道,但毫无疑问的一点是, 它的发病比我们所想象的要多(Krayenbühl,1967;Ameri 和 Bousser,1992;Bousser 等,1985;Einhäupl 和 Masuhr,1994;Bousser 和 Russell,1997;Linn 和 Brückmann,2010)。

20.1 发病机制

一个常见的原因是感染,要么累及颅面区域的皮肤和骨腔隙的感染扩散颅内,要么是全身的细菌或病毒感染, 尤其是 HIV 及巨细胞病毒造成的感染。在年轻女性,CVT 常在孕期、产褥期发病,也可以发生于口服避孕药的人。其他的原因包括血红细胞的病变,包括血栓倾向、红细胞增多症、镰状红细胞病、白血病和淋巴瘤,以及许多凝血系统疾病,比如蛋白 C、蛋白 S 缺乏和弥散性血管内凝血。CVT 同样好发于患白塞病、系统性红斑狼疮的患者,还有严重脱水及心衰的

患者。其他的一些原因包括颅脑外伤和神经外科介入。最后,颅内肿瘤,尤其是脑膜瘤可以累及邻近的静脉窦并导致血栓。

然而,我们还应当知道,有许多病例(高达 35%)的血栓病因不明(Milandre 等,1988;Ameri 和 Bousser,1992;Cantu 和 Barinagarrementeria,1993;Einhäupl 和 Masuhr,1994),有关硬脑膜动静脉瘘患者的静脉窦血栓,见第 13 章。

20.2 定位

上矢状窦最常累及的是静脉管道,其次是横窦。两者常同时受累(Ameri 和 Bousser,1992;Cantu 和 Barinagarrementeria,1993;Tsai 等,1995;Linn 和 Brückmann,2010)。血栓可局限在窦内,临床表现以颅内高压的相关症状为特征,包括头痛和视力障碍。引流至已经血栓静脉窦的皮质静脉,可随着血栓逆行扩布而产生继发性血栓,通常继发性血栓会导致脑缺血。

孤立的皮质静脉血栓也可发生。既往认为其非常罕见(Ameri 和 Bousser,1992;Einhäupl 和 Masuhr,1994)。近来,由于 MRI 技术和对该病理认识的提高(Sagduyu 等,2006;Boukobza 等,2009;Albayram 等,2009;Linn 和 Brückmann,2010),病例报道渐渐增

多。皮质静脉是重要的侧支循环,其中血管行程中的任何一处都可以受到累及,从而导致缺血发生(Bergui 等,1999;Bradac 和 Bergui,2001)。

大脑深静脉系统的血栓,包括直窦和 Galen 静脉,当逆向延伸至大脑内静脉和基底静脉时,往往是另一种严重的病变,幸运的是,其相对少见。在这些情况下,跨脑组织的吻合血管,通过大脑表浅和深髓静脉之间的交通支而扮演了重要的侧支循环角色,可以连接深、浅静脉系统(Bergui 等,1999;Bradac 和 Bergui,2001)。

海绵窦血栓是另一个常见受累部位,导致典型的海绵窦综合征。病变可以扩展到岩上和岩下窦。颈内动脉海绵窦段可受累,形成动脉炎导致血管狭窄或闭塞(Segall 等,1982)。海绵窦栓塞常由累及面部皮肤、鼻、鼻旁窦、眼眶、牙和中耳的感染所致。

20.3 诊断

CT 和 MRI 可以检出脑实质的出血性和非出血性梗死的变化。单侧和双侧、单发和多发、病变的位置多变,取决于脑静脉血栓的部置和范围。出血性梗死可以很容易用 CT 检查确诊,表现为高密度病变。CT 显示的白质低密度和 MRI T2 相的白质高信号提示,已经存在的静脉梗死所伴发的水肿,这也是静脉血栓的征象。CT 上可以显示窦汇区、上矢状窦和横窦的异常高密度影。但是,大部分的病例中,很难和这些正常结构所呈现的稍高密度影的相鉴别。尽管不常出现,但有一种更可靠的征象被称为空征,这是在注射造影剂后能分辨出强化显影的静脉窦壁和窦内相对低密度血栓(Buonanno 等,1978;Kingsley 等,1978)。MRI 也是很有价值的检查(Bousser 和 Ferro,2007)。急性期,在 MRI T1 和 T2 加权像中详细的显示出受累及窦内的低或等信号的血栓,偶尔皮质或深静脉内的也可以检出。3~5 天后,血栓块逐渐发展为 T1 和 T2 加权像里的高信号区。在这部分内容里,许多作者强调 T2 加权梯度回波对于诊断孤立的皮质静脉血栓具有重要价值(Fellner 等,2005;Urban 和 Müller-Forrell,2005;Boukobza 等,2009;Linn 和 Brückmann,2010)。最后,对于怀疑脑静脉血栓的病例,建议行 MRI 血管造影检查。

对于难以确诊或者需要更精确诊断的病例,脑血管造影仍是有用的诊断手段。快速和精确的诊断非常重要,因为及时抗凝治疗可以改善患者的预后(Villringer 等,1994;Einhäupl 等,2006)。在图 20.1 至图 20.5 中展示了静脉血栓的病例。

在抗凝治疗失败的横窦和上矢状窦血栓患者中,建议使用导管再通以改善患者临床状况(Hocker 等,2008;Sujith 等,2008;Gala 等,2013)。

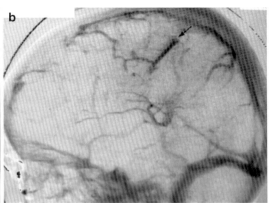

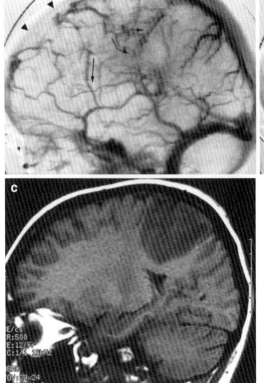

图 20.1　上矢状窦前段和中段血栓(上矢状窦,三角箭头)。颈动脉造影,侧位,静脉期(a)。原向上矢状窦的引流改为经皮层静脉向顶叶和颞叶区域引流。其中一些皮质静脉呈现典型的"螺丝锥征"(箭头)。晚期相(b),远端皮层静脉闭塞(箭头),可以解释MRI显示的顶叶缺血(c)。

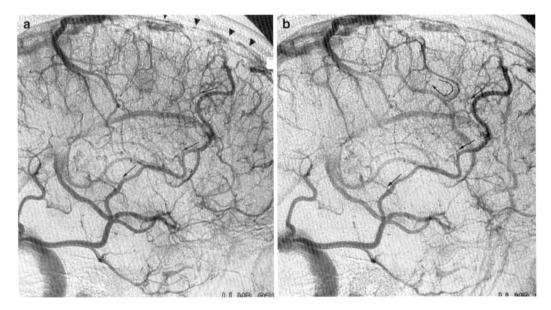

图 20.2　上矢状窦前、中段血栓累及远端的皮层引流静脉。颈内动脉造影,侧位,静脉期(a)。显示静脉换向引流经 Trolard 静脉进入 Labbe 静脉(箭头)。晚期,(b)位于顶叶(弯曲箭头)的部分引流静脉引流至上矢状窦尚通畅的节段。

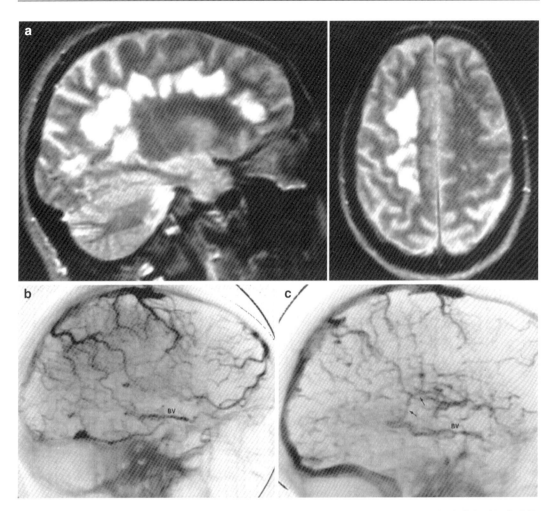

图 20.3 累及深静脉系统的静脉血栓。MRI 矢状位和轴位,T2 相(a)显示主要累及右侧半球白质的静脉缺血所相对应的改变。右侧(b)及左侧颈内动脉(c)造影,静脉期。Galen 静脉和直窦未显影。在右侧,只有近端基底静脉经显影,其充盈来自前部的属支。在左侧,除基底静脉引流至 Galen 静脉的近端,大脑内静脉也显影(箭头)。这可以认为是一个副循环,形成经室管膜下静脉及髓静脉向皮质静脉的引流,解释了左侧大脑半球并没有发生缺血。

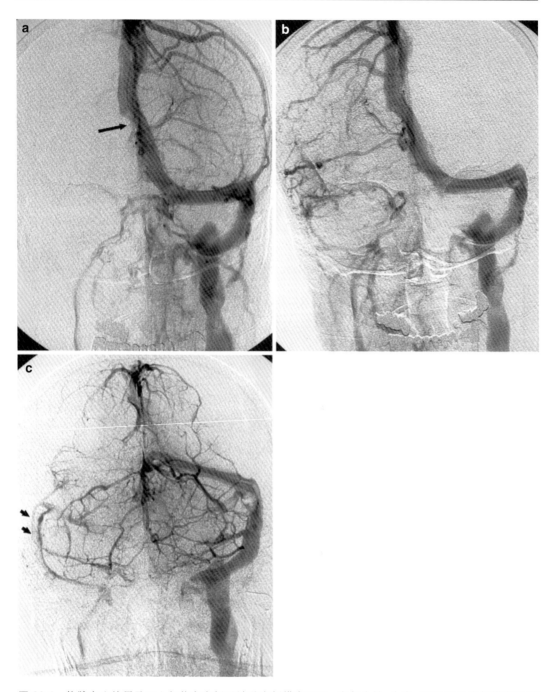

图 20.4　静脉窦血栓累及双上矢状窦右侧远端及右侧横窦(TS)。老年女性,头痛。MRI 显示右侧横窦的 T1 相高信号。造影证实静脉窦血栓的猜测。(a,b)双侧颈内动脉造影,静脉期。右侧横窦及右侧上矢状窦(箭头)未显影。造影可见双侧大脑内静脉。经 Galen 静脉,直窦进入左侧上矢状窦(没有显影)。(c)椎动脉造影,左侧侧窦(箭头)区域的小片状提示血栓。

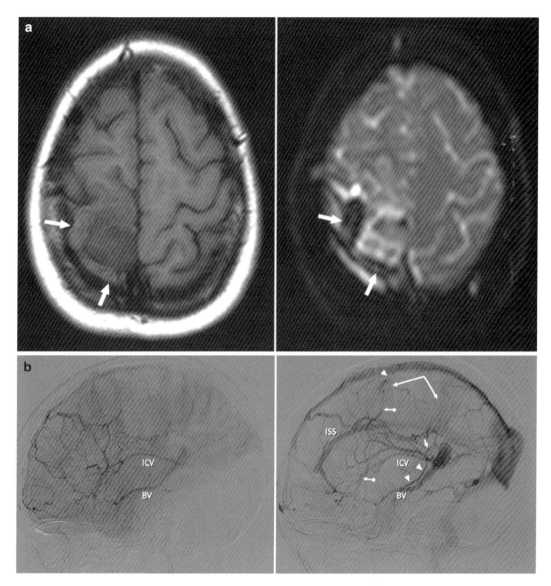

图 20.5　中年患者先天性复杂的静脉异常，由脑静脉血栓导致缺血。MR(a)为数日前后完成。一根大的顶叶静脉闭塞，T1 像上呈略高信号(箭头)。同一病变，在 T2 序列呈部分高信号。可见周围区域缺血。(b)侧位左侧颈内动脉造影，早期及晚期。早期，额区经上矢状窦、大脑内静脉及基底静脉引流。晚期显示顶区的引流情况，提示发育性的静脉异常。包括扩张的髓静脉(拐角箭头)汇入膨胀的室管膜下静脉(脑室腔内侧:箭头;侧脑室下部: 双箭头)，终止于大脑内静脉及基底静脉。靠近 Galen 静脉的远端基底静脉扩张。在 SMCV 及顶区引流静脉之间有交通(带点箭头)。后者闭塞。缺血区域可见充盈缺损。可见经 ISS 的代偿静脉引流。(待续)

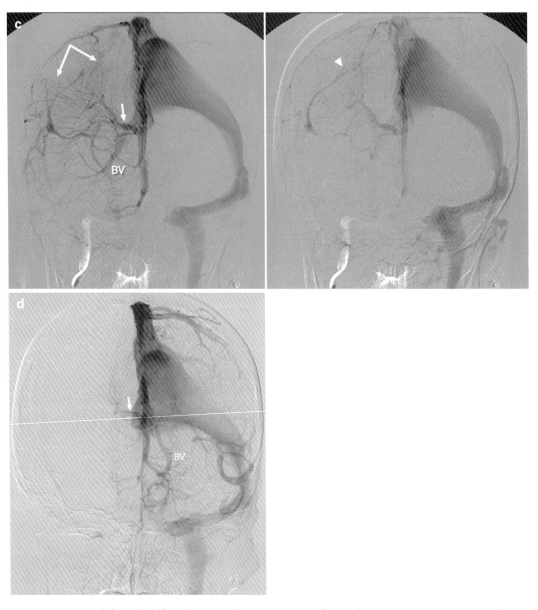

图 20.5(续)　(c)右侧颈内动脉造影正位,早期及晚期。右侧横窦发育不全。经极度扩张的左侧横窦引流。髓静脉(拐角箭头)。脑室腔内侧静脉(箭头)。基底静脉(BV)。闭塞的顶静脉(三角箭头)。右侧大脑半球静脉回流时间延长。(d)左侧颈内动脉造影正位。左侧基底静脉(BV)。右侧髓静脉(箭头)向脑室腔内侧静脉引流。

(李杨　译　任明　校)

第 21 章

静脉窦及颈静脉狭窄和一些临床病理的关联

特发性颅内高压和横窦狭窄的关系在先前已经有阐述(Johnston 等,2002;Farb等,2003)。静脉窦支架,作为一个可能的治疗方式已经有报道(Higgins 等,2002;Tsumoto等,2003)。

最近,双侧横窦狭窄和偏头疼的关联已经被一些研究者做重点提出(Bono 等,2006;De Simone 等,2012;Fofi 等,2012)。其他的研究人员报道了一项研究,一些患者患有特别类型的可以被某些激惹性因素(如咳嗽、活动用力、性生活)激发的头疼,也可以称为原发性咳嗽或用力或性生活性头疼(Headache Classification,2004)。通过 MR 和MR 静脉成像,可以检查出许多这些患者有横窦(TS)狭窄和(或)者颈静脉 IJV 狭窄。研究者讨论了导致头疼可能性,即头疼的产生与已存在的无症状性原发颅内高压(会在咳嗽时进一步升高)与躯体活动或性生活相关,由已经存在的静脉异常进一步促成。

对以上所述这些病理性状态下静脉畸形的识别的确是人们的一个兴趣点。不过,从它们的致病角度来看,仍是有争议的,需要更多的进一步研究去确认。本文认为,包括 condylar veins 和前硬膜外静脉丛、椎动脉静脉丛的侧支回流有效性均应该进行研究(也可见第 9.3.8 节)。最后,我们在这里做一提示,相似的静脉改变已经在多发硬化的患者中有发现及记载。目前,这种关联没有得到科学认证,同时也不被大多研究人员所认可。

(徐亮 译 任明 校)

第 22 章

关于颅内血肿的思考

脑出血可以有不同的模式，累及脑实质、脑室系统，或者蛛网膜下隙，这些形式可以多样组合和在不同的位置出现。出现出血可以用 CT 和 MR 进行诊断。较困难的是发病病因的诊断。在许多病例里，造影可以清晰地显示出血病因，但在另外一些病例中却不能起效。

像我们先前已经描述的（第 11，12，13 和 16 章），在动脉瘤、AVM 和 DAVF 所导致的出血病例中，血管的异常可以很容易地通过造影得到诊断。造影也可以显示导致出血性脑缺血病变的静脉血栓。出血也发生于许多动脉病变和动脉炎患者，我们在第 17 章有详细讲述。下面这组也属于脑出血，但却是因为滥用药物导致，如拟交感神经药、海洛因、可卡因、LSD，也有些是因酗酒引发出血。这些患者中，造影显示一些非特异的变化，特征包括血管的狭窄、扩张，以及有时累及中等大小动脉的动脉瘤。

造影有时不能显示某些血管畸形，如海绵状血管瘤和毛细血管扩张。尽管如此，造影也还是有用的，可以有效除外其他血管畸形，如 AVM。这种情况也出现在一些蛛网膜下隙出血的病例，可疑的动脉瘤不能被造影显示，这些不常见的情况在 11.11 节中已经被讨论。

此外，还有其他的一些病理性病变，其出血的原因不能用造影显示。较为常见的是在高血压老年患者群发生的脑出血，特别好发于亚洲人群。这种出血典型部位在豆状核和丘脑，极少数的出血会在脑叶或小脑或脑桥。依据出血的位置，脑室或者蛛网膜下隙会继发性受累。同动脉瘤的再出血、AVM 或者淀粉样血管病变相反，其典型地表现为单次性出血。发病原因被认为是由于深部或者表浅穿支的微动脉瘤破裂造成。但是，一些研究者（Challa 等）利用组织学研究却未能显示有动脉瘤，认为出血是由于动脉壁广泛的变性造成，这种改变类似于腔隙性脑梗死的病因（见第 15.4.5 节）。老年高血压患者，在典型位置发生的脑出血，通常不做造影。

第二位的常见原因是脑淀粉样变，可造成老年人脑叶出血，常为多灶，典型出血部位是额顶叶。在表浅位置的出血可以延伸导致蛛网膜下隙有血。这种血管病变的特点是淀粉样物质沉积于动脉壁，进而出现动脉壁的平滑肌破坏，管腔膨大而形成微动脉瘤。脑叶表浅位置的病变显示有髓质动脉受累。在这些患者之中，也看见一些健康的老年人，使用 MR 进行 T2 梯度回波或者目前的 SWI 序列检查，发现在表浅的白质内存在点状陈旧和新的微出血灶（Roobs 等，1999；Greenberg 等，1999）。这类患者有典型的临床及 MRI 表现,也不需要行造影检查。众所周知,老年心血管疾病患者用抗凝治疗会导致脑出血。亦会于轻微的颅脑外伤时,形成硬膜下血肿。

最后,出血可以作为血管丰富并有血管病理改变的颅内肿瘤的首发临床表现。通常发生于恶性的原发或者继发的损害,如胶质母细胞瘤、绒毛膜癌转移瘤、黑色素瘤,以及甲状腺、肾、肺癌。有时候,良性的肿瘤,如脑膜瘤也可存在出血情况(Bradac 等,1990)。

（徐亮　译　任明　校）

第23章
累及眶内血管的血管病变

眼动脉源自颈内动脉,眶内血管通过数个血管交通连接颅内和头面部区域,可以解释眶外的血管畸形经常会累及眼动脉以及眼静脉。

在这里,我们将总结一下所有这些病变,详细内容在之前章节中有过叙述。另外,我们会叙述一些特殊的纯眶内的血管畸形。

对于眼动脉及其分支,其受累见于DAVF,特别是位于额底部的DAVF(见13.7节)和脑AVM,如Wyburn-Mason综合征(见12.7.3节),也可为颅面区的AVM供血(见3.9.1节和图3.16)。单纯的眶内AVM是罕见的(Smoker等,2008)。造影是诊断这种疾病的基本方法,同时也有助于对其他血运丰富的眶内肿瘤的鉴别诊断,如血管外皮细胞瘤、血管网状细胞瘤和脑膜瘤。

典型的眼动脉瘤位于颈动脉眼支,见于眼动脉从ICA的起始部或者是接近这个部位(见11.6.3节),位于远端的眼动脉瘤很罕见。这种的动脉瘤可以从颅内段发出(Yanaka等,2002),也可以在稍远的地方发出,完全是位于眶内(Meyerson和Lazar,1971;Day,1990;Ogawa等,1992;Kikuchi和Kowada,1994;Ernemann等,2002;Dehdashi等,2002)。有文献报道,眼动脉梭形动脉瘤

可能是一种夹层动脉瘤并通过视神经管向眶内方向延伸(Piche等,2005;Choi等,2008)。视觉障碍和蛛网膜下隙出血(SAH)是(梭形动脉瘤)的颅内段破裂时的典型临床症状。

眼静脉受累,其可作为海绵窦和海绵旁窦DAVF的引流静脉(13.7节),以及作为直接的颈动脉海绵窦瘘(第14章)的静脉回流通道。颅面的AVM也通过眼静脉回流。

作为一种特殊的眶内畸形,也就是所谓的眼眶静脉曲张。它的特点是单一的一条扩张的静脉通道或者由小静脉组成的网,但有共同的回流通道,不总是通过SOV回流(Smoker等,2008)。由于静脉的间歇性的充盈和塌陷导致急性、短暂性的眼球突出。这种现象发生在特殊的状态下,如低头、咳嗽、用力活动的时候。出血和血栓形成也有发生(Mafee,2003)。这种畸形也可以和其他颅内静脉异常一并出现。在进行CT抑或MR的不强化或者用造影强化,并在仰卧位和俯卧位的同时,进行Valsalva动作或者按压颈静脉,可以明确诊断(图23.1和图23.2)。颈动脉造影通常是无法显示畸形,但有时当畸形和颅内静脉系统有大的吻合存在时,畸形可以显影。此外,造影可以显示其他颅内静脉畸形(图23.3和图23.4)。

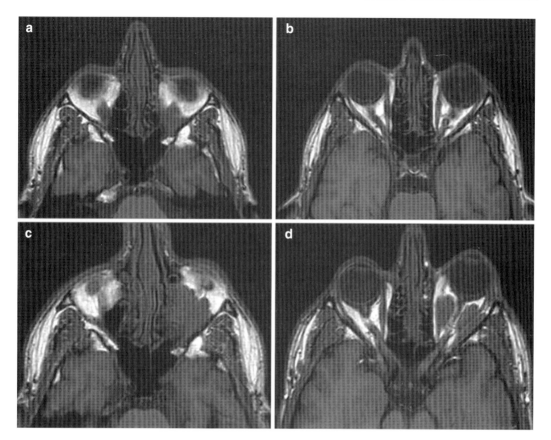

图 23.1　眶部静脉曲张。MR T1 加权像,仰卧位。(a)近眶底的影像。(b)影像更靠向头端,在视神经水平。俯卧位。(c)近眶底的影像。(d)在视神经水平的影像。在仰卧位的图像中,可以确认局部的静脉曲张,而在俯卧位则变得非常粗大。

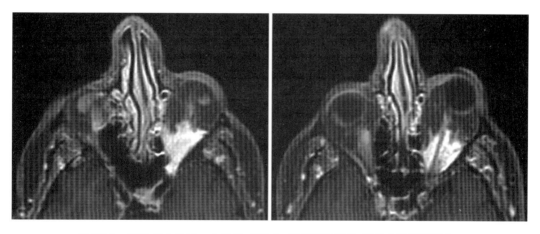

图 23.2　和图 23.1 是同一个患者,俯卧位,使用造影剂后,静脉曲张得到强化。

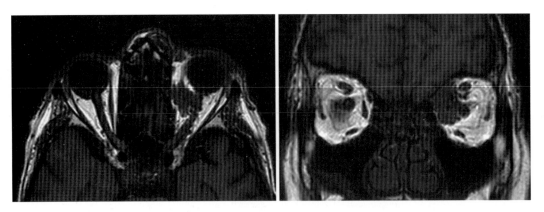

图 23.3　在仰卧位 MR 的 T1 加权像中，可以看到眶内的静脉曲张。在轴位和冠状位影像，眶内位于内侧的病变，压迫视神经。

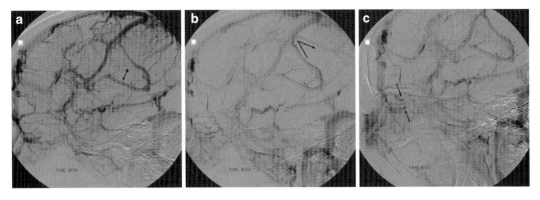

图 23.4　为图 23.3 中的患者颈动脉造影。早期和晚期像（a,b）。复杂的颅内静脉异常。显示几支静脉扩张和小的静脉曲张。直窦缺如。扩张的大脑内静脉（带点箭头）向 Galen 静脉回流，而后回流至异常的静脉窦，可能为 Falcine 静脉窦（成角箭头）。重复的造影进一步显示眼眶（c）。可以辨认出眶内有部分充盈扩张的静脉（箭头）。它们和上矢状窦相连。而曲张的回流静脉形成大的眶外团块并面静脉相延续（由 Dr Gozzoli and Dr Boghi，Neuroradiology，Cuneo 提供）。

　　另外一种眶内血管畸形是海绵窦血管瘤，是最常见的成人眶内血管病变。其很容易用 CT 或者 MR 检出，影像表现和颅内的血管畸形相似（见第 12.4 节）。海绵窦血管瘤也表现眶内占位的临床症状。由于血流减慢，颈动脉造影为阴性或者病灶有轻微的染色。

（巴特尔　译　任明　校）

索 引

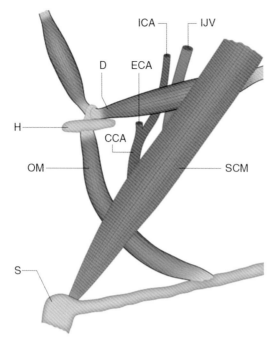

图 2.1

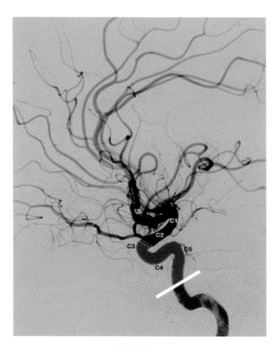

图 2.3

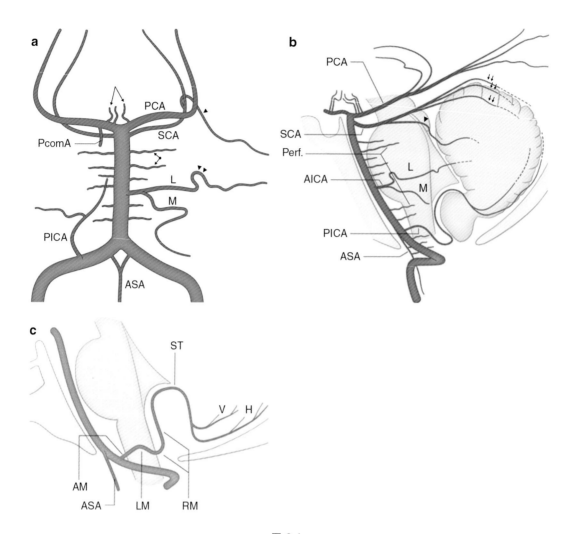

图 6.4

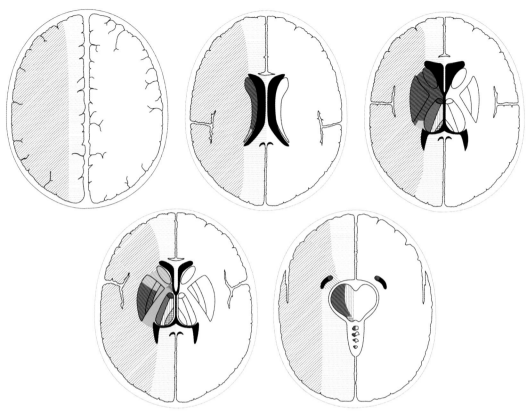

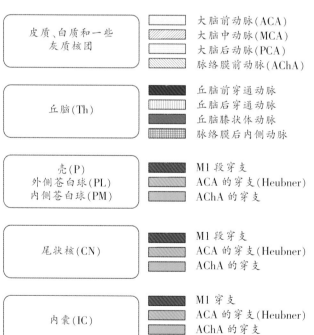

	大脑前动脉（ACA）
	大脑中动脉（MCA）
皮质、白质和一些	大脑后动脉（PCA）
灰质核团	脉络膜前动脉（AChA）

	丘脑前穿通动脉
丘脑(Th)	丘脑后穿通动脉
	丘脑膝状体动脉
	脉络膜后内侧动脉

壳(P)	M1 段穿支
外侧苍白球(PL)	ACA 的穿支(Heubner)
内侧苍白球(PM)	AChA 的穿支

	M1 段穿支
尾状核(CN)	ACA 的穿支(Heubner)
	AChA 的穿支

	M1 穿支
内囊(IC)	ACA 的穿支(Heubner)
	AChA 的穿支
	颈内动脉的穿支

图 8.1

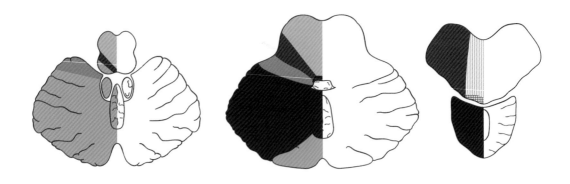

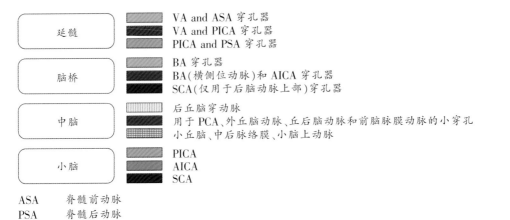

延髓		VA and ASA 穿孔器
		VA and PICA 穿孔器
		PICA and PSA 穿孔器
脑桥		BA 穿孔器
		BA(横侧位动脉)和 AICA 穿孔器
		SCA(仅用于后脑动脉上部)穿孔器
中脑		后丘脑穿动脉
		用于 PCA、外丘脑动脉、丘后脑动脉和前脑脉膜动脉的小穿孔
		小丘脑、中后脉络膜、小脑上动脉
小脑		PICA
		AICA
		SCA

ASA	脊髓前动脉
PSA	脊髓后动脉
BA	基底动脉
VA	椎动脉
PICA	小脑后下动脉
AICA	小脑前下动脉
SCA	小脑上动脉

图 8.2

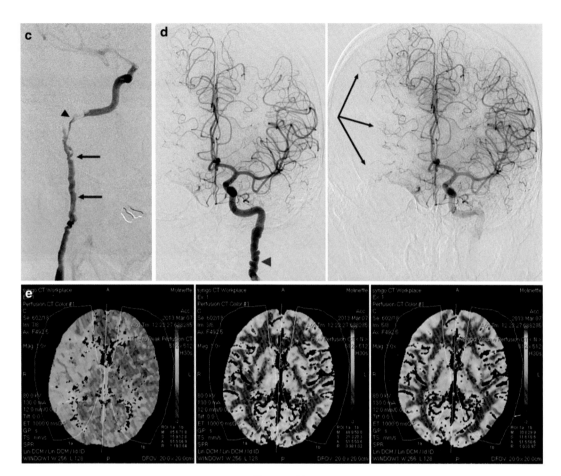

图 17.4(续)